心肺运动试验的临床应用

主编　吴　健

科学出版社
北　京

内 容 简 介

本书分别从心肺运动试验指标解析、运动心电图的特点和危险分层、心肺运动试验九宫图解读、临床常见疾病的心肺运动试验应用和运动处方的制订等方面进行了阐述，尤其是对各种临床常见心肺疾病的诊断、术前评估、治疗效果评价、预后分层、运动康复等心肺运动试验应用方面进行了详细的讲解，同时本书还涵盖了心肺运动试验和运动康复相关的新进展，并列举了常见心肺疾病的心肺运动试验应用实例。

本书适用于临床医师、康复治疗师、专科护士等医务人员参考阅读。

图书在版编目（CIP）数据

心肺运动试验的临床应用 / 吴健主编 . — 北京 : 科学出版社 , 2023.6
ISBN 978-7-03-075205-5

Ⅰ . ①心…　Ⅱ . ①吴…　Ⅲ . ①心脏功能试验　Ⅳ . ① R540.4

中国国家版本馆 CIP 数据核字（2023）第 048102 号

责任编辑：李　玫 / 责任校对：张　娟
责任印制：赵　博 / 封面设计：龙　岩

科 学 出 版 社 出版
北京东黄城根北街 16 号
邮政编码：100717
http://www.sciencep.com
北京画中画印刷有限公司 印刷
科学出版社发行　各地新华书店经销
*
2023 年 6 月第　一　版　开本：787 × 1092　1/16
2024 年 1 月第二次印刷　印张：14 1/2
字数：330 000

定价：138.00 元

（如有印装质量问题，我社负责调换）

主编简介

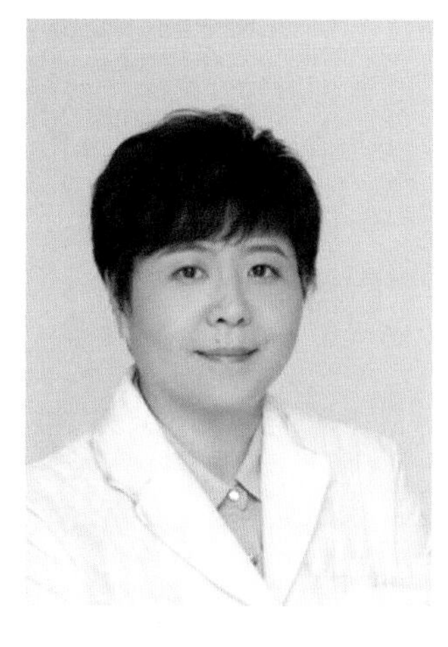

吴健 教授，主任医师，医学博士，博士研究生导师，现任哈尔滨医科大学附属第二医院心脏康复中心主任，心内科病区副主任。中华医学会心血管病学分会心脏康复学组委员，中国心脏联盟基层居家心肺预防与康复专业委员会副主任委员，黑龙江省医学会心血管疾病预防与康复专业委员会主任委员，黑龙江省康复医学会心血管病康复专业委员会主任委员，黑龙江省普通高等学校新世纪优秀人才，哈尔滨医科大学星联教授，哈尔滨医科大学优秀教师，哈尔滨医科大学附属第二医院杰出青年。主要从事心脏康复及心脏疾病的免疫学机制研究，包括急性心肌梗死康复质量改进、运动稳定易损斑块的分子机制、运动与表观遗传学、耐受性树突状细胞机制研究等。主持国家自然科学基金项目 4 项。近年共发表论文 41 篇，其中 SCI 收录论文 34 篇，17 篇为 JCR 分区 Q1。获得黑龙江科学技术进步奖二等奖 2 项，黑龙江省高校科学技术奖一等奖 1 项，黑龙江省医药卫生科学技术奖一等奖 1 项。

编著者名单

主　审　孟晓萍　长春中医药大学附属医院

主　编　吴　健　哈尔滨医科大学附属第二医院

副主编　丁荣晶　北京大学人民医院

许丹焰　中南大学湘雅二医院

王　磊　南京鼓楼医院

编著者　（按姓氏笔画排序）

丁荣晶　北京大学人民医院

马　梅　天津市胸科医院

王　丽　广西中医药大学附属瑞康医院

王　磊　南京鼓楼医院

王时宇　哈尔滨医科大学附属第二医院

王珺楠　吉林大学第二医院

申晓彧　山西医科大学第二医院

朱利月　浙江医院

刘伟静　上海市第十人民医院

刘惊今　深圳市人民医院

江　巍　广东省中医院

许丹焰　中南大学湘雅二医院

李　阳　哈尔滨医科大学附属第四医院

李　真　大连医科大学附属第一医院

李桂华　大连医科大学附属第二医院

吴　健　哈尔滨医科大学附属第二医院

吴孝军　哈尔滨医科大学附属第二医院

沈玉芹　同济大学附属同济医院

张　舒　大庆市人民医院

张永祥　哈尔滨医科大学附属第二医院

陆　晓　南京医科大学康复医学院

郑　阳　哈尔滨医科大学附属第二医院

郑祥慧　哈尔滨医科大学附属第二医院

赵　威　北京大学第三医院

拜芳芳　山西省心血管病医院

侯欣宇　哈尔滨医科大学附属第二医院

翁志远　佳木斯市中心医院

高　萱　山东省立医院

郭　兰　广东省人民医院

郭　琪　上海健康医学院

曹天辉　哈尔滨医科大学附属第二医院

鹿克风　山东省立医院

梁　崎　中山大学附属第一医院

董少红　深圳市人民医院

惠海鹏　解放军总医院

喻鹏铭　四川大学华西医院

戴若竹　福建医科大学附属泉州第一医院

魏　全　四川大学华西医院

魏　瑾　西安交通大学第二附属医院

序

心肺运动试验最初在 20 世纪 80 年代由国外 Weber 等学者提出，是一项可以同时观察受试者心血管系统、呼吸系统和骨骼肌系统对运动应激反应情况的临床试验，具有重复性好、准确、方便、无创等优点。近年来，心肺运动试验在国内外应用日益广泛，既适用于健康人，也适用于呼吸、心血管、代谢、血液及神经等系统各类疾病患者，发挥心肺系统疾病诊断、疾病危险分层及预后、围术期评估、疗效评价和心脏康复指导等诸多作用。

但目前国内关于心肺运动试验的书籍并不多，大部分临床工作者对心肺运动试验的各项指标判读能力及其在临床上的应用并不十分清楚。基于此种情形，哈尔滨医科大学附属第二医院心脏康复中心吴健教授团队联合多位国内心肺运动领域专家学者在最新国内外文献和相关指南基础上，结合宝贵的临床工作经验共同撰写《心肺运动试验的临床应用》一书。

该书的最大亮点就是讲求临床实际，将心肺运动试验的理论基础、指标解读、处方制订、心肺疾病应用及临床病例加以整合。通过从基础到实践的方式将心肺运动试验在不同病种中的应用进行详尽阐释。我相信此专著的出版将给开展心肺运动试验的同行提供新的思路与帮助。对于心肺运动试验的初学者，该书是一本很好的基础用书；对于已经有了一定心肺运动试验开展经验的人员，该书又是一本很好的进阶书。相信不同的读者在读过该书后都会有自己的心得和对心肺运动试验的更加深刻理解。

在此，感谢每一位编著者对该书所付出的努力，感谢你们在繁忙的工作下完成书稿的撰写与校对，正是因为有了你们的辛苦付出，才能有今天这本书的出版发行。我也希望该书能为更多的临床工作者带来获益，为他们今后开展心肺运动试验乃至心脏康复工作提供更多的帮助。

于 波 教授

哈尔滨医科大学附属第二医院

2023 年 3 月

前言

心肺运动试验（cardiopulmonary exercise test，CPET）是目前唯一通过一次测定能够全面、客观、无创、定量评估心肺整体功能的临床金标准，也是亚临床和健康评估工具之一，在临床中的应用已有半个多世纪的历史。CPET 可持续监测被检查者静息状态、运动负荷及运动后的全导联心电图和血压变化，也可反映肺通气指标、摄氧量和二氧化碳排出量等气体代谢指标结果，全面评价心肺功能和肌群代谢水平。近年来，CPET 研究热度持续增长，随着临床研究不断深入，CPET 的应用日趋广泛。美国心脏协会、欧洲心血管病预防与康复协会及中国康复医学会心肺预防与康复专业委员会均发布了针对特定患者 CPET 数据评估的临床建议与专家共识，明确了 CPET 的临床应用价值。与传统运动试验相比，CPET 在运动中增加气体交换检测，提供了涉及肺、心血管、肌肉和细胞氧化系统的综合评估，它不仅可阐明运动不耐受和运动状态下发生相关症状的病理生理学机制，而且在疾病的鉴别诊断、术前筛查、预后评估、医疗干预效果评价、运动处方个性化制订等方面都具有重要的临床应用价值。

哈尔滨医科大学附属第二医院心脏康复中心以"十三五"重大慢病管理项目"急性心肌梗死全程心肌保护体系构建及关键技术研究"为契机，在住院部和门诊部分别建立以心肺运动试验为主导的无创心脏功能诊疗中心，充分发挥 CPET 在多学科、多病种中的临床应用价值，通过多学科团队的紧密合作为数万名患者进行了 CPET，积累了较多的临床经验。鉴于国内有关 CPET 临床应用的书籍较少，为了满足临床医务工作者的学习与工作需求，我们借鉴近年来国内外发布的有关指南和科学声明，结合我国临床工作实际，邀请国内心脏康复领域知名专家共同撰写了《心肺运动试验的临床应用》。本书将心肺运动试验与临床应用相结合，强调心肺运动试验在心肺疾病中的应用和意义。全书共包括 7 章，分别从心肺运动试验指标解析、运动心电图的特点和危险分层、心肺运动试验九宫图解读、临床常见心肺疾病的心肺运动试验应用和运动处方的制订等方面进行了阐述，尤其是对各种临床常见心肺疾病的诊断、术前评估、治疗效果评价、预后分层、运动康复等心肺运动试验应用方面进行了详细的讲解，同时本书还涵盖了心肺运动试验和运动康复相关的新进展，并列举了常见心肺疾病的心肺运动试验应用实例，充分将理论知识与临床实践相结合，便于广大读者理解与应用，适用于临床医生、康复治疗师、专科护士等医务人员参考阅读。

特别要感谢胡大一教授在心脏康复领域中的引领，感谢于波院长对我们心脏康复团队的支持，感谢孟晓萍教授对本书的审校，感谢各位编著者在百忙之中抽出宝贵时间参与本书的编写，感谢每一位为本书的出版做出努力的朋友。对于本书可能存在的不足之处，诚恳希望各位读者提出宝贵意见，帮助我们加以改正和进步。

吴　健　教授，博士生导师，主任医师

哈尔滨医科大学附属第二医院

2023 年 3 月

目录

第 1 章

心肺运动试验的概述

运动对个体的健康和生存是至关重要的，是生活中必不可少的元素。因此，评估个体在运动过程中的机体表现和受限情况是非常重要的。心肺运动试验（cardiopulmonary exercise test，CPET）是一种可以同时观察受试者心血管系统、呼吸系统和骨骼肌肉系统对运动应激反应情况的临床试验。在运动时呼吸系统将氧气从空气中转移到肺循环的血液中，心血管系统通过动脉将含氧血液从肺部运送到肌肉的外周循环毛细血管中，骨骼肌线粒体利用来自外周循环的氧进行有氧代谢而产生能量以促进运动，当有氧代谢产生的能量不足以继续支持运动时，机体开始无氧代谢，有氧代谢和无氧代谢产生的二氧化碳通过静脉循环从骨骼肌反向转运回心脏，随后经过肺循环到达肺部毛细血管，进入肺泡，通过呼气过程排出体外。这一过程对解释和分析 CPET 生成的数据至关重要。上述系统出现异常时，均可直接或间接影响 CPET 的数据，包括通气量、摄氧量、二氧化碳的产生及其衍生的参数等。在 CPET 中，除监测气体交换外，也实时监测受试者的动态心电图、血压和血氧饱和度等指标变化。这些心血管系统相关指标的变化与运动中能量需要急剧增加相关，且与气体交换的监测是相关联的，如通过测量在特定功率负荷下每次心脏搏动中的摄氧量，反映运动中的每搏输出量变化的信息（图 1–1）。

CPET 将生理与机体功能相结合，能很好地解释患者的症状和运动能力。但将 CPET 参数与生理学联系并理解存在一定难度。例如，射血分数的概念是可以被立刻理解的，但推断影响摄氧量的因素需要更多的思考。运动过程中的摄氧量和二氧化碳的产生取决于通气功能、通气效率、肺泡毛细血管膜扩散、肺血流灌注、心排血量、血红蛋白浓度、线粒体密度和功能、肌肉表现等一些与运动表现有关的因素。综合多种因素使 CPET 成为最全面的医学评估技术之一，为找到解决问题的综合方法提供了机会。目前 CPET 充分应用于各种人群，无论是男性还是女性、儿童还是老年人、运动员还是体弱者、单一主诉者还是多种疾病者均可进行 CPET。

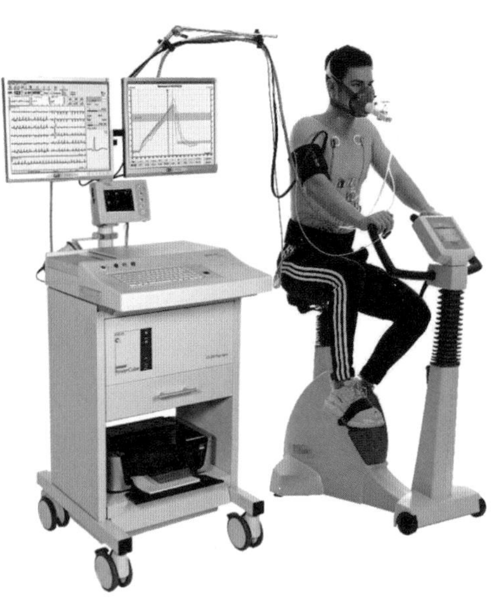

图 1–1　心肺运动试验

一、心肺运动试验的临床应用

CPET 中发现的一些问题和参数变化不仅仅反映患者的运动表现和最大运动摄氧量，还被广泛应用于临床诊断、功能能力评估、预后分层、运动处方制订、治疗效果评估、运动耐受性降低的原因诊断、运动病理生理学评估和健康管理。CPET 主要的临床用途包括以下方面。

（1）对不明原因呼吸困难和运动不耐受的原因进行系统的鉴别诊断。

（2）客观、全面地评价心脏病患者的功能状态，应用于心脏病严重程度分级、心脏移植适应证选择、心脏病预后评估等。

（3）对于呼吸系统疾病的患者，CPET 与肺功能相配合可以为诊断、治疗及评估预后提供非常有用的检测手段。

（4）术前风险评估：CPET 提供了患者术前运动能力的客观评估指标，并确定了运动受限的原因，可以帮助临床医师判断患者是否适合手术治疗。对于一些年龄较大，手术操作复杂程度较高的患者，CPET 中的一些参数还可以帮助医师判定术后的监护级别。

（5）CPET 可以指导心肺疾病患者运动处方的制订，提供适合的运动强度信息，以避免不适当的应激。

（6）动态观察药物、手术、器械和介入治疗的临床疗效，如气体交换参数的测定可以用于评估心脏传导阻滞患者起搏器置入术后的状态。

（7）劳动力鉴定。

（8）健康监督。

（9）运动医学、航天医学等方面。

有大量文献支持 CPET 可应用于特定患者，包括慢性心力衰竭、肥厚型心肌病、原因不明的劳力性呼吸困难、疑诊或确诊的肺动脉高压或继发性肺动脉高压、确诊的慢性阻塞性肺疾病或间质性肺病、疑诊心肌缺血患者，还可评估围术期和术后风险及远期预后等。

二、总结

虽然 CPET 在许多方面都有重要的作用，但目前在我国临床工作中其并未被广泛应用。一部分是因为临床医务工作者对 CPET 认识不足，另一部分原因是具有解读 CPET 能力的专业人员很少。本书从临床应用角度介绍了 CPET 的指标解析、报告解读流程、在疾病中的应用等方面内容，希望能帮助临床医务工作者更好地理解和应用 CPET。

（吴　健）

第 2 章

心肺运动试验指标解析

第一节 摄氧量

一、最大摄氧量和峰值摄氧量

摄氧量（oxygen uptake，VO_2）是指机体单位时间内利用氧的能力，一般用每分钟摄入氧的毫升数或每千克体重每分钟摄入氧的毫升数表示，单位为 ml/min 或 L/min，并由菲克定律定义，即摄氧量等于心排血量 × 动脉静脉血氧含量差，即 CO × C（a–v）O_2。在健康或锻炼等情况下，机体利用氧的能力是有上限的，这是由最大心排血量、动脉血氧含量、心排血量分配到参与运动肌肉群的比例及肌肉摄氧能力所决定的。但是，当机体没有足够能力清除有氧代谢和碳酸氢盐缓冲乳酸产生的 CO_2 时，通气能力就成为决定 VO_2 上限的重要因素。

最大有氧运动能力也称为最大摄氧量（maximum oxygen uptake，VO_{2max}），最初的定义是在恒定功率运动过程中，随着运动强度继续增加，VO_2 增加量不足 150ml/min 时的 VO_2。但此定义取决于运动时的方案，因此具有一定的缺陷，大多数患者在达到 VO_{2max} 时，很难再持续运动达到上述 150ml/min 的标准。在递增运动试验中，VO_{2max} 定义为测试者在运动后期循环系统和呼吸系统发挥到最大作用时，VO_2 不能随着运动功率上升而上升并出现平台，相邻两次 VO_2 的差值（1 分钟内）＜ 150ml/min，为了消除体重的影响也可用千克体重摄氧量表示，即相邻两次 VO_2 差值＜ 2ml/（kg · min）。

但一部分患者不能持续运动达到上限，VO_2 未出现平台，此时最高的 VO_2 称为峰值 VO_2（peak oxygen uptake，peakVO_2）。在功率递增试验中，在达到 peakVO_2 之后，许多人很难坚持更长的运动时间以达到 VO_2 平台，此时受试者因精疲力竭所产生的 peakVO_2 就非常接近 VO_{2max}（图 2–1）。30 岁以后，由于最大心率、每搏输出量、流向骨骼肌的血流量和骨骼肌潜在的有氧代谢能力随着年龄增长而降低，peakVO_2 平均每 10 年下降 10%。此外，男性的 peakVO_2 比同龄女性高 10% ～ 20%，这是因为男性的血红蛋白浓度更高，肌肉质量和每搏输出量更大。peakVO_2 与运动方案也有关，参与运动的肌群越多，其数值越大，故平板运动一般比踏车运动所测值高 10% ～ 11%。因此，考虑到年龄、性别、体格、运动方式等因素对 peakVO_2 的影响，建议采用 Wasserman 和 Hansen 等提出的公式计算 peakVO_2（表 2–1）。

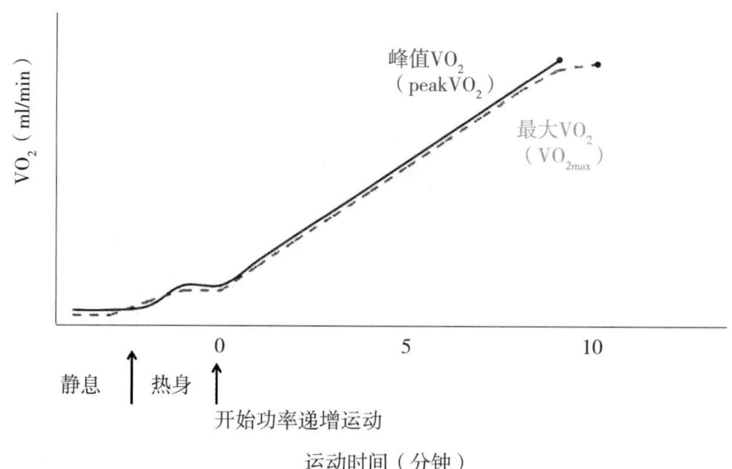

图 2-1 $peakVO_2$ 与 VO_{2max} 的区别

表 2-1 峰值摄氧量预测公式

Wasserman/Hansen 公式	久坐男性	久坐女性
第 1 步：计算	踏车因子 =50.72–0.372 × 年龄	踏车因子 =22.78–0.17 × 年龄
	预测体重 =0.79 × 身高 –60.7	预测体重 =0.65 × 身高 –42.8
第 2 步：体重分类	测量体重 = 预测体重	测量体重 = 预测体重
第 3 步：选择公式	测量体重＜预测体重： 峰值摄氧量（ml/min）=［（预测体重 + 测量体重）/2］× 踏车因子 测量体重 = 预测体重： 峰值摄氧量（ml/min）= 测量体重 × 踏车因子 测量体重＞预测体重： 峰值摄氧量（ml/min）=（预测体重 × 踏车因子）+6 ×（测量体重 – 预测体重）	测量体重＜预测体重： 峰值摄氧量（ml/min）=［（预测体重 + 测量体重 +86）/2］× 踏车因子 测量体重 = 预测体重： 峰值摄氧量（ml/min）=（测量体重 +43）× 踏车因子 测量体重＞预测体重： 峰值摄氧量（ml/min）=（预测体重 +43）× 踏车因子 +6 ×（测量体重 – 预测体重）
第 4 步：运动形式	如应用平板测试，多重预计 VO_2 第 3 步 × 1.11	如应用平板测试，多重预计 VO_2 第 3 步 × 1.11

注：身高单位为“cm”，体重单位为“kg”

引自：《特定患者人群心肺运动试验应用及解析》

根据年龄和性别的不同，所有能阻碍氧气从空气到线粒体的运输及其在运动中的利用情况均会导致 $peakVO_2$ 相对于预测值出现一定程度的降低，如慢性心力衰竭、慢性阻塞性肺疾病、肌萎缩侧索硬化、线粒体肌病等，在长时间卧床休息时也是如此。当受试者在功率递增试验中出现双下肢疼痛、胸痛、呼吸困难或乏力等症状而被迫停止运动时，也无法达到

VO_2 平台，其 peakVO_2 称为症状限制性 VO_2（limited VO_2），此种情况下 peakVO_2 通常降低。一般情况下认为受试者的 VO_{2max} 低于其预测值的 84% 是 peakVO_2 下降。peakVO_2 是非常重要的检测参数，可以确立受试者的最大有氧代谢功能是否在正常生理反应的范围内。无论是否达到预计的 peakVO_2，其他检测参数均可用于分析运动受限的原因。

二、摄氧量与功率的关系

VO_2 增加反映了运动做功时肌肉内细胞对氧的利用情况。摄氧量与功率的关系描述了受试者体外做功时人体内的摄氧情况，提供了从外呼吸到内呼吸的重要信息。

一般心肺运动试验采用踏车功率计时，以斜坡式负荷递增方案（RAMP）或每分钟等阶梯式上升时，摄氧量与功率的关系（$\Delta VO_2/\Delta WR$）曲线也随之上升。Hansen 等报道在正常人群中，$\Delta VO_2/\Delta WR$ 斜率的变化范围为（10.2 ± 1.0）ml /（min · W）。Wasserman 等测定的正常范围是（9.9 ± 0.7）ml/（min · W）。《中国心脏康复与二级预防指南（2018 版）》认为 $\Delta VO_2/\Delta WR$ 斜率正常范围为 8.4 ～ 11.0ml/（min · W）。对于肥胖者，因其对外做功时需要更多的 VO_2，$\Delta VO_2/\Delta WR$ 曲线较正常体重者向上移动，但还是平行，也就是说，肥胖者 $\Delta VO_2/\Delta WR$ 斜率正常范围与正常体重者相同。

如果受试者肌肉群不能获取进行运动所需要的氧，$\Delta VO_2/\Delta WR$ 斜率将表现为较正常者降低且轨迹低平。$\Delta VO_2/\Delta WR$ 斜率降低反映送氧能力减退，常见于循环系统疾病患者。因循环系统负责外呼吸与内呼吸偶联，当循环系统疾病患者的肌肉摄氧能力出现异常，或心脏无法适当地增加肌肉所需氧以保证其需要时，将在功率递增运动中出现特异性气体交换异常，可表现为 $\Delta VO_2/\Delta WR$ 斜率降低。心血管系统疾病患者在低功率水平运动时，VO_2 随功率增加可正常增加，但在到达运动后期时，即接近最高 VO_2 水平时，VO_2 随功率增加而增加的速率减慢，$\Delta VO_2/\Delta WR$ 斜率降低呈非线性递增或斜率曲线变低平。对于外周动脉阻塞性疾病，其血管狭窄限制了血流增加和氧输送，$\Delta VO_2/\Delta WR$ 斜率呈低平线性增加。

三、代谢当量

代谢当量（metabolic equivalent，MET）是在静息状态下，年龄 40 岁、体重 70kg 男性的平均 VO_2 数值派生出来的，即 1MET 为 3.5ml/（min · kg）。代谢当量可通过心肺运动试验直接测得，是预测病死率强有力的因子。最大代谢当量女性＜ 5MET，男性＜ 7MET 时视为异常。运动量＜ 7MET 的患者发生严重左心室缺血的风险是＞ 10MET 者的 18 倍。对于冠心病患者，如运动耐量达 13MET，无论其运动试验结果是否阳性，预后均好；如运动耐量低于 5MET，则其死亡率较高。代谢当量也是心脏康复中重要的指标，用于各种活动定量及运动强度判断。

四、摄氧量与心率的关系

在心肺运动试验中，健康受试者心率（heart rate，HR）随着 VO_2 增加而增快，并呈线性关系，且通过数据点拟合的曲线将指向 VO_2 和 HR 的预测值的交点（图 2–2A）。在运动员（图 2-2B）或服用 β 受体阻滞剂的患者中可见心率增快减少，HR-VO_2 曲线斜率下降。对于心血管疾病患者，HR-VO_2 曲线更陡地上升而偏离了较低功率时的直线位置（图 2-2C），这意味着在一定的运动水平下心排血量的增加受到影响，不能满足机体对氧的需求，只能通过心率增快进行代偿，这种情况常见于心力衰竭。虽然 HR-VO_2 曲线的弯曲上升不是在所有的心脏病患者中都能见到，但此观测法仍是一项有价值的诊断法，它提示随功率增加左心室功能明显减退。

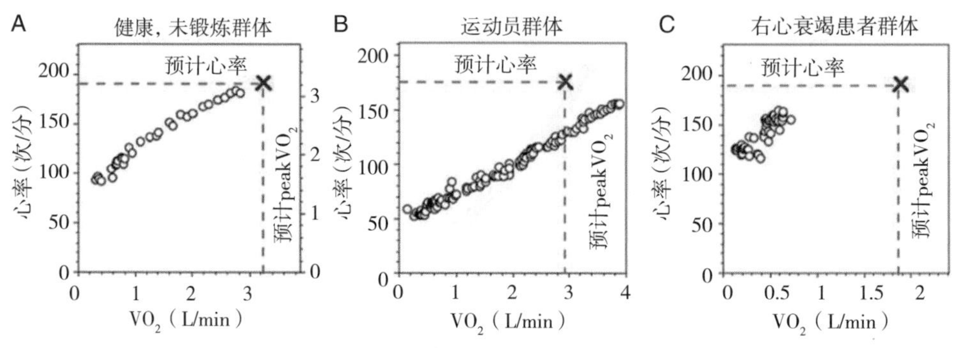

图 2-2　心率（*y* 轴）与 VO_2（*x* 轴）的关系

× 标记预计心率（水平虚线）和预计 peakVO_2（垂直虚线）的交点。A. 未经运动训练的健康受试者，HR-VO_2 曲线将指向 VO_2 和 HR 的预计值的交点；B. 运动员，HR 与 VO_2 呈线性增加，斜率较浅；C. 严重右心衰竭患者（静止性心动过速、HR 与 VO_2 斜率骤增）

（许丹焰）

第二节　无氧阈

无氧阈（anaerobic threshold，AT）的概念最初是由 Wasserman 等于 1964 年提出的，运动强度高于无氧阈强度时，体内能量贡献逐渐与代谢性酸中毒有关，进而出现呼吸代偿。AT 也被称作第一通气阈（first ventilatory threshold，VT1）。

随着运动生理学研究的不断深入，AT 被定义为人体在递增负荷运动中，VO_2 达到某一点时，仅依靠有氧代谢供能已无法满足机体的能量需求，而逐渐依赖无氧酵解作为主要供能方式，此时的摄氧量即为 AT（图 2-3）。然而，这个临界点在不同人群中出现的时机各有差异，取决于多种因素，如个体的年龄和身体功能等。在未经运动训练的人群中，其 AT 通常出现在 50% ～ 60% peakVO_2；而在受过运动训练的人群中，可达到更高的运动强度，如 65% ～ 80% peakVO_2。

一、无氧阈的意义

体内无氧代谢供能系统主要有两种，一种是磷酸原系统（ATP-CP 系统），另一种则是糖酵解供能系统。前者是最简单、快速生成三磷酸腺苷（ATP）的途径，虽然磷酸肌酸在肌细胞中有一定含量，但仅能够满足机体短时间的快速能量供应需求，如举重、短跑、跳高等运动。而后者则能满足更高运动强度和更长运动时间机体对能量的需求。随着运动强度的升高，其开始超过 AT 时，体内乳酸生成逐渐超过其被清除的速率，乳酸在体内逐渐堆积。因此，AT 从本质上来说，反映了个体有氧能力，也是在次极量负荷测试过程中一项重要的指标，即 AT 值越高，有氧能力则越强，反之越弱。

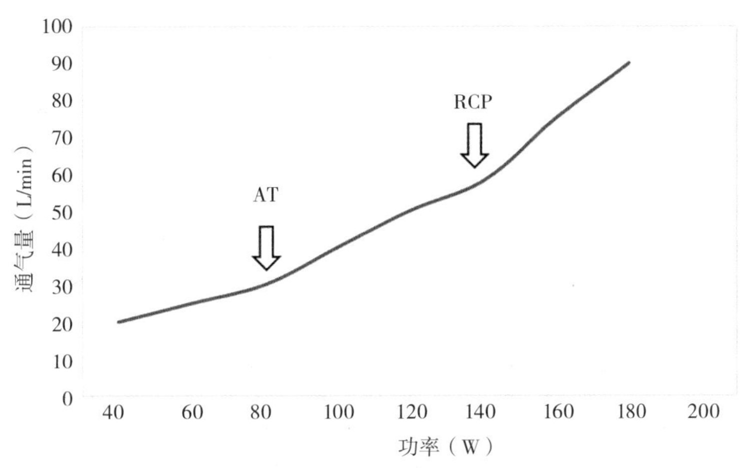

图 2-3 心肺运动试验中通气量与功率关系曲线

AT. 无氧阈；RCP. 呼吸代偿点

AT 也激发了大量的科学关注进而导致了一连串空前的有关肌肉代谢控制、乳酸代谢、血液内稳态和呼吸控制的发现。它可作为一条重要的功能界线，在 AT 以上和 AT 以下运动的生理反应是截然不同的。当机体对能量的需求在 AT 以上时，血乳酸值增加，体内碳酸氢盐缓冲系统发挥作用，中和细胞内堆积的氢离子（H^+），同时产生二氧化碳（carbon dioxide，CO_2）而刺激化学感受器，机体为了及时排出过多的 CO_2，呼吸加深或加快，从而导致肺泡二氧化碳排出量（VCO_2）相对 VO_2 出现加速增长趋势。在心肺运动试验中相应的呼吸指标变化情况可在测试数据中具体体现。

AT 作为体现运动强度对机体供能方式转变的一项重要指标，在制订特殊人群（如肥胖、慢性阻塞性肺疾病、冠心病等患者）运动干预处方时也是重要的参考指标，以更安全、有效地控制运动强度达到干预效果。此外，在运动训练方面，AT 为评估和预测耐力运动员的耐力水平和运动表现提供重要参考。例如，众多研究报道了通过计算最长稳定跑速帮助预测长跑运动员的运动表现，而常见实验室检测这一指标的方法是测定乳酸阈或 AT。同时 AT 结合其他生理指标（如 peakVO_2 等），也能够有效预测长跑运动员的运动表现。不仅如此，AT 还为教练员和运动员制订训练强度、优化运动训练计划、对比训练效果等提供有力帮助。

由此可见，AT 不仅是反映个体有氧能力的重要指标，更是在不同人群（运动员、慢性病人群等）、不同领域（运动训练、心肺物理治疗等）等维度对协助选择运动强度、评估物理治疗效果等具有广泛而重要的参考意义。

二、无氧阈和呼吸代偿点的测定方法

AT 是评估无氧代谢的一种非创伤性替代手段。AT 在严重运动不耐受患者中并不总能观察到，另外在终末期慢性心力衰竭患者中，无法检测到 AT 是很重要的不良预后标志。

在达到 AT 后，乳酸开始增加。在乳酸增加的最初阶段，机体内的碳酸氢盐将作为缓冲剂与乳酸结合产生 H_2O 和 CO_2。图 2–4 展示了酸碱状态是如何保持不变的，这是由于做功增加导致呼吸驱动力轻度增加，从而 VO_2 增加而 VCO_2 不变。随着递增负荷超过 AT 后并达到某一程度，体内 HCO_3^- 缓冲机制无法再充分地抵消由运动导致的细胞内代谢性酸中毒，此时可以观察到通气驱动的急剧增加，导致动脉血氧分压（PaO_2）、氧通气当量（VE/VO_2）（也表示为 EQO_2）、二氧化碳通气当量（VE/VCO_2）（也表示为 $EQCO_2$）参数进一步增加，而动脉血二氧化碳分压（$PaCO_2$）将逐渐减少，直到运动结束。出现过度通气的临界点被称作第二通气阈（second ventilatory threshold，VT2）或呼吸补偿点（respiratory compensation point，RCP），此时 VO_2 通常达到 70% ～ 80% peakVO_2。

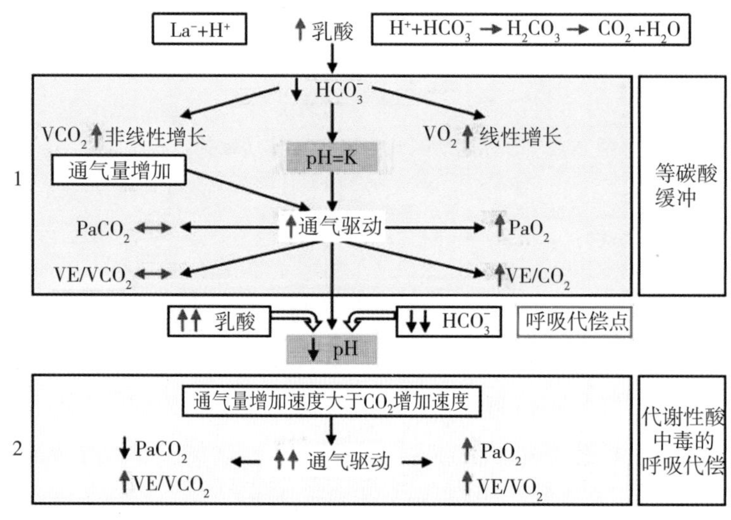

图 2–4　乳酸对呼吸驱动力增加的影响

（一）无氧阈的测定方法

1. V– 斜率（V–slope）法　根据上文对 AT 的具体定义，V– 斜率法是最常被用作界定 AT 的方法。将 VCO_2 与 VO_2 这两个变量的变化描点后可见两者的关系曲线呈两个线性部分，即在较低的递增负荷时，较低部分的斜率稍小于 1.0，当负荷继续增加超过 AT 后，较高部分的斜率稍大于 1.0。而这两个线性部分之间的拐点即 AT，此法称为 V– 斜率法（图 2–5 A）。

2. 通气当量法　利用通气当量数据测定 AT 的常用方法如下。

在 VE/VO_2 对时间曲线中，VO_2 维持相对稳定的增长，同时 VE 表现出相较 VO_2 不成比例的增长，在 VE/VO_2 对时间曲线中呈现陡增的拐点，也可作为测定 AT 的方法之一（图 2–5B）。

由于生理无效腔与潮气量比值的改变（VD/VT），在递增负荷初始阶段潮气末氧分压（$P_{ET}O_2$）出现小幅下降并在 AT 达到最低值后呈现增长的同时，不伴有潮气末二氧化碳分压（$P_{ET}CO_2$）降低，同时 VE/VCO_2 对时间曲线在小幅降低后保持平稳，此时 $P_{ET}O_2$ 对时间曲线的上升拐点可用作测定 AT。

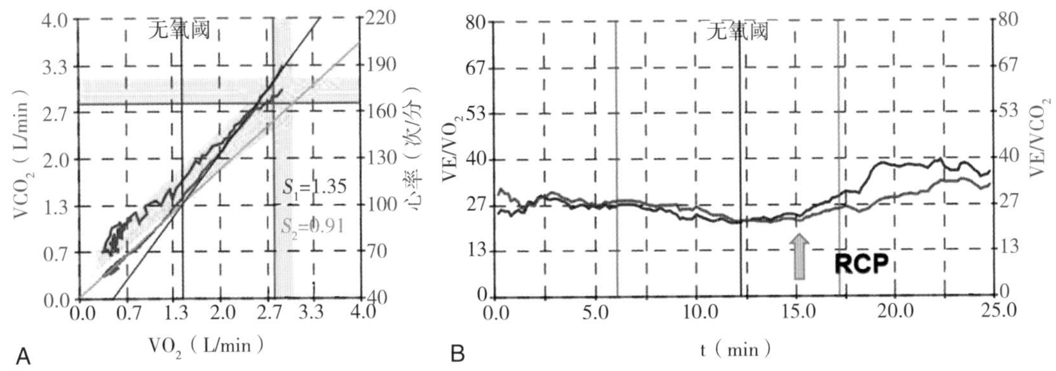

图 2-5　心肺运动试验中通气当量变化示例

A. V- 斜率变化图；B. VE/VO_2（EQO_2）、VE/VCO_2（$EQCO_2$）对时间（t）变化图

（二）呼吸代偿点的测定方法

利用通气当量数据测定 RCP 的常用方法如下。

由于过度通气，表现为 VE/VCO_2 斜率曲线陡增，这个拐点被称作 RCP，代表着与代谢性酸中毒相关的过度通气（图 2-6A）。

RCP 也可通过 VE/VCO_2 对时间曲线从最低值开始上升的拐点测定（图 2-5B）。如果其最低值未被发现，还可将潮气末二氧化碳分压（$P_{ET}CO_2$）曲线在平稳保持后出现下降的拐点用作测定 RCP（图 2-6B）。

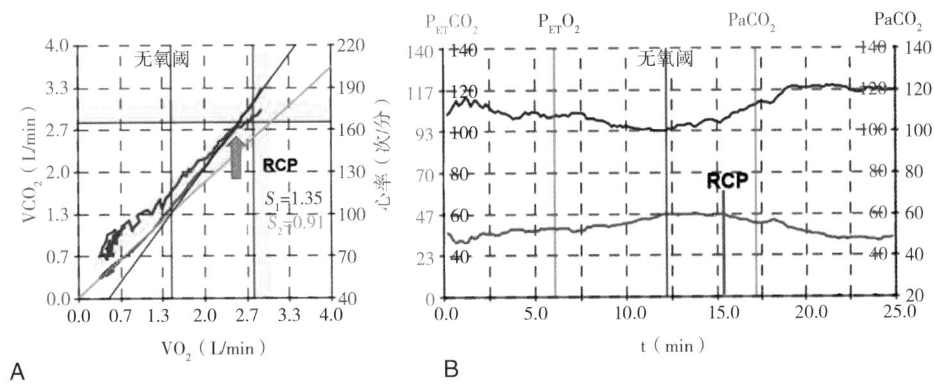

图 2-6　心肺运动试验中通气当量变化示例

A. VE/VCO_2 斜率变化图；B. $P_{ET}O_2$、$P_{ET}CO_2$ 对时间变化图

三、无氧阈在临床中的应用

AT 作为衡量个体有氧能力的重要指标，检测 AT 是判断个体最大有氧能力的一种手段，

在临床有着广泛应用。由于患有基础疾病不同及年龄、性别等个体因素，AT 值也表现出明显差异，甚至一些人群可能无法确定 AT，这类人群通常在到达 AT 前因不同原因终止运动。判断有没有 AT、AT 是否降低可作为初筛心肺疾病人群的一种方法，确定受试者运动不耐受的病理生理学机制。以下列举 AT 在不同心肺等慢性疾病中的临床应用案例。

（一）无氧阈在心脏病人群中的临床应用

在冠心病人群的研究中，AT 被广泛作为评估训练效果的指标之一。Darren 等的研究利用 AT 得出高强度间歇训练（high–intensity interval training，HIIT）相较传统运动训练能更大程度改善冠心病人群的无氧耐受能力。同时，AT 在评估心脏康复获益中提供了有效参考。除此之外，AT 也可作为一项预测指标，Gitt 等曾利用 AT 结合通气效率等指标判断慢性心力衰竭人群早期病死的高风险。Gitt 等研究了 223 例慢性心力衰竭患者（114 例冠心病，92 例扩张型心肌病和 17 例其他心力衰竭疾病），AT ＜ 11ml/（kg · min）被视为早期死亡的高风险指标之一，风险增长约 5 倍［比值比（OR）=5.3；置信区间（CI）：1.5 ～ 19.0］，并结合 VE/VCO_2 斜率＞ 34，是预测心力衰竭患者 6 个月死亡率［相对危险度（RR）= 5.1，P=0.001］的最佳指标。

（二）无氧阈在慢性阻塞性肺疾病人群中的临床应用

在慢性阻塞性肺疾病（COPD）人群的心肺运动试验过程中，AT 通常是正常的，其主要表现为通气效率指标异常。导致次极量负荷运动能力下降的原因主要是因呼吸受限而过早出现过度通气，而此时心血管功能尚未完全达到极限。在制订该类人群的运动处方时，AT 经常被用来代表和设定运动强度或工作负荷。

COPD 患者因气道阻力升高，额外增加吸气负担，尤其是有过度通气的 COPD 患者，膈肌长期被抑制，也增加了对吸气肌肌力的要求。Wanke 等报道平均气道阻力在 AT 不确定的 COPD 人群中更高，并且运动时食管压对时间指数与吸气食管压变化速率呈线性关系，而在 AT 确定的 COPD 人群中，呈非线性关系。他们认为安静状态下测定吸气肌负荷指数可能在肺康复中判断 COPD 患者未出现运动诱发的代谢性酸中毒有帮助。

（三）无氧阈在超重、肥胖和糖尿病人群中的临床应用

超重、肥胖和糖尿病是许多慢性疾病的高危因素，由于胰岛素抵抗及身体活动减少，许多糖尿病患者也伴随肥胖问题。AT 在评估和指导减重、减脂的运动方案中也有着广泛应用。

Salvadori 等建议将肥胖成年人的运动负荷设置超过 AT 水平，以有效刺激生长激素分泌，可以将其作为临床肥胖管理的一种建议和参考。对 2 型糖尿病人群的一项研究发现，运动负荷在 AT 水平的运动可能减少内脏脂肪，这种作用可能与运动后生长激素释放有关。

Gow 等利用气体分析方法测定有氧能力和 AT，发现 12 周的运动计划能够提升肥胖伴胰岛素抵抗青少年（10 ～ 17 岁）的有氧能力和 AT，提升率分别为 5.8%（95% CI：0.8% ～ 11.3%）和 19.7% （95% CI：10.4% ～ 29.0%），并在运动结束后 1 年的时间中，以上改善均得到了维持。而在肥胖妊娠女性人群［体重指数（BMI）＞ $30kg/m^2$］中，Bisson 等测定 AT 作为评价该人群心肺健康的标准之一，发现 12 周运动方案能将 AT 提升 8.1%（95% CI：0.7% ～ 9.5%；P=0.041）。

从以上不同心肺疾病等慢性病病例中不难看出，AT 不仅能作为心肺物理治疗中设定运动强度的依据，对提升该人群的部分心肺功能指标和运动能力有重要意义；它也能客观地评价心肺物理治疗计划的有效性，从而更合理、科学地完善与安排心肺物理治疗的运动方案。

（喻鹏铭）

第三节 呼吸交换率

呼吸气体交换率（respiratory exchange ratio，RER），又称呼吸交换率，是反映气体交换的指标，是指同一时间内人体二氧化碳排出量（VCO_2）和摄氧量（VO_2）的比值，即 VCO_2/VO_2。

RER 受日常饮食习惯的影响，正常人均衡饮食静息状态下的 RER 一般为 0.7 ～ 1.0，平均为 0.8 左右。理论上单纯碳水化合物的 RER 为 1.0；单纯蛋白质的 RER 为 0.80；单纯脂肪的 RER 为 0.71。

一些代谢反应能够对 RER 造成影响，如剧烈运动时，由于氧供不应求，糖酵解增多，使大量乳酸进入血液被碳酸氢盐中和，产生大量二氧化碳经肺排出，RER 增加；肺过度通气或呼吸性酸中毒时，机体中与生物氧无关的大量二氧化碳排出，也可使 RER 增大超过 1.0。相反，肺通气不足、呼吸性碱中毒等情况下，RER 将会降低。

一、呼吸交换率的意义

RER 在正常人心肺运动试验中的变化趋势如下：运动开始的最初几分钟，VCO_2 相对于 VO_2 升高较慢，RER 先有所下降，这是因为在运动早期，约 2/3 的 CO_2 以碳酸氢根的形式储存在体内，而非通过肺弥散排出体外，这一现象被称为早期的 CO_2 储存。

当运动进行到更高强度超过 AT 时，有氧代谢已不能满足机体需要，无氧酵解系统开始供能，产生大量乳酸，乳酸被碳酸氢根缓冲产生大量 CO_2，过度通气使大量 CO_2 快速排出，使得 RER 明显上升。研究发现，峰值 RER 与体内碳酸氢根的减少量呈明显正相关。峰值 RER 越高，对应碳酸氢根减少量越大。提示峰值 RER 升高不仅取决于运动产生的 CO_2 排出，还与体内储备的 CO_2 排出有关，并且体内储备的 CO_2 排出越多，峰值 RER 越高。

在停止运动后的恢复期前几分钟，RER 通常会继续快速增大，这是因为在剧烈活动时，单位时间内机体的需氧量超过实际供氧量，造成氧债，在恢复期，氧债虽偿还迅速，但 CO_2 从细胞产生到通过细胞间液、静脉、肺脏排出也存在时间、空间的延迟，这种生理反应在正常人和患者身上均存在。

二、呼吸交换率的临床应用

根据心肺运动试验的这些生理学反应特点，美国胸科协会 / 美国胸科医师学会（ATS/ACCP）首先根据世界卫生组织（WHO）的建议，将峰值 RER 达到 1.15 作为反映受试者达到最大极限状态的指标，同时将受试者达到 VO_2 预计值并出现 VO_2 平台、预计最大心率、预计最大功率、Borg 评分达到 9 ～ 10 分（范围为 0 ～ 10 分）等也作为受试者尽力的指征。随后，美国心脏协会 / 美国心脏病学会（AHA/ACC）根据 ATS/ACCP 指南的建议，将峰值 RER 达到 1.10 作为最大极限运动状态的指征。此外，RER ＜ 1.0 同时不伴有心电图和血流动力学异常被认为是非极限运动。

RER 是反映运动努力程度的最佳无创指标，根据 ATS/ACCP 指南，我们将峰值 RER 达到 1.10 作为最大极限运动状态的指征，换言之，如果患者在 peakVO_2 时，RER ≥ 1.10，即可判断该患者客观上已经尽力。对于主观上自我感觉已尽力，但 RER ≤ 1.10，且未出现 VO_2 平台、未出现心电图和血压异常的非重症患者，医务工作者可以尝试鼓励患者继续坚持运动，以测得更加真实准确的数据。此外，有部分患者在休息时即出现过度通气（RER ＞ 1.00），这种情况常见于过度紧张、神经官能症等，可以通过观察其潮气末二氧化碳分压是否降低加以判断。很多严重心肺代谢性疾病患者峰值 RER 低于 1.15 甚至低于 1.00，这些患者的 RER 在运动恢复期表现为降低而不是增加。

RER 虽然是判断运动努力程度的金标准，但是不能作为停止运动的指征。首先，对于同一个体来讲，其能达到的峰值 RER 并非是恒定不变的，功率递增速率即可对其产生显著影响。有研究表明，低功率递增速率和高功率递增速率时的 RER 在静息期和热身期无明显差异，AT 以后均开始升高，且高功率递增速率时的 RER 升高较快，达到峰值时已明显超过低功率递增速率时的 RER。如果选择了比较高的功率递增速率，那么受试者即使没有做到最大努力，峰值 RER 也可以达到 1.10 或 1.15。如果选择比较低的功率递增速率，那么受试者即使尽了最大努力，其峰值 RER 也并非一定可以超过 1.10 或 1.15，我们不能因此就怀疑受试者的努力程度。这种差异可能是由于功率递增速率较快时，功率在短时间内快速增加，因而达到的最大运动负荷较大。运动负荷较大时，VO_2 升高越快，达到最大极限状态的时间越短，因而受试者越早出现疲劳。而 AT 以后，有氧代谢已不能满足机体需要，无氧代谢开始参加供能，使乳酸产生增加，促进 CO_2 释放，而功率递增速率较大时的无氧代谢系统相对更快更多地参与了供能，较低功率递增速率时产生乳酸更多，碳酸氢盐对乳酸的中和更多，产生 CO_2 更多，因此 RER 升高得也更多。

此外，不同疾病的患者所能达到的峰值 RER 也有所不同。对于严重心力衰竭、慢性阻塞性肺疾病等患者而言，心肺运动试验时峰值 RER 可能达不到这些特定值甚至低于 1.00，如果一定要求他们在心肺运动试验过程中达到某特定 RER 值，即要求远高于他们实际峰值 RER，则这些患者会因“过度运动”而承受巨大风险。

最后，有研究表明，症状限制性最大极限运动期间如果以 RER 达到 1.10 终止运动，则此时峰值运动时的运动时间、功率、心率、呼吸频率、每分通气量、每分二氧化碳排出量、每分摄氧量、氧脉搏、RER 被低估了 8% ～ 39%（$P < 0.05$）；症状限制性最大极限运动期间如果以 RER 达到 1.15 终止运动，则上述指标被低估了 7% ～ 27%（$P < 0.05$）；症状限制性最大极限运动期间如果以 RER 达到 1.20 终止运动，则上述指标被低估了 5% ～ 21%（$P < 0.05$）。

综上所述，以任何特定的 RER 值终止运动均可能造成很大一部分患者心肺运动试验功能状态被低估的误读和误判，以及使部分患者，特别是严重心肺疾病患者承担不必要的风险，因此，不能贸然使用某一特定 RER 值作为最大极限状态的指征和停止运动的标准。在临床实践中，医务工作者通常根据设定的目标心率、目标血压、目标推算功率、峰值 RER 及症状限制为标准来终止试验，而上述指标的目标值主要以正常人为标准设定，并非患者本人的个体化标准，对患者而言可能已经超过了该患者的最大极限，不可盲目生搬硬套。因此在进行心肺运动试验时必须严密观察，同时鼓励患者尽其最大努力，在保证安全的前提下以患者自己身体状况不能耐受而停止运动。

（刘伟静）

第四节　氧脉搏

氧脉搏（oxygen pulse），也称氧脉，是摄氧量（VO_2）除以同一时间的心率计算所得，即 VO_2/HR，单位为“ml/beat”，该指标代表心脏每搏输出量（stroke volume，SV）带入人血液的氧气量，可反映心脏每搏输氧能力，是心血管效率的指标。按菲克定律公式如下。

$$心排血量（CO）=VO_2/C（a-v）O_2$$

$$每搏输出量（SV）=（VO_2/HR）/C（a-v）O_2$$

$$氧脉搏（VO_2/HR）=SV \cdot C（a-v）O_2$$

一、氧脉搏的意义

峰值氧脉搏与受试个体的体型、性别、年龄、健康程度、运动能力及血红蛋白浓度等因素密切相关。可采用以下公式计算峰值氧脉搏预计值（表 2-2）。

峰值氧脉搏预计值（ml/beat）= 峰值摄氧量预计值（ml/min）/ 峰值心率预计值（beat/min）

表 2-2　峰值氧脉搏预计值

年龄	峰值氧脉搏预计值（ml/beat）	
	男*	女*
20 ～ 29 岁	15.6 ～ 16.2	9.6 ～ 10.0
30 ～ 39 岁	14.9 ～ 15.5	9.2 ～ 9.6
40 ～ 49 岁	14.1 ～ 14.8	8.7 ～ 9.1
50 ～ 59 岁	13.2 ～ 14.0	8.2 ～ 8.6
60 ～ 69 岁	12.2 ～ 13.1	7.5 ～ 8.1
70 ～ 80 岁	11.1 ～ 12.1	6.7 ～ 7.4

* 75kg 的男性和 60kg 的女性

在递增负荷运动的初期和中期，每搏输出量对心排血量的相对贡献占主导地位。因此，氧脉搏作为工作率的函数具有典型的双曲线，在运动开始阶段迅速上升，运动结束时缓慢接近渐近值。运动中峰值氧脉搏实测值高于预计值，提示心肺功能优于平均水平；反之，递增负荷运动中氧脉搏动力学出现平缓或下移，氧脉搏实测值低于预计值，提示心肺功能较差。但是，在递增运动中，如因疼痛、肌肉骨骼疾病、通气不足或意愿等非循环系统因素停止试验，也可导致峰值氧脉搏异常降低。对于心功能正常的个体或口服 β 受体阻滞剂的患者，氧脉搏实测值可能明显高于预计值。

二、氧脉搏的临床应用

氧脉搏的数值取决于 SV 和 C（a–v）O_2。其中，SV 取决于回心血量和心脏的收缩功能，C（a–v）O_2 取决于血红蛋白的利用率、肺中的动脉血氧饱和度和外周的摄氧能力。因此，临床上所有影响 SV 和 C（a–v）O_2 的因素均可导致氧脉搏数值降低。例如，心力衰竭或冠心病由于心功能受损所导致的 SV 降低，或贫血、一氧化碳中毒、肺血氧含量低、肌肉线粒体或糖酵解缺陷所致的 C（a–v）O_2 降低，也可导致氧脉搏降低。

在临床中，除了关注氧脉搏的峰值，其变化模式也非常重要。正常情况下，运动开始时氧脉搏的即刻上升主要取决于 SV 增长。随着运动功率的增长，氧脉搏上升主要是由于 C（a–v）O_2 的增加。不同疾病的患者，在运动负荷试验中，其氧脉搏的变化模式也不同（图 2–7）。

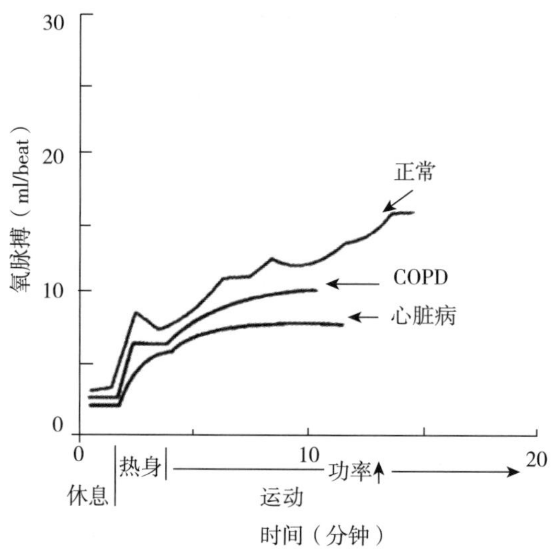

图 2–7　随运动功率增加的氧脉搏变化

在没有合并症的慢性阻塞性肺疾病的患者中，由于其排出 CO_2 的能力通常比其给线粒体提供 O_2 的能力更受限制，因此心肺运动试验中摄氧量上升速率通常并不降低。由于同时受到胸腔内正压及肺血管阻力的影响，此类患者通常存在静脉回流障碍，导致其运动时心排血量和 SV 相对较低。因此，虽然在相同功率下慢性阻塞性肺疾病患者的氧脉搏低于正常人，但患者的曲线变化与正常人相似。

在心功能受损的心脏病患者中，在递增运动测试过程中心排血量相对较低，所以在低功率时，混合静脉血氧含量达最低值，C（a–v）O_2 达最高值。通常在低功率时患者的氧脉搏就达到稳定值，且低于正常值。在冠心病患者中，在低功率测试时，氧脉搏通常是正常的。随着功率增加，当功率超过其缺血阈值时，心肌缺血导致左心室功能明显减退，左心室输出量显著降低，同时由于 C（a–v）O_2 增加，从而出现一个恒定的、减少的氧脉搏平台（图 2–8）。氧脉搏出现平台或降低（图 2–9）和 $\Delta VO_2/\Delta WR$ 与工作速率斜率的降低同时发生时，可出现运动性心肌缺血发作。然而，重要的是要理解这些异常反应是非特异性的，也可以在其他可能损害运动期间心排血量的情况下看到。

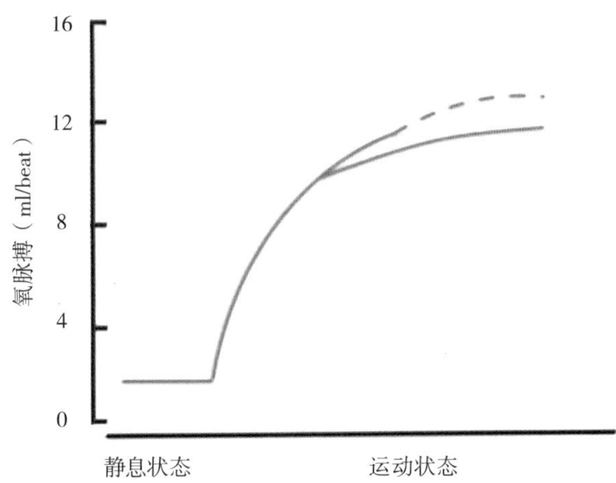

图 2–8 正常（虚线）和异常（实线）的随运动功率增加的氧脉搏变化

引自：Clinical recommendations for cardiopulmonary exercise testing data assessment in specific patient populations.

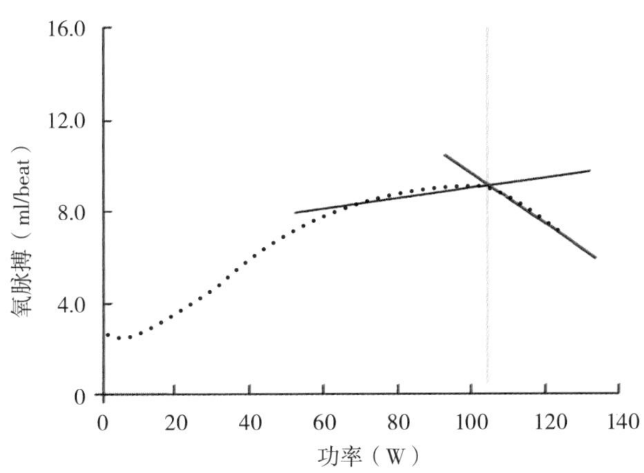

图 2–9 冠心病患者进行递增负荷运动时氧脉搏与功率的关系

氧脉搏从生理性增加到减少的转变（圆点线）被认为是运动性心肌缺血发作的一个可能的标志

在正常人中，停止运动时氧脉搏迅速下降，但在左心室衰竭和运动诱发心肌缺血的患者中，氧脉搏常短暂上升。对该矛盾现象的解释是，运动停止时全身动脉血压立即下降，左心室后负荷随之陡然下降，左心室射血功能改善，每搏输出量增加所致。

（江　巍）

第五节　二氧化碳通气当量

二氧化碳通气当量（VE/VCO_2）代表每排出 1L CO_2 与需要通气量之间的关系，意味着机体的通气效率。在心肺运动试验中可采用非侵入性技术测定：① AT 和 RCP 之间的最低点的 VE/VCO_2 比值；② RCP 以下的 VE–VCO_2 曲线或轨迹，即 VE/VCO_2 斜率。通气当量也可用于判断通气血流比例（V/Q）失衡。

一、VE/VCO_2 比值

（一）VE/VCO_2 比值的定义

VE/VCO_2 比值主要是测定在 AT 及 AT 和 RCP 之间最低点的二氧化碳通气当量，用 $EQCO_2$ 表示，即 $EQCO_2$=VE/VCO_2，此值在 AT 和 RCP 之间的变化很小，最具有可重复性。其优点是 VE/VCO_2 比值可以直接从心肺运动试验九宫图中获取，无须再进行描绘或计算，且紧张性过度通气和运动时乳酸酸中毒的 H^+ 刺激颈动脉体引起的过度通气对 VE/VCO_2 比值的影响较小。与年龄和性别有关的最低 VE/VCO_2 比值的正常范围请参考表 2–3。

表 2–3　最低 VE/VCO_2 比值的正常范围

年龄（岁）	男	女
＜ 20	23.5 ± 2.0	23.5 ± 2.0+1
21 ～ 30	23.9 ± 2.1	23.9 ± 2.1+1
31 ～ 40	25.0 ± 2.7	25.0 ± 2.7+1
41 ～ 50	26.1 ± 2.2	26.1 ± 2.2+1
51 ～ 60	28.0 ± 2.9	28.0 ± 2.9+1
＞ 60	29.4 ± 2.3	29.4 ± 2.3+1

（二）VE/VCO_2 比值的意义

VE/VCO_2 比值越高表示与肺血流完成气体交换的无效通气越多，反映了过度通气或 VD/VT 升高（V/Q 失衡）。急性过度通气可用异常升高的呼吸交换率证实。而慢性过度通气则需要区别是较高的通气当量还是 VD/VT 升高所致。慢性疾病如慢性阻塞性肺疾病、限制性肺疾病、左心室衰竭和肺血管闭塞性疾病等，通常存在 V/Q 失衡，VE/VCO_2 比值一般较高。与不受呼吸限制的 V/Q 失衡患者相比，重度慢性阻塞性肺疾病患者由于呼吸受限，常不能对代谢性酸中毒做出通气加强或 VE/VCO_2 比值增加的反应。

二、VE/VCO_2 斜率

VE/VCO_2 斜率（VE/VCO_2 slope）是测定在 RCP 以下运动范围的每分通气量（VE，y 轴）与二氧化碳输出量（VCO_2，x 轴）之间的关系（图 2–10）。VE/VCO_2 斜率＜ 30 被认为正常，随着年龄增长，数值会轻微增加（表 2–4）。

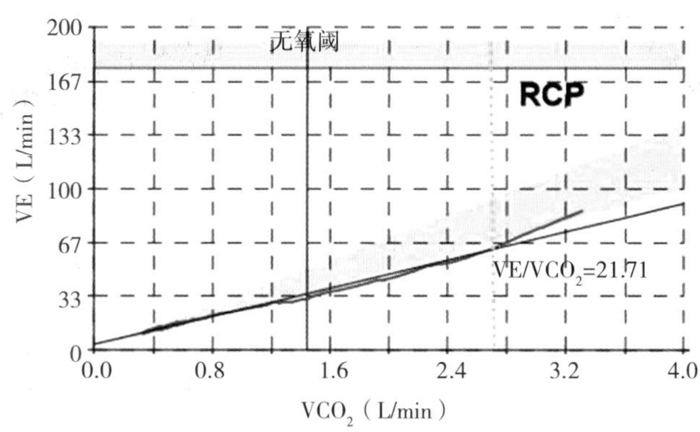

图 2–10 每分通气量与二氧化碳输出量的关系

VE/VCO_2 斜率表示每分通气量（VE，y 轴）与二氧化碳输出量（VCO_2，x 轴）之间的关系，RCP 下方的线性部分可用于计算 VE/VCO_2 关系的斜率

表 2–4 VE/VCO_2 斜率随着年龄增长而增加

年龄（岁）	男	女
20 ～ 39	23.4 ～ 25.7	26.8 ～ 28.3
40 ～ 59	25.8 ～ 28.1	28.4 ～ 29.9
60 ～ 80	28.2 ～ 30.6	30.0 ～ 31.6

（一）VE/VCO_2 斜率的意义

VE/VCO_2 斜率主要用于判断通气效率，提示通气和灌注之间的匹配。

在正常受试者的运动中，每分通气量（VE）和二氧化碳排出量（VCO_2）之间存在线性关系，通气反应可以通过两者之间关系的斜率来描述，在生理条件下，VE 与 VCO_2 的线性关系甚至超过 AT，只有接近最大运动量时，乳酸酸中毒本身才成为一种额外的化学感受器刺激，并导致明显的过度通气，这被称为呼吸补偿点（RCP）。在这一点之上，VE 和 VCO_2 之间的线性关系无法保持（图 2–10）。RCP 下方的线性部分可用于计算 VE/VCO_2 关系的斜率，该斜率已被许多心脏疾病和肺部疾病的研究证实为一个强有力的预后指标。VE/VCO_2 斜率可以从 VE 与 VCO_2 关系图的线性部分直观地计算出来（图 2–10）。应特别注意此图的 y 轴截距，因为这可能包含无效腔通气的相关信息。数学上的考虑表明，如果 VE 与 VCO_2 关系图的 y 轴截距为正，VE/VCO_2 比值可能在运动期间下降（图 2–11A）。如果 y 轴截距为负，则在运动期间，VE/VCO_2 比值可能会随运动强度增加而增高（图 2–11B）。

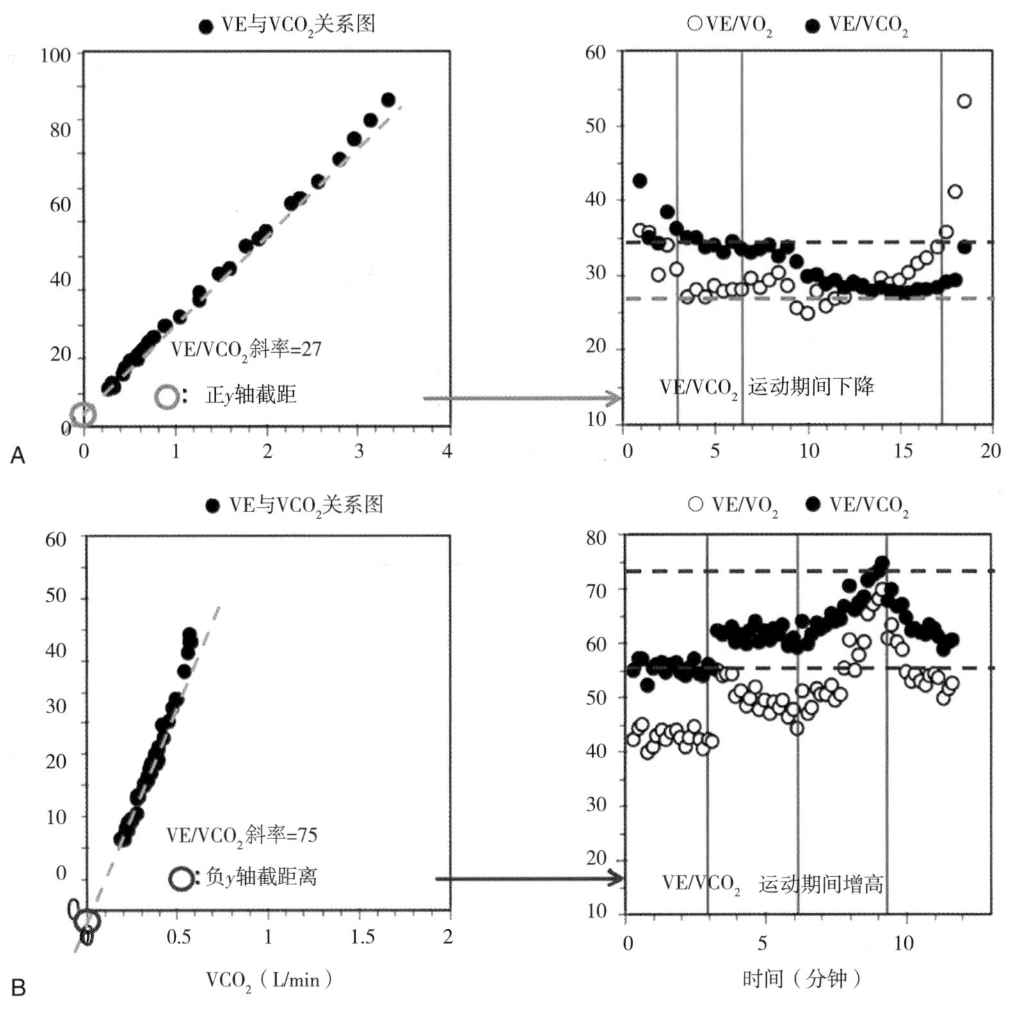

图 2–11 递增运动期间 y 轴截距和 VE/VCO_2 的相关性

A. 健康个体；B. 右心衰竭患者

引自：Graphical Data Display for Clinical Cardiopulmonary Exercise Testing

VE/VCO_2 斜率提示通气和灌注之间的匹配程度。VE/VCO_2 关系，无论是以斜率或比值表示，均已在患者中被广泛研究。导致 VE/VCO_2 斜率异常升高的病理生理机制是多因素的，包括异常呼吸力学和肺间质改变、化学和麦角受体敏感性升高、运动时加速代谢性酸中毒、肺血流动力学异常和心功能受损等。从图 2–12 所示的概念模型中可以看出，呼吸系统、心肺界面、左（右）心房—室、化学感受器和自主神经系统（ANS）、骨骼肌系统齿轮及肺动脉和肺静脉回路都发挥了重要作用。导致 VE/VCO_2 斜率升高的另一个重要的病理生理学因素是继发性肺动脉高压的发展。在这种情况下，心肺界面可以被认为是与

VE/VCO_2 斜率反应相关的主要齿轮。这些病理生理机制的程度和疾病的严重程度越大，VE/VCO_2 斜率就越高。

（二）VE/VCO_2 斜率的临床应用

美国心脏协会（AHA）和欧洲心血管预防与康复协会（EACPR）2012 年发表了一份关于心肺运动试验的联合科学声明。该声明建议所有接受治疗的心力衰竭患者，无论病因如何，可以通过 VE/VCO_2 斜率评估疾病的严重程度。这种方法捕捉到了患者在高水平个体化努力过程中出现的生理异常的开始，先前的研究表明，通过这种方法计算的 VE/VCO_2 斜率提供了优越的预后特征。

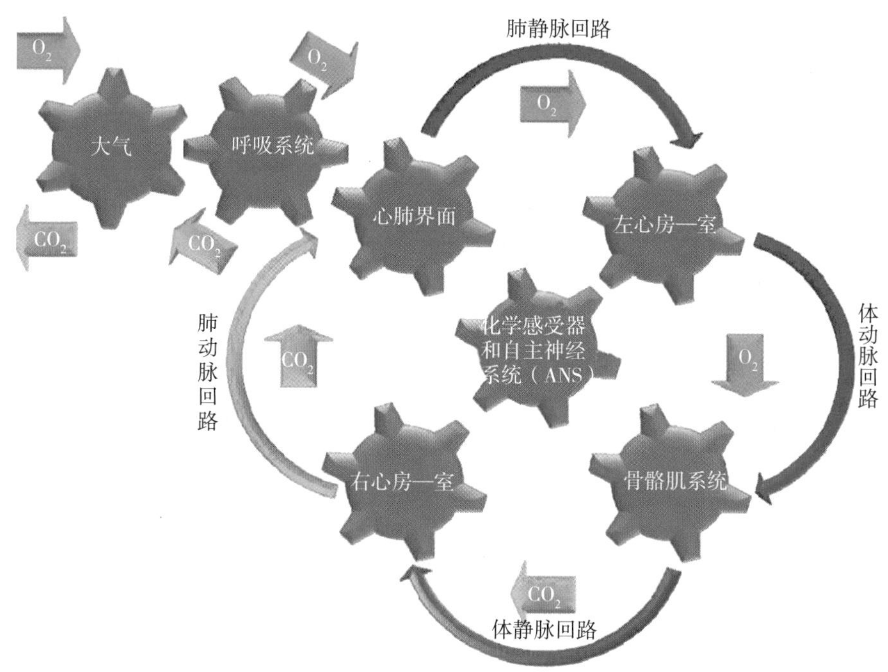

图 2-12　参与从大气到骨骼肌的气体交换的心血管、肺和系统回路的概念模型

AHA/EACPR 指南建议采用 4 级方法评估 VE/VCO_2 斜率，数值＜ 30［通气分级Ⅰ级（VC-Ⅰ）］代表正常反应。VE/VCO_2 斜率 30.0 ～ 35.9（VC-Ⅱ）、36.0 ～ 44.9（VC-Ⅲ）到≥ 45.0（VC-Ⅳ）增加，表明异常反应逐渐增加，显示不良事件率升高。VE/VCO_2 斜率越高，合并肺动脉高压的可能性越大，疾病的严重程度增加，预后越差

1. *在心脏疾病中的临床应用*　其可应用于各种原因引起的慢性心力衰竭，包括射血分数降低的心力衰竭和射血分数保留的心力衰竭。以 VE/VCO_2 斜率分级结合 $peakVO_2$ 实测绝对值的 Weber 运动耐量心功能分级，可为心力衰竭患者提供预后判断的参考。越来越多的证据表明，VE/VCO_2 斜率与 $peakVO_2$ 相比是一个更好的评价预后的指标。即使整体运动表现未受到严重影响，该变量也具有预后意义。这种差异的一个主要原因可能是，$peakVO_2$ 依赖于受试者努力程度，而 VE/VCO_2 斜率主要是独立的。VE/VCO_2 斜率增加与血流动力学逐渐恶化、化学和麦角受体激活增加及心率变异性降低有关。因此，在慢性心力衰竭患者中，VE/VCO_2 斜率越大提示预后越差。VE/VCO_2 斜率＜ 30.0 提示以后的 2 年免于心血

管事件概率≥ 95%，预后良好，维持目前的治疗，2 年后可再次评估；VE/VCO_2 斜率在 30.0 ～ 35.9 提示 2 年内不良事件风险程度较低（＜ 15%），需要评估医疗管理并根据病情进行调整，1 年内重复进行心肺运动试验（CPET）；VE/VCO_2 斜率在 36.0 ～ 44.9 提示 2 年内会发生中等不良事件风险＜ 30%，需要时考虑心脏再同步化治疗（CRT），6 个月内重复进行 CPET，如果复测 CPET 未改善到 VC-Ⅱ或更差，可考虑进行心脏移植或心室辅助装置植入；VE/VCO_2 斜率≥ 45.0 提示 2 年内不良心血管事件发生风险较高，需要时考虑 CRT，3 个月内重复进行 CPET，如果在复测 CPET 未改善到 VC-Ⅱ或更差，可考虑进行心脏移植或心室辅助装置植入（图 2-13）。其中 peakVO_2 ＜ 10ml/（kg · min）和 VE/VCO_2 斜率≥ 45.0 被视为心脏移植的主要指标。

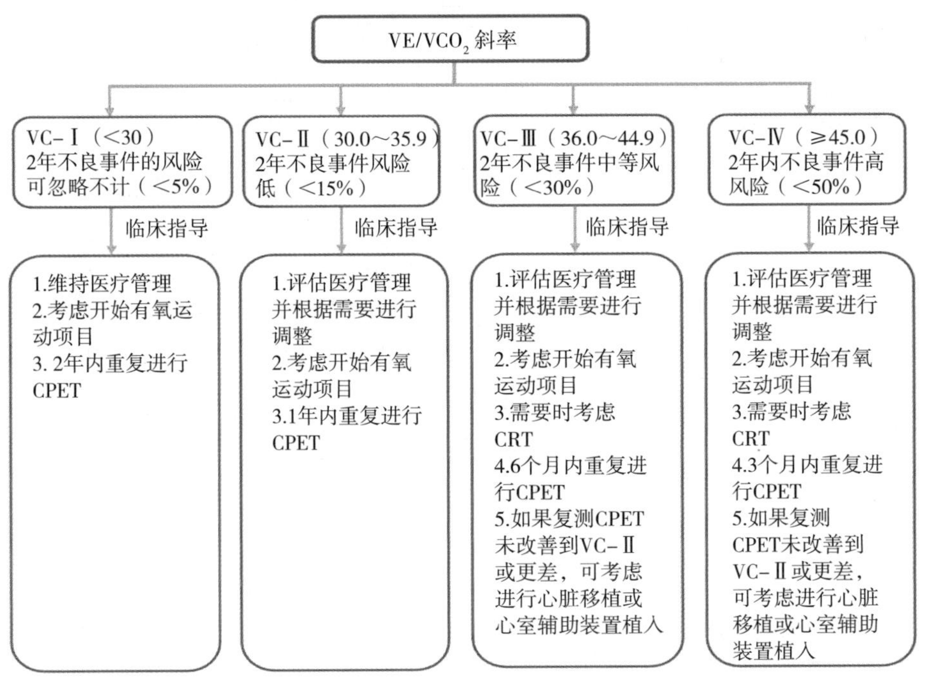

图 2-13 依据 VE/VCO_2 斜率判断预后及指导临床治疗

CRT. 心脏再同步化治疗

2. *在呼吸系统疾病中的临床应用* 对于肺部疾病患者，可利用 VE/VCO_2 斜率评估通气和灌注匹配的能力。不同病因的肺部疾病患者有不同程度的通气效率受损。原发性动脉型肺动脉高压（PAH）患者的通气效率受损的程度最为明显。事实上，通气效率逐渐受损对于不明原因的劳力性呼吸困难患者的 PAH 可能特别有价值。此外，慢性阻塞性肺疾病和间质性肺病患者通常会随着其原发性疾病严重程度的进展而发展为继发性肺动脉高压，随着患者的通气效率逐渐恶化，VE/VCO_2 斜率逐步升高，继发性肺动脉高压的可能性也会增加。此外，Torchio 等发现 VE/VCO_2 斜率是接受肺切除术后慢性阻塞性肺疾病患者术后死亡率的一个重要预测因素，VE/VCO_2 斜率升高应被认为是肺切除术共存肺动脉高压的潜在指标，需要术前评估。

3. *其他方面* VE/VCO_2 斜率可作为围术期风险评估的重要指标，斜率逐渐增高提示预后进行性恶化，围术期发生并发症的风险更高。疾病治疗效果评估：在各种心脏及肺部慢性疾病中，通过药理学、生活方式和外科干预，VE/VCO_2 斜率升高在不同程度上被证明是可逆的。在这种情况下，任何已知的改善与 VE/VCO_2 斜率相关的齿轮和回路的干预措施，在评估治疗时，都应将 VE/VCO_2 斜率作为疗效的评估指标。

（王　丽）

第六节　氧通气当量

氧通气当量（ventilatory equivalent for oxygen）是指相同时间内每分通气量与每分摄氧量的比值，即消耗 1L 的氧量所需要的通气量。其用 EQO_2 表示，即 EQO_2=VE/VO_2。而通气量与下列因素有关：代谢的需求、通气的有效性、代谢性酸中毒时呼吸代偿程度、通气调节机制及肺、胸壁和呼吸肌的功能状况。

一、氧通气当量的意义

运动中 VE/VO_2 的大小能反映人体的吸氧效率，VE/VO_2 越小，说明人体的吸氧效率越高。安静时正常人的 VE/VO_2 为 20 ～ 25。研究表明，人体在进行不超过 50% VO_{2max} 的运动时，VE/VO_2 基本保持恒定不变，若进行超过 50% VO_{2max} 的运动，每分通气量的增加速率将明显大于每分摄氧量的增加速率，即 VE/VO_2 可以增加到 30 ～ 35，这时，机体要从 30 ～ 35L 的通气中才能摄取 1L 的 O_2，无运动训练者通常坚持不了较长时间的运动，运动强度增加到 50% VO_{2max} 以上时摄氧效率降低。1982 年 Caiozzo 等在对 16 名健康受试者进行功率自行车运动中发现，VE/VO_2 是确定 AT 的最敏感指标。而 James 则认为，当 VE/VO_2 开始升高而 VE/VCO_2 尚未开始升高时的节点为 AT。

Ramos 及其同事发现，VE/VO_2 曲线中最低的一点为心肺最优点（cardiorespiratory optimal point，COP），此时的呼吸效率最高，反映了呼吸系统和循环系统的最佳整合，因此也常利用此点来设定运动员的训练强度。

VE/VO_2 和心肺最优点是评价呼吸效率和呼吸系统功能的重要指标。

VE/VO_2 的正常值参考如下所述。

（1）平常少运动的中年男性：AT 时 VE/VO_2 为 26.5 ± 4.4；60 岁以上男性及女性的 VE/VO_2 稍高，而 30 岁以下男性稍低。

（2）男性 COP：23.2 ± 4.48；女性 COP：25.0 ± 5.14。COP 在女性中稍高，并随着年龄增长而增加。

二、氧通气当量的临床应用

VE/VO_2 在临床的应用主要包括在心脏疾病中的应用和在肺脏疾病中的应用两部分。

（一）在心脏疾病中的临床应用

VE/VO_2 可以用于评价慢性心力衰竭患者的治疗效果。Chwyczko 等在对 27 例接受了心脏再同步化治疗（CRT）的慢性心力衰竭患者随访 3 ～ 6 个月的研究中发现，CRT 可以将慢性心力衰竭患者的 VE/VO_2 斜率由 41.32 降至 34.01（P=0.037），明显提高慢性心力衰竭患者的通气有效性，改善患者的运动耐量。在运动训练方面，Vasiliauskas 等在对 135 例缺血性心肌病患者的 1 年随访中发现，6 个月以上的运动训练可以降低缺血性心肌病患者的 VE/VO_2；而 Myers 等对 25 例急性心肌梗死后射血分数下降的心力衰竭患者进行运动训练 2 个月发现，高强度运动可以降低 VE/VO_2 水平（$P < 0.01$）。VE/VO_2 对慢性心力衰竭的预后评估也具有重要价值。在一项 67 例慢性心力衰竭的研究中，Mejhert 等通过 12 ～ 59 个月的随访发现峰值 VE/VO_2 可以预测慢性心力衰竭患者的死亡率（$P < 0.01$）。由于摄氧效率斜率（OUES）也是评价收缩性心力衰竭预后的一个强有力因子，因此在 2011 年，Arena 等在对 398 例收缩性心力衰竭患者随访 4 年的研究中发现，峰值 VE/VO_2 和 OUES 都是主要心脏不良事件的单因素预测因子，但两者无显著相关性，因此 OUES 并不能取代 VE/VO_2。

除了心力衰竭，VE/VO_2 在其他心脏疾病中也具有协同诊断价值。一项纳入 36 例成人房间隔缺损患者的研究中，房间隔缺损患者的 VE/VO_2 明显高于健康个体，其原因考虑与右心室扩大后影响室间隔运动相关；而在心脏瓣膜疾病中，Boujemaa 等在对 22 例重度主动脉狭窄患者及 22 例正常人的观察中发现，前者 VE/VO_2 高于后者。

近几年，COP 正在成为一项评估预后的强有力指标逐渐引起人们关注。2017 年一项针对 3331 例健康人及慢性病患者随访的研究（中位时间为 6.4 年）显示，COP 是中老年健康及非健康人群全因死亡率的强预测因子；芬兰的 Laukkanen 及其同事在对 2205 例男性进行的长期随访的队列研究（中位时间为 28.8 年）中发现，COP 与心血管死亡率及全因死亡率相关；并在随后对其中的 2190 例男性进行了进一步分析研究发现，COP 能预测心源性猝死。因此，将 COP 应用于心血管疾病的长期随访中，可以预测其心血管死亡率、全因死亡率及心源性猝死。

（二）在肺脏疾病中的临床应用

Vainshelbiom 等在一项对 34 例特发性肺纤维化患者的前瞻性研究中随访观察 40 个月发现，当 VE/VO_2 最低点大于 34 时，患者的死亡率明显增加。Moorcroft 及其同事在对 92 例成人囊性纤维化患者进行心肺运动试验后随访，发现 VE/VO_2 与心肺运动试验其他指标一起预测了成人囊性纤维化患者的死亡率；而 Hulzebos 等通过对 127 例青少年囊性纤维化患者进行研究发现，由 VE/VO_2 和 BMI 及第一秒用力呼气量（FEV_1）占预计值百分比组成的模型可以很好地预测青少年囊性纤维化患者的死亡率。Hemelein 等对 29 例系统性硬化患者进行研究发现，相较于临床数据及超声检查，心肺运动试验中的 VE/VO_2 与系统性硬化患者的肺动脉压升高相关，可以用于此类患者的随访。

总之，VE/VO_2 为心肺运动试验的重要指标之一，反映了呼吸效率，是确定 AT 的最佳指标。VE/VO_2 可以协助判断心肺某些疾病的严重程度、评价治疗效果及判断预后，是这些疾病长期随访的良好指标。近 10 年，由 VE/VO_2 衍生的指标 COP 作为新的预测指标在心血管疾病的预后评估中也发挥着重要作用。

（高　萱　鹿克风）

第七节　潮气末二氧化碳分压

潮气末二氧化碳分压（$P_{ET}CO_2$）是呼吸周期中肺泡二氧化碳分压（PCO_2）的最高值，理论上它与混合静脉血的 PCO_2 值相当。在一个呼吸周期中，刚开始呼气时，上呼吸道无效腔空气先被呼出，此时 PCO_2 可忽略；当呼气继续，肺泡的气体到达上呼吸道，此时呼出的气体的 PCO_2 开始增加。PCO_2 在整个呼气过程中持续增加，直到将近呼气终了，它达到一个高度，然后不变，直到下一个吸气开始（图 2-14）。当肺部功能正常时，无明显心肺疾病且 V/Q 正常时，呼气终末 PCO_2（end-tidal CO_2，$ETCO_2$）约等于终末微动脉血中的 $PaCO_2$。无或低血流灌注的肺泡中 CO_2 浓度较低，这些肺泡不能充分参与气体交换，它们的通气是无效的（无效腔）。因此，相对于 $PaCO_2$ 而言，混合呼气和潮气末 PCO_2 较低。$P_{ET}CO_2$ 不仅可反映肺通气功能，也可反映循环功能、肺血流情况等。目前，监测静息状态下 $P_{ET}CO_2$ 在呼吸内科、重症监护治疗病房（ICU）、麻醉科应用广泛，主要用于指导呼吸机参数调整。

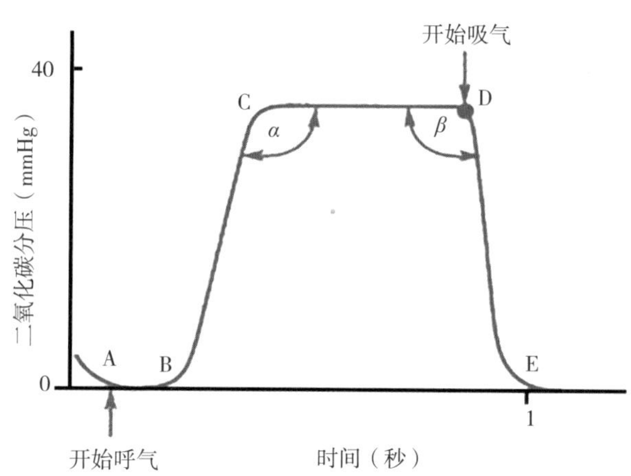

图 2-14　一次呼吸周期中二氧化碳分压波形图（D 点为 $P_{ET}CO_2$）

肺呼吸功能与细胞呼吸功能通过循环而相互偶联。体力活动时要求机体生理调控机制间相互作用，从而使心血管系统和呼吸系统间维持协调以发挥它们共同的功能，即满足肌肉收缩时细胞呼吸［氧耗（QO_2）和二氧化碳产量（QCO_2）］增加。因此，研究运动时的外呼吸状态可反映器官系统的功能状况，从而将外呼吸与细胞呼吸相偶联。在心肺运动试验中，运动过程中 $P_{ET}CO_2$ 的变化可反映心肺功能的情况。

一、潮气末二氧化碳分压的意义

$P_{ET}CO_2$ 在静息状态下为 36 ～ 42mmHg；在轻至中度运动时一般升高 3 ～ 8mmHg（取决于呼吸模式）；高负荷运动时下降。静息时，健康人的 $PaCO_2$ 约比 $P_{ET}CO_2$ 高 2mmHg。然而，在运动时，$P_{ET}CO_2$ 较 $PaCO_2$ 增长得快，一般要超过 $PaCO_2$。此机制相对简单，因为运动时 CO_2 进入肺组织的速率增加与 CO_2 产生速率增加并存，呼气时肺泡 PCO_2 持续上升。$P_{ET}CO_2$ 是呼吸周期中肺泡 PCO_2 的最高值，它与混合静脉血 PCO_2 值相当。另外，$PaCO_2$ 通过整个呼吸周期中肺泡 PCO_2 值测定。因此，在呼吸周期中假定功能性肺泡被血流相对均一地灌注，呼吸末 PCO_2（$P_{ET}CO_2$）值将超过不断变化的肺泡 PCO_2（$PaCO_2$）的平均值。

正常机体在功率递增运动试验中，AT 以下时，摄氧量增加，CO_2 生成增多，潮气末氧分压（$P_{ET}O_2$）逐渐下降，$P_{ET}CO_2$ 逐渐增加；而到达 AT 时，由于过度通气摄氧，血液中血红蛋白饱和度升高，$P_{ET}O_2$ 开始增加，而肺通气增加部分代偿动脉血 pH 降低，组织系统的 $P_{ET}CO_2$ 约 2 分钟后才开始下降。运动时 $P_{ET}CO_2$ 超过 $PaCO_2$，且动脉血 - 潮气末二氧化碳分压差（$P_{a-ET}CO_2$）一般约为 –4mmHg。呼吸速率越慢，$P_{ET}CO_2$ 值越接近混合静脉血 PCO_2 值，$P_{a-ET}CO_2$ 值负得越多。若运动中 $P_{a-ET}CO_2$ 维持正值，则说明通气肺泡的血流灌注减少（肺单位出现高比值的 V/Q 失衡）。当富含 CO_2 的静脉血没有经过肺组织直接流入体循环（右向左分流）时，由于血液灌流下的肺组织过度换气以代偿 CO_2 直接进入体循环的分流作用，$PaCO_2$ 比 $P_{ET}CO_2$ 高很多。此种情况下，由于运动过程中 $P_{ET}CO_2$ 降低，$P_{a-ET}CO_2$ 很明显偏正。$P_{a-ET}CO_2$ 上升的幅度取决于右向左分流的多少。测定 $P_{a-ET}CO_2$ 可以有效检测出增加的肺泡无效腔或 V/Q 失衡。无或低血流灌注时 CO_2 浓度较低，这些肺泡不能充分参与气体交换，它们的通气是无效的（无效腔）。因此，相对于 $PaCO_2$ 而言，混合呼气和潮气末 PCO_2 较低。

二、潮气末二氧化碳分压在临床中的应用

（一）用于心肺疾病的鉴别诊断

心肺运动试验九宫图中描绘 $P_{ET}CO_2$、$P_{ET}O_2$ 和经皮动脉血氧饱和度（SpO_2）（由脉氧计测出的动脉血氧饱和度）分别随时间和功率变化的曲线。低 $P_{ET}CO_2$ 值意味着过度通气或高比值的 V/Q 失调。检测动脉血气或血浆 HCO_3^- 值将鉴别出低 $P_{ET}CO_2$ 值是由慢性过度通气还是 V/Q 失调所致。

正常情况下，$P_{ET}O_2$ 和 $P_{ET}CO_2$ 与其动脉血的值是相匹配的，静息时 $PaCO_2$ 较 $P_{ET}CO_2$ 高，但运动时 $P_{ET}CO_2$ 比 $PaCO_2$ 高约 4mmHg（图 2–15A）。当肺循环正常时，在 AT 之前 $P_{ET}CO_2$ 随运动增加而增加，在海平面水平其值稍高于 40mmHg，如冠心病（CAD）（图 2–15B）、外周动脉疾病（PAD）（图 2–15C）、肥胖（图 2–15F）患者所示。相反 $P_{ET}O_2$ 是降低的。

许多严重肥胖的患者运动中的 $P_{ET}CO_2$ 增加远高于正常人，这是因为其异常增厚的胸壁

和腹部引起机械性限制，使得通气不能和 CO_2 生成增加保持精确的一致性（图 2–15F）。

在重度心力衰竭时（图 2–15D），因为相对于局部肺单元的通气来说，血流是减慢的，所以 $P_{ET}CO_2$ 降低。在静息和低功率时，左心衰竭患者的 $P_{ET}CO_2$ 可能会出现很大的变异，因为这些患者通常会出现周期性呼吸。这些在九宫图的版块中显示如下：在静息和低功率运动状态时，$P_{ET}CO_2$ 和 $P_{ET}O_2$ 呈现为规律的震荡样改变。因此，静息和低功率运动时，会出现两组数据。稳定型左心衰竭患者生理无效腔与疾病严重程度呈比例增加，因此，研究发现 $P_{ET}CO_2$ 是评估左心衰竭患者运动时心排血量的重要指标，并且是晚期患者行左心室辅助装置植入的独立预测因子。

在肺血管闭塞性疾病中（图 2–15E），因为肺灌注不足，V/Q 升高，所以 $P_{ET}CO_2$ 降低。因为与理想肺泡或动脉 PCO_2 相比，低灌注肺泡几乎不含 CO_2，所以这些肺泡功能和无效腔相同。因此，与在正常人中所看到的模式相比，混合呼气末气体中 CO_2 相对稀释，$P_{ET}CO_2$ 较 $PaCO_2$ 低。

在慢性阻塞性肺疾病（COPD）患者中（图 2–15G），因为通气大多数都是由高 V/Q 的肺单元完成的，所以 $P_{ET}CO_2$ 较 $PaCO_2$ 低。如果气道阻塞非常严重，$P_{ET}CO_2$ 可能会随运动增加。

在肺结节病患者中（图 2–15H），肺循环受到明显损害，肺血管床数量减少。因此，$P_{ET}CO_2$ 较 $PaCO_2$ 明显降低。同时，PaO_2 也可能明显降低，特别是当运动中卵圆孔开放出现右向左分流时。这种现象通常发生于运动开始时，因为静脉回心血量增加导致右心房压力升高。它也被看作是在运动初期 $P_{ET}O_2$ 骤升、$P_{ET}CO_2$ 骤降，同时伴随 VE/VO_2 升高的原因。

在肺间质纤维化（IPF）时（图 2–15I），$P_{ET}CO_2$ 减少，低于 $PaCO_2$。正常情况下，如果肺的结构受损不严重，$PaCO_2$ 可以被调节至接近正常。然而，如果肺的结构受损严重，运动中就会出现高碳酸血症。

（二）用于判断心理及人为因素的运动表现

焦虑反应有时会引起运动性呼吸困难。焦虑表现之一就是强烈的过度通气，并伴急性呼吸性碱中毒。过度通气模式相当独特，其呼吸频率很高、很规则。另外，在递增运动中呼吸急促突然出现，就像“开关”一样，而不像正常情况下所看到的其逐渐出现。事实上，在预备运动时，过度通气可能已出现，心理性呼吸困难也可表现为急促且通常浅快的呼吸。在运动早期，$P_{ET}CO_2$ 很低，而 $P_{ET}O_2$ 很高。如果受试者无法保持高的呼吸通气，异常低的 $P_{ET}CO_2$ 和高的 $P_{ET}O_2$ 数值会在运动结束后逐渐趋于正常。在这种情况下，开始运动时 RER（VCO_2/VO_2）增加，症状限制的最大功率运动结束后 RER 减少。焦虑反应的另一个表现可能是呼吸短促，实际上是呼吸不规则或屏气。观察患者的行为模式和面部表情有助于发现问题。

将运动不努力、虚假运动与疾病区分开很重要。心率储备和呼吸储备均高并且未达到 AT，强烈提示用力不足。然而，在递增功率运动试验中，如果 AT 正常并伴有心率储备和呼吸储备高，而 RER 并不按预期逐渐升高，同样提示未尽力。杂乱的呼吸模式支持运动试验的人为因素。通常，通气、潮气量和呼吸频率以明显的系统化模式增加，在低于 AT 时通气增加主要是潮气量增加所致，过了 AT 之后呼吸频率开始增加。在逐渐呼吸监测运动气体交换时，$P_{ET}O_2$ 和 $P_{ET}CO_2$ 出现不稳定和不连续的变化，可以作为诊断虚假运动的依据。

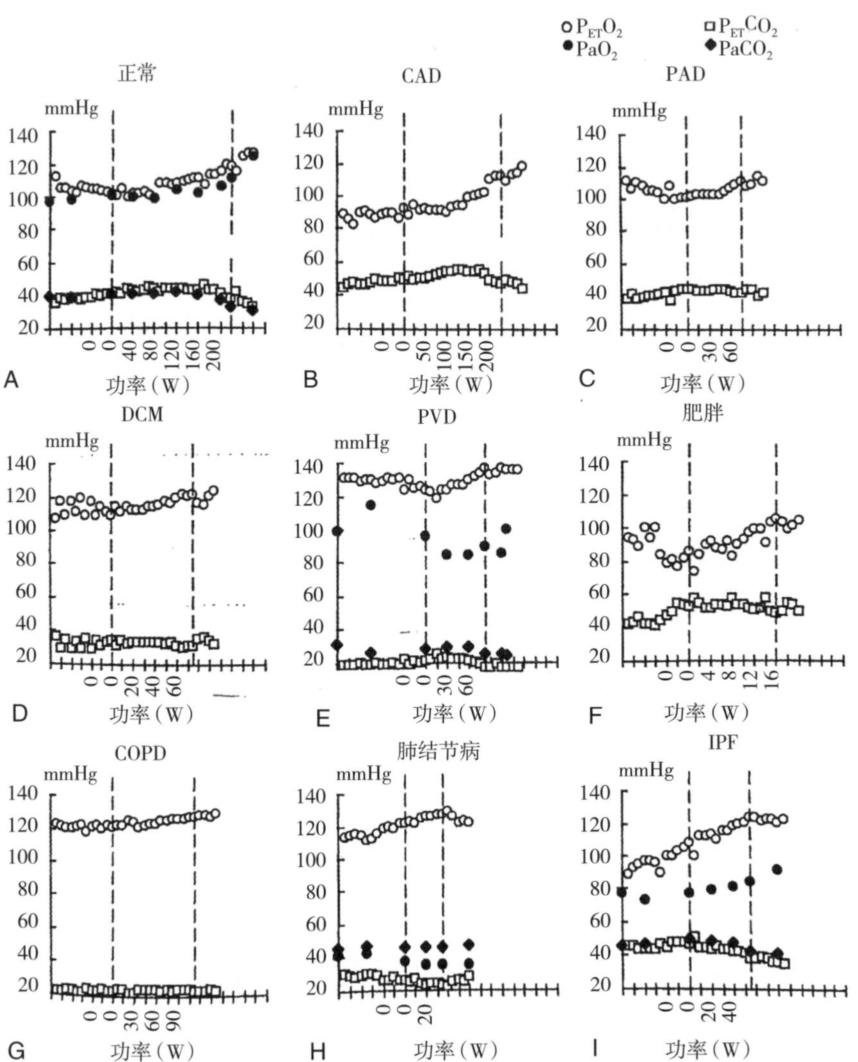

图 2-15　$P_{ET}O_2$ 和 $P_{ET}CO_2$（其中 4 例有相应的动脉血值）与时间和功率的关系图

递增功率阶段起始于左边的垂直虚线，终止于右边的垂直虚线。CAD. 冠心病；PAD. 外周动脉疾病；DCM. 扩张型心肌病；PVD. 外周静脉疾病；COPD. 慢性阻塞性肺疾病；IPF. 特发性肺间质纤维化

（三）通过 $P_ECO_2/P_{ET}CO_2$ 区分引起 V/Q 失衡的通气失衡与灌注失衡

来自气道的潮气末呼气占据最长的时间常数，且肺泡内通气最差，通气失衡患者 $P_{ET}CO_2$ 可能比混合呼出气二氧化碳分压（P_ECO_2）高。相反，通气平衡患者，灌注失衡可能降低潮气末及混合呼出气二氧化碳分压，但是混合呼出气和潮气末二氧化碳分压的关系是正常的。

Hansen 等研究了正常个体、原发性肺血管疾病［原发性肺动脉高压（PAH）］、左心衰竭（LVF）及 COPD 患者在静息无负荷、AT 值及 peakVO_2 时混合呼出气和潮气末二氧化碳分压及它们之间的比值（图 2–16）。

（1）在静息和运动的所有过程中，正常人的 P_ECO_2 和 $P_{ET}CO_2$ 的比值是最高的（证明肺灌注良好），其次是 COPD 和 LVF 患者（证明肺灌注水平居中），PAH 患者 $P_{ET}CO_2$ 降低最显著（证明肺低灌注）。

（2）与其他组患者相比，COPD 患者的 $P_ECO_2/P_{ET}CO_2$ 在所有时间都是最低的，反映了 COPD 患者在呼气过程中慢排空气腔的百分比最大。

（3）除 COPD 之外的所有患者由于过度通气，由 AT 至峰值运动时 $P_{ET}CO_2$ 降低，这提示 COPD 患者普遍不能在发生乳酸酸中毒时出现 $PaCO_2$ 和 H^+ 降低。

（4）只有 PAH 患者在由静息至 AT 运动过程中，$P_{ET}CO_2$ 值趋于降低。这证明了在从静息至 AT 运动过程中肺灌注不能随通气刺激而成比例增加。尽管 PAH 患者混合呼出气和潮气末二氧化碳分压显著降低，但 $P_ECO_2/P_{ET}CO_2$ 是正常的。

（5）在 LVF 患者中，尽管肺灌注不足，但 $P_{ET}CO_2$ 值仍然是增加的，这证明从静息至 AT 运动过程中通气的刺激没有超越肺灌注。

尽管以上第 4 条和第 5 条的机制尚不十分清楚，但是仍然可以帮助我们非侵入性地区分发生右心衰竭的原因是原发性 PAH（肺血管疾病）还是继发于 LVF 的 PAH。另外，它可以区分 V/Q 不匹配是由于通气不均一（气道时间常数不一致），还是由于肺灌注不一致但气道时间常数一致。

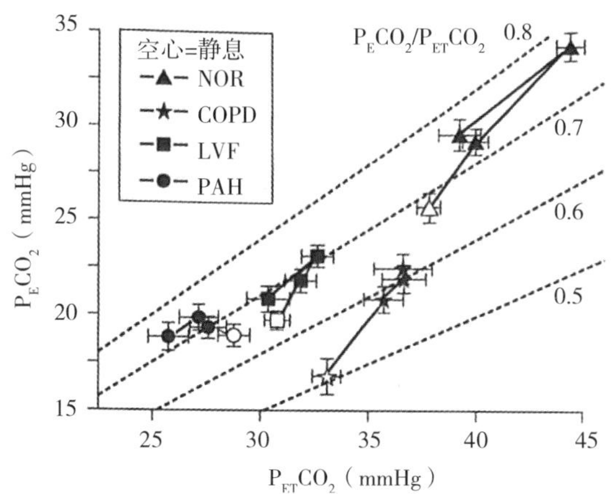

图 2–16 混合呼出气二氧化碳分压和潮气末二氧化碳分压的均数和标准误值

以“mmHg”为单位，研究分 4 组：正常组（NOR）、慢性阻塞性肺疾病组（COPD）、左心衰竭组（LVF）和肺动脉高压组（PAH）。空心符号表示静息值，实心符号表示热身期结束时、AT 时和运动结束时的指标，其逐渐升高。虚线表示 $P_ECO_2/P_{ET}CO_2$ 为 0.5 ～ 0.8

（申晓彧）

第八节　呼吸储备

呼吸储备（breathing reserve，BR）反映的是通气需求和通气能力之间的关系。在 CPET 中以峰值运动时的通气量与通气能力之间的差距来描述呼吸储备。

一、呼吸储备的意义

通气需求受代谢状态、运动中乳酸堆积的程度、运动测试的模式（如上肢运动和下肢运动模式）、无效腔通气情况、体重和神经调节等多重因素影响。罹患呼吸系统疾病的患者，如慢性阻塞性肺疾病、限制性肺疾病和肺血管疾病的患者，由于无效腔通气增加、低氧血症及肺表面受体刺激增加导致通气驱动增加等，在静息状态及给定功率的运动时，均较健康人的通气需求增加。

通气能力理论上来说指的是呼吸系统能达到的最大通气功能，目前一般以最大自主通气量（maximal voluntary ventilation，MVV）来衡量，即受试者在 1 分钟内以最大的呼吸幅度和最快的呼吸频率呼吸所测得的通气量。影响 MMV 的因素包括机械因素（如胸廓的活动度）、呼吸肌能力、气道的收缩和扩张、遗传、年龄和疾病等。因此，MMV 可用来评估肺组织弹性、气道阻力、胸廓弹性和呼吸肌力量，在临床上常作为通气功能障碍、通气功能储备能力考核的指标。无论是阻塞性通气障碍还是限制性通气障碍均可使之降低，临床常见于阻塞性肺气肿、呼吸肌功能障碍、胸廓疾病、胸膜疾病、弥漫性肺间质疾病和大面积肺实变等。

运动时气道扩张，同时高峰期时通气模式和静息状态下测定 MVV 时的通气模式有所不同。根据呼气流速－容积曲线图检测，峰值运动呼吸是在接近残气量的位置进行，呼气末容积较低，呼吸做功比休息状态测定 MVV 时低。另外测定 MVV 时受试者很难维持超过 20 秒的呼吸，但峰值运动时呼吸时间远超于此。因此，采用 MVV 作为衡量运动时的通气最大能力也存在不足。此外，MVV 也不能反映运动中的气道扩张通气增加的情况。因此，很多研究者更倾向采用公式计算的方式评估通气能力。

静息状态测定 MVV 时，需在运动前采用肺量计，嘱受试者尽力以最深最快的呼吸动作完成 15 秒吸气呼气，MVV= 测得的 15 秒通气量 ×4（L）。成人正常参考值：男性约为（104 ± 2.71）L，女性约为（82.5 ± 2.17）L。作为通气功能障碍考核指标时常以实测值占预计值百分比进行判定，占预计值百分比＜ 80% 为异常。

通过公式计算 MMV 的数值时常用的公式为 MMV=40× 第一秒用力呼气量（forced expiratory volume in first second，FEV_1）。利用该公式计算的数值与实测值比较接近，且可避免实测 MMV 时因为受试者配合不佳，无法掌握检测要领所导致的误差。

在采用公式计算 MMV 时需要注意以下受试者不适合该方法：存在吸气阻力增加的疾病（如声带异常、颈部软组织肿物压迫气道）、神经肌肉疾病、极度肥胖、呼吸肌减弱（如心力衰竭）患者。在这些情况下，公式计算的 MMV 要远大于实测的 MVV，因而会高估患者的通气能力。

心肺运动试验中，随着运动强度的增加，受试者的通气量逐渐增加，在运动最高峰时达到峰值，称为运动峰值通气量（VE_{max}）。此值接近受试者的 MVV，但正常情况下仍有一定的距离，其差距即呼吸储备（BR）或通气储备（ventilatory reserve）。BR 可用两种方式来表示。一种为直接的差值，即 BR= MVV- VE_{max}（L/min）。另一种为差值占 MVV 的百分比，以公式表示即 BR=（MVV- VE_{max}）/MVV × 100%。例如，受试者休息状态测得 MVV 为 120L/min，运动中测得 VE_{max} 为 100L/min，则 BR 为 120–100=20L/min，或为（120–100）/120 × 100%=17%。正常人的 BR 变异很大，一般绝对值大于 11L/ min，百分比大于 15%，有的高达 50%。通常情况下 BR 绝对值＜ 11L/ min 或百分比＜ 15% 则认为存在 BR 降低。

二、呼吸储备的临床应用

BR 主要用于运动耐量受限的疾病鉴别。心血管系统疾病和呼吸系统疾病均可表现为运动耐量下降及劳力性呼吸困难。进行心肺运动试验时，如果运动耐量降低伴 BR 降低，则认为运动耐量受限的原因为通气受限，常见于各种呼吸系统疾病尤其是慢性阻塞性肺疾病（chronic obstructive pulmonary disease，COPD）。有研究表明，运动测试中，BR 和氧摄取效率曲线是鉴别 COPD 和慢性心力衰竭的主要指标。但是疾病的严重程度不能以 BR 来衡量。

另外，单纯采用 BR 无法对通气受限的原因进行鉴别（如是气流受限还是过度通气），此时测定工作肺容积（operating lung volume），包括运动中吸气末肺容量（end–inspiratory lung volume，EILV）、呼气末肺容量（end expiratory lung volume，EELV）、补吸气量（inspiratory reserve volume，IRV）、潮气量（tidal volume，VT），并与休息状态测的肺总量比较，以及结合运动的呼气流速 – 容积环等，有助于评估通气受限的严重程度及原因鉴别。

（梁　崎）

第九节　运动振荡通气

运动振荡通气（exercise oscillatory ventilation，EOV）是一种特殊的通气异常现象，特点是 VE 的振幅和频率循环波动，又称周期性呼吸。目前对 EOV 的定义尚无统一标准，运动期间周期性呼吸有 4 种原始定义（表 2–5）。美国心脏协会推荐使用改良的 Kremser 定义，运动状态时≥ 60% 运动时间出现振荡通气模式，每个 VE 振荡的振幅≥静息平均值的 15%。EOV 在心血管危险因素人群、心血管疾病患者、肝移植和贫血患者的运动中均可被检测到，但其在左室射血分数降低的心力衰竭患者中最为常见，具有预后预测价值。

表 2-5　左心室收缩功能障碍的慢性心力衰竭患者运动期间周期性呼吸的原始定义

定义	内容
Kremser 的定义	通气振荡持续时间≥ 60% 的运动时间，每个 VE 振荡的振幅≥休息时平均值的 15%
Leite 的定义	≥ 3 个规律的 VE 振荡（可从干扰数据中清晰辨别出来）。规律性定义为 3 个连续 VE 周期长短的 SD（两个连续谷底之间的时间）在平均值的 20% 以内；VE 振荡的最小平均振幅≥ 5L（峰值减去两个连续谷底之间的平均值）
Ben-DOv 的定义	持续 30 ～ 60 秒的显著振荡。振幅（Δ）VE［Δ=（峰值 - 最低点）/ 振荡时间段内的平均值］≥ 25%，在运动期间≥ 2 个连续周期（从最低点到最低点）
Sun 的定义	≥ 3 个连续的 VE 周期波动：振荡 VE 的振幅≥ 30% 的平均 VE，在 40 ～ 140 秒有一个完整的振荡周期。在≥ 3 个或更多的变量中必须可以看到类似 VE 频率的振荡：氧脉搏、VO_2、VCO_2、VE/VCO_2、RER、$P_{ET}O_2$ 或 $P_{ET}CO_2$

注：VE. 每分通气量；VO_2. 摄氧量；VCO_2. 二氧化碳排出量；RER. 呼吸交换率（即 VCO_2/VO_2）；$P_{ET}O_2$. 呼吸末氧分压；$P_{ET}CO_2$. 潮气末二氧化碳分压

2012 年 EACPR/AHA 指南建议静息和运动时的 VE 数据用平均每 10 秒采集的数据绘图表示。这样的平均间隔既可以去除呼吸造成的信号干扰，也可以避免数据的过度平滑，同时可以避免因延长这一平均间隔时间（如用平均＞ 30 秒的数据绘图）造成的生理现象的缺失。正常通气模式与 EOV 对比见图 2-17。

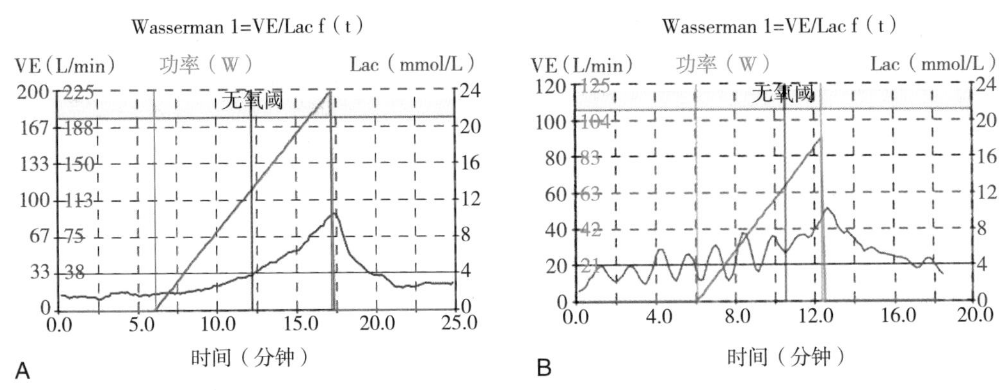

图 2-17　正常通气模式和运动振荡通气示例

A. 正常通气模式；B. 振荡通气；VE. 每分通气量

一、运动振荡通气机制

关于 EOV 的病理生理学机制仍在探索中，包括心排血量减少、循环时间延长、右心室功能障碍、化学感受器敏感性增加、中枢神经系统通气控制受损、肺血流动力学异常及与肺毛细血管到外周和中央化学感受器的动脉 CO_2 水平相关的信息传递延迟、心功能下降。在任何情况下，EOV 的出现都提示为异常的运动通气反应（表 2-6）。

EOV 与较严重的心血管疾病、美国纽约心脏病学会（NYHA）心功能分级Ⅲ～Ⅳ级、运动时血流动力学反应受损及左室射血分数降低的心力衰竭患者的有氧代谢能力降低和通气量增加相关。一项 Meta 分析回顾性筛选了 75 项研究，纳入 17 440 例患者，其中 4638 例（26.6%）在运动期间出现周期性呼吸。由于缺乏运动期间周期性呼吸的统一公认定义，使用 Corra 法的周期性呼吸患病率为 25%，使用 Leite 法的周期性呼吸患病率为 31%。在心力衰竭队列研究中，运动期间周期性呼吸的患病率为 6% ～ 58%。在另一项约 6000 例心力衰竭患者中，运动诱导的周期性呼吸占 17.5%，尤其出现在运动能力受损最严重的患者和女性患者中。

表 2-6　运动中周期性呼吸对左心室收缩功能不全所致慢性心力衰竭的可能机制

项目	内容
循环时间延长	（1）从肺到脑和化学感受器的循环时间延长，导致信息传递延迟 （2）心排血量减少 （3）静息和运动时的血流动力学损害
化学感受器敏感性增加	（1）中枢和外周化学感受器对动脉血氧分压和二氧化碳分压的敏感性增加 （2）交感神经过度活动增加 （3）缺氧和中枢性高碳酸血症的化学敏感性增强
非外周化学受体介导的机制	（1）肺淤血 （2）麦角反射信号

二、运动振荡通气的临床应用

（一）心力衰竭

在射血分数降低的心力衰竭患者中，峰值摄氧量、VE/VCO_2 斜率是研究最多的能独立预测预后价值的变量。近年来发现，在症状性左心功能不全患者中 19% ～ 51% 存在 EOV，荟萃分析显示出现 EOV 的心力衰竭患者发生心血管不良事件的风险升高 4 倍。EOV 及静息、运动时 $P_{ET}CO_2$ 均在收缩性心力衰竭患者中具有很强的预测预后的价值。2012 年和 2016 年 EACPR/AHA 联合发表的特定患者人群心肺运动试验数据评估建议科学声明均将它们纳入进行评估，并用彩色表格提供了射血分数降低的心力衰竭患者的预后和诊断分层图。EOV 对药物、手术及运动训练等干预方式反应良好。因此，当心肺运动试验检测到异常时，可以调整患者的干预措施。

（二）表面健康人群

表面健康是指缺乏医学诊断，而不是指良好的健康状态和高心肺适应性。2012 年和 2016 年 EACPR/AHA 联合发表的特定患者人群心肺运动试验数据评估建议科学声明提出了表面健康人群进行心肺运动试验的评估方法。通过通气效率的观察可以评价此类人群心肺偶联功能，当其出现异常时，提示可能存在亚临床的病理生理情况，需要进一步检查。在 EURO-EX 试验中，观察了 510 例既往无心血管事件的受试者，发现 17% 的受试者出现了

EOV。且此类人群心肺运动试验结果和气体交换模式比其他受试者差。当前心肺运动试验并不是表面健康人群的标准评价方式。因此，强烈建议进行更多的研究以评价心肺运动试验在该类人群中的临床价值。

（拜芳芳）

第十节　心　率

一、心肺运动试验中心率的正常改变和意义

（一）正常心率

正常成年人在安静状态下，心率（heart rate，HR）为60～100次/分，平均约为75次/分。心率可因年龄、性别和生理状态不同而存在较大的变动。新生儿的心率较快；随着年龄增长，心率逐渐减慢，至青春期接近成年人水平。在成年人中，女性的心率稍快于男性。在经常进行体力劳动或体育运动的人中，心率较慢。在同一个体，安静或睡眠时的心率较慢，而运动或情绪激动时心率较快。

在整体情况下，心率受神经和体液因素的调节。交感神经兴奋性增强时心率加快；迷走神经兴奋性增强时心率减慢。循环血液中肾上腺素、去甲肾上腺素和甲状腺激素水平增高时心率加快。此外，心率还受体温的影响，体温每升高1℃，心率每分钟可增加12～18次。

（二）心率变化的病理生理学

在一定的范围内，心率加快使心排血量增多，舒张压升高，有利于冠状动脉血液灌流，对维持动脉血压、保证重要器官血供有积极意义。当组织细胞对血供的需求增加时，正常的心脏可通过增加每搏输出量和加快心率增加心排血量。而心功能不全时，由于损伤的心脏每搏输出量相对固定，难以增加，心率加快成为决定心排血量的主要因素。心率加快是一种易被快速动员起来的代偿反应，通常贯穿心功能不全发生和发展的全过程。心率加快的主要机制：①心排血量减少，对主动脉弓和颈动脉窦压力感受器的刺激减弱，经窦神经传至中枢神经系统的抑制性冲动减少，引起心率加快；②心脏泵血减少使心腔内剩余血量增加，心室舒张末期容积和压力升高，可刺激右心房和大静脉的容量感受器，经迷走神经传入纤维传至中枢神经系统，使迷走神经抑制，交感神经兴奋；③如果合并缺氧，可以刺激主动脉体和颈动脉窦化学感受器，反射性引起心率加快。

但是，心率加快的代偿作用也有一定的局限性，其原因如下：①心率加快增加心肌摄氧量；②心率过快（成人＞180次/分）时，心脏舒张期明显缩短，冠状动脉灌流量减少，心肌缺血、缺氧加重，心室充盈时间缩短，充盈量减少，心排血量反而降低。

（三）运动负荷试验中的心率变化

递增负荷运动的正常心率反应是随着负荷增加心率以每代谢当量（metabolic equivalent，MET）约10次/分的速率增加，当负荷递增心率也不再增加时即达到最大心率

（HR_{max}）。实测的最大心率受年龄、测试的运动类型、药物及疾病等影响。①年龄：所有研究均表明运动所能达到的最大心率随年龄增长而逐渐下降，但是男性与女性在各种运动类型如踏车运动、阶梯试验、平板运动、步行及跑步之间的变化差异并不一致。②药物：服用 β 受体阻滞剂患者的最大心率会降低。针对未服用 β 受体阻滞剂的人群已经公布了一些公式来推算最大心率。但是所有的推算都有很大的个体差异，标准偏差为 10 次或更多。③疾病：对于未服用 β 受体阻滞剂的缺血性心脏病（ischemic heart disease，IHD）患者来说，在尽最大努力的情况下，最大心率未能达到年龄预测的 85% 是心脏变时性功能不全的一个指标，并且与发病率和死亡率增加的风险具有独立相关性，一个异常的变时性反应提供了独立于心肌灌注的预后信息。心肌灌注和变时性反应都异常时比单一异常预后更差；某些心肌炎患者的心率对运动的反应可呈不适当的下降；心脏传导阻滞的患者，其窦房结不能适当反应使心率加速，也使心率对运动的反应下降；心肌病通常伴随变时性心功能不全，故最大心率可降低；瓣膜病患者运动时心率增加比 VO_2 升高更快，呈低氧耗 – 高心率改变，在相对低功率时即达到最大心率。

最大心率已经成为临床应用和运动生理学的核心参数。为了更加准确地了解患者情况及制订运动处方强度，使用直接测试法要比推算法更好，最大心率预计值有相当的变异性，但当条件受限时也可用推算法，最大心率预计值最常用的推算公式如下。

最大心率预计值 = 220– 年龄（岁）（次 / 分，bpm）

该公式源自 Fox 团队，发表于 20 世纪 70 年代。该公式是一个简单、便捷的方程，但它不精确，其最大心率（HR_{max}）的标准偏差为 11 次 / 分。Fox 和他的同事承认，该公式并不能充分地捕捉心脏 HR_{max} 随年龄变化的细微变化。然而，目前仍然没有一个公式能够达到可靠的临床评估所需的精度，因此该公式仍是目前预测 HR_{max} 最常用的方法，常与 Karvonen 提出的心率储备一起使用。其他改良推算最大心率公式见表 2–7。

表 2–7 改良推算最大心率（HR_{max}）的公式

作者	公式	适用人群
Fox 等	HR_{max}=220– 年龄	少部分男性和女性
Astrand 等	HR_{max}=216.6–0.84 × 年龄	4 ～ 34 岁男性和女性
Tanaka 等	HR_{max}=208–0.7 × 年龄	健康的男性和女性
Gelish 等	HR_{max}=207–0.7 × 年龄	所有年龄段和体适能水平的成年人
Gulati 等	HR_{max}=206–0.88 × 年龄	运动负荷试验中无症状的中年女性

二、心率储备的定义和意义

（一）心率储备的定义

心率储备（heart rate reserve，HRR）反映负荷运动试验终期心率进一步增加的潜能，是指根据年龄计算的最大心率预计值与最大心率实测值之差。即心率储备 = 最大心率预计值 – 最大心率实测值。

（二）心率储备的意义

心率储备主要用于运动受限的鉴别诊断。正常情况下，心率储备相对较小，小于 15 次 / 分。心率储备正常也见于无症状性心肌缺血、较轻的心脏瓣膜疾病和肺循环病变的患者。反之，一些疾病患者，由于症状限制，运动试验提前终止而心率远未达到最大预计值时，心率储备增加，通常多见于间歇性跛行限制运动、心绞痛限制运动、病态窦房结综合征、服用 β 受体阻滞剂、严重肺部疾病、单侧或双侧肺移植术后、骨骼肌无力或萎缩等。有些受试者用力不足，其心血管系统未承受最大负荷而终止运动，除心率储备高之外，呼吸储备亦高。需要注意的是，甲状腺功能亢进症患者的最大心率常超过最大心率预计值，且 HR–VO_2 曲线左移。

在心力衰竭患者中，心肌收缩力减弱，每搏输出量减少，射血后心室内的剩余血量增多，心室舒张末期容积增大，表明收缩期储备和舒张期储备均下降。在这种情况下，常出现心率代偿性加快，以保证心排血量不致过低，也就是说，患者在安静状态下已动用心率储备，所以心力衰竭患者的心率储备也显著降低。

心率储备主要用于运动受限的鉴别诊断，见表 2–8。

表 2–8　心率储备对运动受限的鉴别

心率储备	常见疾病
正常（小于 15 次 / 分）	无症状性心肌缺血 较轻的心脏瓣膜疾病 肺循环病变
增高（大于 15 次 / 分）	间歇性跛行限制运动 心绞痛限制运动 病态窦房结综合征 服用 β 受体阻滞剂 严重肺部疾病 单侧或双侧肺移植术后 骨骼肌无力或萎缩 受试者用力不足
负值	甲状腺功能亢进症、心力衰竭

三、心率应答的定义和意义

Eschenbacher 提出心率应答（heart rate response，HRr）用于评定心脏泵血功能。正常情况下心率与 VO_2 呈线性关系，如果心脏泵血功能受损，HRr 在任一 VO_2 情况下均不成比例增加。

其计算公式为 HRr=（HR_{max}–HR_{rest}）/（VO_{2max}–$VO_{2\ rest}$）。

HRr 为 25 ～ 35，受过锻炼者。

HRr 为 35 ～ 45，办公室工作者或未经锻炼者。

HRr ＞ 50，心脏病或心脏泵血功能受损者或体弱者。

此外，由于通气受限未达到 VO_{2max} 者，其 HRr 正常；如同时存在心与肺血管或周围血管病变而通气受限，HRr 增加。

目前研究结果认为在运动后急性心率应答为自主神经系统起主要调节作用，运动心率应答与心血管疾病全因死亡率相关。

四、心率恢复的定义和意义

（一）心率恢复的定义

依据弗雷明汉（Framingham）心脏研究中心对心率恢复（heart rate recovery）的定义，运动负荷试验结束后患者休息，应分别记录运动停止后 1 分钟、2 分钟、3 分钟、4 分钟、5 分钟、6 分钟、7 分钟时心率，并与运动中峰值心率的差值比较——ΔHRT（T 表示运动后停止时间），即为运动后各时段心率恢复值（ΔHR1、ΔHR2、ΔHR3、ΔHR4、ΔHR5、ΔHR6、ΔHR7）。目前心率恢复异常的截点尚存在争议，国内外多采用运动后 ΔHR1 ≤ 12 次 / 分或者 ΔHR2 ≤ 22 次 / 分为心率恢复异常的判定标准。

（二）心率恢复在心血管疾病中的重要意义

心率恢复异常与心源性猝死、心血管疾病病死率及心力衰竭相关，是预测心血管疾病死亡的独立危险因素，其机制可能是心肌长期缺血缺氧对室壁机械、化学感受器的刺激作用通过心血管反射活动使心脏自主神经调节作用减弱。此外，运动负荷试验中心率恢复对于判断是否有冠心病及预测冠心病相关不良事件起着不容忽视的重要作用，它不仅能辅助诊断冠心病，还能有效预测冠心病患者不良终点事件的发生，为冠心病患者的诊断与预测预后提供有效依据。

心率恢复也是评定心脏自主神经功能的常用指标。心脏自主神经系统在心血管系统的调节中起着重要作用，主要作用于窦房结，影响窦房结自律性。在舒张期缓慢除极过程中，迷走神经兴奋会使窦房结起搏细胞超极化且自动除极的速率减慢，从而导致窦性心率减慢；交感神经兴奋时，其节后神经释放的去甲肾上腺素作用于各种离子通道，引起起搏细胞的舒张期除极速率增快，导致窦性心率加快。在运动负荷试验过程中，机体组织尤其是心肌组织的需氧量进行性增加，为满足不断增加的需氧量，心脏交感神经兴奋而迷走神经受抑制，导致心率增快；运动停止后迷走神经兴奋而交感神经受抑制，导致心率减慢。心率恢复被认为是心脏迷走神经再激活的表现。心脏迷走神经兴奋性降低可导致心率恢复异常及运动即刻心率减慢。我们知道心力衰竭患者的自主神经系统是失调的，心率恢复的变化可反映这种失调，心率恢复有助于对心力衰竭患者进行危险分层，是心力衰竭患者发病率的有用指标。

（三）心率恢复在其他疾病中的重要意义

心率恢复异常是变时性功能不全的表现，影响因素有很多，包括年龄、自主神经功能受损、2型糖尿病、慢性IgA肾病、原发性肾病综合征、代谢综合征、吸烟、低运动量等。吸烟还会诱发自主神经功能障碍。大量吸烟会影响心率变异性，使心率增快及抑制心率恢复。

肾功能和心率恢复之间的相关性与肾功能不全患者的自主神经功能障碍有关。目前已知几种机制假说，包括自主神经活动的反射控制受损、肾素－血管紧张素－醛固酮系统的激活、肾传入神经的激活、心脏和脉管系统的结构重塑、一氧化氮生物利用度降低和精神压力增加。

运动试验中心率恢复可作为糖尿病患者心血管事件发生及全因死亡率的预测因子。空腹血糖、糖化血红蛋白、低密度脂蛋白、静息心率和最大心率与心率恢复显著相关。2型糖尿病与ΔHR1呈负相关，表明糖尿病患者运动后副交感神经恢复能力下降。心脏自主神经病变是糖尿病的常见并发症。

在心脏病中，自主神经功能状态是决定预后的重要因素。明确交感神经和副交感神经功能被激活的程度对疾病治疗是有帮助的。由于心率对运动的反应是由自主神经系统控制的，因此，心率及心率相关一系列参数的变化有助于早期发现猝死高危人群、进行心血管疾病鉴别诊断及判断预后。

心肺运动试验不仅能明确心脏病患者在运动过程中血流动力学的改变，还能发现全身的异常，是诊断病理生理紊乱和决定治疗方案的必要检查。然而，目前心肺运动试验仅用于评估心功能严重受损患者的峰值摄氧量，以确定患者是否适合心脏移植，或确定运动训练的AT。显然，心肺运动试验没有得到充分应用。其中，运动和恢复期间的心率及心率相关一系列参数是猝死的强有力预测因子，也是心肺运动试验很重要的一部分，其重要的临床意义值得被更多的临床医师重视。

（董少红　刘惊今）

第十一节　动脉血压

一、心肺运动试验中的血压反应

（一）运动中血压正常反应的判定

在心肺运动试验中，正常的血流动力学反应是收缩压升高、心率加快。收缩压一般随运动量增加而升高，VO_2 每增加3.5ml/（kg·min），血压升高（10±2）mmHg，并可能在运动高峰时趋于平稳。一般认为，正常最大收缩压上限男性为210mmHg，女性为190mmHg。正常人一般平均动脉血压在极量运动试验时升高约20mmHg。舒张压不变或略有降低（下降不超过10mmHg）。正常最大舒张压上限为110mmHg。运动负荷递增时，一般认为摄氧量每增加3.5ml/（kg·min），血压升高20mmHg以上为运动高血压。值得一提的是，随着年龄增长，运动过程中最大收缩压的上限也随之升高，所以正常收缩压上限可能并不适用于大于40岁的健康人。国外有些文献报道的运动试验，收缩压高限定为250mmHg。

有一小部分正常人，特别是焦虑、交感神经兴奋性过高者，在运动试验的前 3 分钟内，常有短暂的收缩压降低，多同时伴有心率减慢，而在随后的运动中收缩压开始升高，呈现正常的血压反应，另外，部分健康人在高运动负荷或接近极量心率时，亦可出现短暂性血压下降，偶尔降低可大于 10mmHg。如不伴有其他心肌缺血的表现，则为正常的血压反应。

（二）运动中的血压异常反应及提示意义

1. 运动性低血压　运动期间收缩压降低可能提示心排血量不足或外周血管阻力降低。运动性低血压又称劳力性低血压，即在递增运动负荷试验中，随运动负荷增加，收缩压较静息时或上一级运动负荷量时降低 10mmHg 及以上。Weiner 首次报道 47 例患者运动时 2 次测量间收缩压下降 10mmHg，55% 有冠状动脉主干或三支血管病变。许多学者认为，运动中出现低血压预示着冠状动脉有严重病变或左主干病变。可能的机制：正常生理情况下，随运动负荷增加，交感神经兴奋，血压和心率随之上升，而冠心病患者，运动时代谢需求增加，交感神经兴奋，心率增快，冠状动脉储备功能较低，心肌血氧供需矛盾突出，心肌供血供氧不足，心脏收缩功能降低，心排血量减少，使得血压（特别是收缩压）不能随运动负荷增加而相应升高甚至降低，呈运动性低血压。国外有学者对运动中早期出现低血压和晚期才出现低血压进行了比较，研究分析发现，运动早期低血压对冠心病更有筛选价值，运动早期即运动负荷较低时就出现血压降低的患者中大多有较严重的冠状动脉病变，而运动晚期血压降低的患者中 50% 没有冠状动脉病变，运动晚期出现血压降低可归因于瓣膜病变、直立性低血压、心肌病及药物影响。目前认为，运动试验须进行血压监测，运动性低血压是心功能与运动耐力及运动安全性的重要监测评价指标之一。运动性低血压发生率低，影响因素较多，作为单独的评价指标，灵敏度及特异度均较低，只能作为一个辅助诊断评价指标。但运动性低血压被认为是预后不良的标志，因为它与疾病严重程度有关。最近的一项荟萃分析证实，在接受临床指示的压力测试患者中，运动性低血压与心血管事件和全因死亡率独立相关。

2. 运动性高血压（exercise hypertension，EH）　系指运动期间和（或）运动结束后恢复期血压异常升高的征象，又称运动性高血压反应或运动性过度血压反应。种族、年龄、职业、生活习惯、基础（静息）血压、气温及进行运动试验时间（上午或下午）等诸多因素都与运动血压相关，所以到目前为止运动性高血压还没有统一的诊断标准。一般认为，收缩压 ≥210mmHg（男性）［≥190mmHg（女性）］和舒张压 ≥ 110mmHg（男性、女性）代表异常高的运动血压反应。在心肺运动试验运动负荷递增时，一般认为摄氧量每增加 3.5ml/（kg·min），血压升高 20mmHg 以上为运动性高血压。

（1）运动性高血压发生的机制

1）交感神经系统过度亢进：不适当的超负荷运动时，由于肌肉内的机械受体和化学受体增加的反馈作用，可发生交感神经过度亢进和末梢释放去甲肾上腺素等神经递质明显增多，引发心排血量显著增多和动脉壁阻力增高，导致运动性血压异常升高。

2）肾素 – 血管紧张素 – 醛固酮系统（RAAS）过度激活：不适当的超负荷运动可使 RAAS 过度激活，血管紧张素Ⅱ和醛固酮等效应物质明显增多，引发动脉平滑肌收缩加强（阻力增高）和钠潴留（血容量增加），导致运动性血压异常升高。

3）动脉结构和功能异常：运动性高血压患者常伴有以下情况。①动脉壁增厚和僵硬度增加，使动脉壁阻力增高和舒张功能降低，在老年患者中较为常见；②血管内皮受损，使生成、激活和释放的舒张因子（一氧化氮、前列环素等）减少和收缩因子（内皮素等）增多，导致动脉的内皮依赖性舒张功能减弱，在年轻和高血压患者中较为常见。

4）遗传等因素：大量文献研究提示运动性高血压与遗传、糖代谢异常、胰岛素抵抗、高脂血症、肥胖、炎症反应等相关。

（2）运动性高血压与心血管事件及死亡率：运动性高血压是心血管事件发生和心血管事件死亡率增加的高危因素。Schultz 等荟萃分析了近年 12 项临床研究，共计 46 314 例无心脑血管病、心脏瓣膜疾病和心力衰竭患者进行了运动试验。在平均随访（15.2 ± 4.0）年中，中等运动负荷时呈现运动性高血压组较无运动性高血压组的心血管事件（致命性或非致命性急性心肌梗死）和死亡的风险增高 36%，多变量校正后的风险比为 1.36（95% CI：1.02 ～ 1.83；*P*=0.039），且运动后收缩压每升高 10mmHg，发生心血管事件和死亡的风险增加 4%，多变量校正后的风险比为 1.04（95% CI：1.01 ～ 1.07；*P*=0.02）。

（3）运动性高血压与脑血管事件：运动性高血压可使脑血管事件的发生率增高。Hietanen 等报道，3808 例无心血管病和脑血管病事件的患者［（50 ～ 57）± 10 岁］进行了中等负荷踏车运动试验。在随访 16 年中：①脑血管事件组的男性、女性运动性收缩压均明显高于无脑血管事件组，男性为（212 ± 30）mmHg 比（201 ± 27）mmHg，*P*=0.000 1，女性为（193 ± 23）mmHg 比（181 ± 25）mmHg，*P*=0.001；②单纯收缩压升高性运动性高血压组较运动性血压和踝血压均正常组发生脑血管事件的风险增高 2.37 倍。

（4）运动性高血压与高血压：运动性高血压是新发高血压的强预测指标，亦是诊断隐匿性高血压的有效辅助检查指标。无高血压史的运动性高血压患者在随访 5 年期间，15% ～ 35% 可发生新的高血压，发生新高血压的风险是无运动性高血压者的 1.7 ～ 3.0 倍。Schultz 等报道，75 例［年龄（54 ± 9）岁］诊室血压＜ 140/90mmHg 和未服药者，在低负荷踏车运动试验（目标心率为按年龄预测最高心率的 60% ～ 70%）时出现了运动性高血压，经动态血压检测，其中 56% 呈现 24 小时平均血压≥ 130/80mmHg 而诊断为隐匿性高血压。经分析，在低负荷运动试验时，收缩压≥ 175mmHg 诊断隐匿性高血压的灵敏度为 74%，特异度为 67%，*P* ＜ 0.001。

二、心肺运动试验终止指征——血压值的探讨

对于心肺运动试验过程中，血压达到何值需要终止试验，由于各专业领域专家的理解和立场存在差异，因此仍无统一标准。《ACSM 运动测试与运动处方指南》（第 8 版）将收缩压（SBP）≥ 220mmHg 和（或）舒张压（DBP）≥ 110mmHg 作为终止运动的标准，第 9 版则将 SBP ≥ 250mmHg 和（或）DBP ≥ 115mmHg 作为终止运动的标准。运动医学、康复医学、呼吸病学等指南的终止运动的血压值也各不相同，收缩压分别设为 210mmHg、220mmHg、240mmHg。我国孙兴国教授认为，心肺运动试验应为最大极限症状限制运动，

不能以特定的血压值作为终止试验的标准。

（戴若竹）

第十二节　心率血压乘积

为了确定心脏耗氧需求及明确心脏运动时负荷量，心血管内科医师和运动生理学家常使用心率血压乘积（rate–pressure product，RPP）作为评价指标。心率血压乘积是心脏负荷试验的一个检测指标，是收缩压（SBP）和心率（HR）的乘积，又称心血管乘积或双重乘积。临床上常用计算公式：RPP =SBP × HR。

一、心率血压乘积指标意义

为了确定运动中心脏的能量需求和压力大小，心脏病专家或运动生理学家在以往的平板运动试验中就使用 RPP 进行评估。这是对心肌摄氧量（MVO_2）的观察，它代表了心脏搏动时的内部心肌负荷，而外部心肌做功则反映了运动的不同阶段。更重要的是，根据个人身体或健康状况的不同，RPP 得分可能会有所不同。Fornitano 和 de Godoy 建议 RPP 高于 30 000mmHg bpm 是预测运动试验阳性患者无梗阻性冠状动脉病变的良好指标。

二、心率血压乘积指标的临床应用

（一）心率血压乘积在冠心病中的应用

运动试验是临床诊断冠心病的常规无创检查手段，但仍存在一定比例的假阳性及假阴性，为此许多学者通过研究对传统的判断标准进行补充，以提高诊断的准确性。早期的文献就已经开始研究 RPP 在冠心病中的临床应用。诸多研究证明过去单独使用心率作为缺血阈值不能准确反映运动中的心肌氧耗量，以 RPP 为标准更为准确。刘蕴生教授以往的研究表明冠状动脉血流量或心肌氧耗量与 RPP 存在高度相关性，心肌氧耗量主要取决于心脏的搏血功和张力功，射血间期与心率密切相关，室壁张力与室内压成正比，后者等于收缩压，故 RPP 可以看作是心脏做功的指标。该指标与运动试验合用也明显提高了运动试验的诊断价值。

运动试验中血压及心率的变化在冠心病诊断中的价值研究加入了收缩压恢复比（SBPR，运动后收缩压与运动峰值收缩压的比值）、RPP 差值（运动中峰值 RPP 与运动前 RPP 之差）指标以提高运动试验的准确性。心绞痛患者心肌血流量（MBF）是可测量的预测因子，对客观评估缺血性心脏病患者的功能改善是必要的指标，在相关研究中发现 RPP 与心肌摄氧量（MVO）的相关性优于 MBF。也有研究者探讨稳定型冠心病和 2 型糖尿病患者运动后 RPP 恢复的预后意义，相关文献对 697 例经冠状动脉造影证实的冠心病和 2 型糖尿病患者进行症状限制性踏车运动试验，分析运动负荷、心率、血压和 RPP 对高峰运动和恢复的反应。该研究最终结果表明运动后 RPP 的恢复是冠心病和糖尿病患者心源性死亡的有效预测因子。

它既提供运动能力和峰值 RPP，又提供了重要的预后信息，也有利于对缺血性心脏病和糖尿病患者进行风险分层。在冠状动脉慢血流现象（又称“Y 综合征”）中 RPP 也具有一定的临床意义。相关研究发现冠状动脉血流减慢者运动峰值 RPP 普遍低于正常冠状动脉者，患者运动后内皮一氧化氮合酶显著降低，RPP 与血浆内皮一氧化氮合酶具有密不可分的关系，因此 RPP 也可用来估算冠状动脉血流是否缓慢，但前提是不存在冠状动脉解剖狭窄。

而在一些运动试验阳性却无明显阻塞性冠状动脉疾病的患者中，RPP 也可作为强预测因子，相关研究对 246 例怀疑为阻塞性疾病而在冠状动脉造影前 30 天进行平板运动试验（ETT）的患者进行回顾性分析。对 165 例运动试验阳性患者进行分析，认为在 J 点后 0.08 秒，ST 段水平或下降至少 1mm 的压低存在为阳性。研究结果表明根据本调查收集的数据，RPP 高于 30 000mmHg bpm 是预测运动试验阳性患者不存在显著阻塞性冠状动脉疾病的有用指标，也是做出临床决策的有用工具。

（二）心率血压乘积在高血压中的应用

高血压患者的自主神经平衡失调，常表现为交感神经活性增加和副交感神经活性降低。有研究指出，交感神经过度激活直接参与和促进高血压及靶器官损害的发生和发展，心率增快程度与高血压的靶器官损害程度成正比。交感神经的过度激活可以使心率增快，心肌收缩力增强，从而使 RPP 明显增高。以往的研究表明，高血压患者的静息 RPP 明显高于正常对照组，且高血压合并左心室肥厚组的静息 RPP 显著高于非肥厚组，说明 RPP 的改变即心肌氧耗量增加可能与高血压合并左心室肥厚有关。所以在治疗高血压时，不仅要控制血压，还要降低交感神经过度激活导致的心率增快，进而降低 RPP，以减少对靶器官的损害。

黄小芳等研究显示正常对照组夜间的平均 RPP 明显下降，高血压组该参数下降幅度减少，失去正常昼夜节律，而高血压伴左心室肥厚组的昼夜节律减弱更为显著甚至出现倒置，提示随着高血压进展，需要提高心肌摄氧量才能满足机体的需求。心脏长时间处于高血压、高心率的状态，即 RPP 升高，增加了左心室的后负荷，从而导致左心室肥厚。因此，对于高血压患者，其夜间 RPP 下降幅度减少甚至倒置，可以预测其心脏受损。在进行降压治疗时，要注意夜间血压的控制，以恢复正常的血压节律，减少对高血压靶器官的损害。

赵红建等研究显示，高血压组血压未达标患者的 24 小时平均 RPP 明显高于血压达标者，提示血压未达标时心脏负荷增高，需要合理使用降压药物使血压达标，所以 RPP 可以作为高血压疗效评价的辅助指标，这对心脑疾病的发生及发展具有预测意义。

（三）心率血压乘积在心力衰竭中的应用

心力衰竭时交感神经兴奋性增强，大量儿茶酚胺释放入血，通过代偿机制维持心功能，一方面增强心肌收缩力，提高心率，从而提高心排血量，另一方面收缩小动脉和小静脉，增强外周阻力，使收缩压和舒张压升高，心脏后负荷增加及心率加快，均使心肌摄氧量增加，进一步加重心力衰竭。临床医师应高度重视心力衰竭患者心率和血压的动态变化，心率增快和心力衰竭患者的病情加重与预后密切相关。心力衰竭时心脏负荷增加，心肌摄氧量是心脏负荷最重要的指标之一，RPP 由收缩压乘以心率而得，与心肌摄氧量强相关，临床上简便易得，能间接反映心脏工作负荷及心肌摄氧量，可能作为反映心肌摄氧量的指标以协助评估患者的心力衰竭程度。

在心力衰竭合并心房颤动的患者中发现，随着心力衰竭加重，24 小时平均 RPP 值在逐渐升高；通过对比患者日间 RPP 值和夜间 RPP 值，发现在 NYHA 心功能分级Ⅱ级与Ⅲ级患者中，RPP 值存在昼夜规律性，即日间 RPP 值大于夜间 RPP 值，而在 NYHA 心功能分级Ⅳ级患者中，RPP 值失去了昼夜规律；经抗心力衰竭治疗后，NYHA 心功能分级Ⅳ级患者的交感神经系统激活得到抑制，RPP 的昼夜规律重新出现。这些发现提示动态 RPP 值与患者心力衰竭程度相关，可将其作为反映心力衰竭严重程度的指标，并且应当关注 RPP 的昼夜变化规律。有观点认为静息状态下，RPP 在 7000 ～ 10 000mmHg bpm 是较安全的。Ibrahim El–Dosouky 和 Hala GOuda Abomandour 发现（定义 RPP=SBP × HR/1000）：RPP 与射血分数呈显著正相关，与 NYHA 心功能分级呈负相关，RRP 低（RPP ＜ 7mmHg bpm）的患者呼吸困难受限和射血分数低的发生率明显较高，RPP 高（RPP ＞ 10mmHg bpm）的患者左心室肥厚发生率明显较高，提示射血分数随 RPP 降低而持续降低，RPP 作为一种容易获得且易于测量的临床预测因子，RPP ≤ 7.75mmHg bpm 对预测左心室收缩功能严重受损（射血分数＜ 30%）具有 79.2% 的敏感度和 70% 的特异度。

总之，以往大量的研究提示 RPP 是评估心肌摄氧量的确切指标。随着近年来心脏康复领域蓬勃发展，RPP 的使用让心脏康复医疗专业人员为可能显示出心脏风险的患者选择适合的运动强度或训练方法提供了支持。因此 RPP 在临床中具有广泛的应用价值，对临床决策具有重要的指导意义。

（李　阳）

第十三节　摄氧效率斜率

摄氧效率斜率（oxygen uptake efficiency slope，OUES）是一个反映分级递增负荷运动试验中摄氧量（VO_2）和每分通气量（VE）之间关系的次极量运动指标。最大摄氧量（VO_{2max}）是最可靠的运动能力指标，但在运动试验中却很少能达到。OUES 最初是 Baba 等在一项儿童心脏病患者的研究中提出的，它与运动时的摄氧量和总通气量有关，研究者认为这个心肺储备次最大值指数可能比 VO_{2max} 和 peakVO_2 更实用。

一、摄氧效率斜率的预测公式

将心肺运动试验中实际测量 VO_2 与 VE 带入下面回归方程可得出 OUES 的值。

$$VO_2=a \times \lg VE+b$$

其中，a 代表 OUES，b 为常数。

很多患者由于种种原因在心肺运动试验中无法达到运动极限，为了寻找低强度运动水平下仍然能够评估心肺功能的指标，有些学者对心肺运动达到极量的患者在不同运动强度下 OUES 进行了测定和比较，结果发现达到极量运动强度的 75%、90% 时测定的 OUES 与达到极量强度时测定的 OUES 比较，变化并不显著，所以，亚极量运动水平的 OUES 同样能够反映患者的最大心肺功能。OUES 是一种客观的、可重复的心肺储备测量指标，不需要达到最大运动强度，即可将心血管、肌肉骨骼和呼吸功能整合为一个单一指标。当然，OUES 主要受肺无效腔通气和运动诱发的乳酸酸中毒的影响。

同时有研究表明，利用 OUES 评价心肺功能时，运动的强度最好达到 AT，在达到 AT 的情况下对 OUES 进行评定更准确，如果患者心肺运动试验中的 VO_2 存在平台，可能会对 OUES 的测定有一定影响。所以当运动强度不超过 AT 或存在 VO_2 平台时，应谨慎应用 OUES 评估患者的心肺功能。

二、影响摄氧效率斜率的生理因素

OUES 的值与心肺功能成正比，OUES 值越大，心肺功能也就越强， 其计算公式中包含 VO_2 和 VE，因此 OUES 反映 VO_2 和 VE 的变化关系，VO_2 是指血液通过肺泡摄取的氧量，正常情况下，氧的供需是平衡的，单位时间内人体的 VO_2 等于同一时间内的 VO_2。因为肺功能的潜力较大，健康人在正常情况下达到极量运动时还有约 30% 的通气储备，所以在正常人和心血管疾病患者中，日常活动或心肺运动试验期间主要限制活动能力的原因首先是循环系统，而不是呼吸系统，运动的限制大多是由于心排血量受限。运动过程中 VO_2 是对 VE 的反应，因此整个运动期间 VO_2 和 lgVE 呈近线性关系，OUES 可能因通气量的变化而改变，但主要反映的是心功能。VE 是指每分钟进入或从肺中排出的气体量，为潮气量和呼吸频率的乘积，随着运动量增加，VE 呈不同程度的增加。由于生理无效腔（包括肺泡无效腔和解剖无效腔）的存在，潮气量中有一部分气体属于无效通气，不参与气体交换。人体每分肺泡通气量与血流量呈固定比例。当这个比值减小时，意味着通气不足，血流相对过剩；当比值增大时，意味着通气过剩，血流相对不足，肺泡无效腔增大。这两种情况都会造成血液缺氧，因此，在通气量相同的情况下肺血流的灌注可以影响 VO_2，OUES 值也会随之发生改变，即 OUES 也与肺部血流灌注有关。

除此之外，血中 CO_2 的水平也可以影响 OUES。CO_2 是调节呼吸的重要因素，当 $PaCO_2$ 升高时，可刺激中枢和外周化学感受器而使呼吸加深加快，肺通气量增加，当 $PaCO_2$ 升高到一定水平后，肺通气量不能继续增加，导致 CO_2 水平继续升高，抑制呼吸中枢。因此，$PaCO_2$ 的高低可影响通气量的大小，进而影响 OUES。$PaCO_2$ 还会影响动脉血中血红蛋白与氧气的亲和力，使动脉血中氧分压发生变化，影响氧的摄入，所以 OUES 与肺通气密切相关。

三、摄氧效率斜率的临床应用

OUES 的临床应用也很广泛，不仅可应用于健康成年人心肺功能的评定，还可以用于很多疾病心肺功能的评估。目前 OUES 较多应用于心力衰竭患者的评估。心力衰竭患者的 OUES 值远低于无心力衰竭者，这是由于心力衰竭患者心功能受损，心排血量下降，回心血量减少，外周循环淤血及肺水肿，使氧的摄取和利用下降，使得 OUES 值降低。OUES

可能有助于终末期心力衰竭患者预后的评估，尤其有助于无法进行最大运动测试的心力衰竭患者预后的评估，另外由于慢性心力衰竭患者在进行心肺运动试验时可能会发生过度通气，OUES 值降低，OUES 联合呼吸储备可以鉴别心力衰竭与 COPD 引起的呼吸困难。

OUES 还可用于评估经康复训练的冠心病患者的预后。运动训练 6 个月后 OUES 会有显著改善，训练后的峰值摄氧量、OUES 的变化与其他预后运动参数的变化相比，OUES 对运动训练更敏感。康复训练后的 OUES 降低是全因死亡率和心血管死亡率的预测因子，一项纳入了 960 例冠心病患者的研究发现，随访（7.37 ± 3.20）年后，108 例患者死亡，其中心源性死亡 47 例。研究发现康复训练后的 OUES 降低与全因死亡相关（HR：0.50；$P < 0.001$），OUES 与心源性死亡也明显相关（HR：0.40；$P < 0.001$）。训练后 OUES 增加与心血管事件死亡率降低相关，表明经过心脏康复训练后的 OUES 与基线 OUES 相比能更好地预测心血管事件，有更强的判断预后的价值。OUES 可以作为评估运动后心力衰竭患者运动能力提高且独立于运动强度的新指标，因此，OUES 也可作为老年人心脏康复过程中心肺功能改善的参数。

OUES 也可用于评估肺动脉高压患者的运动耐力，肺动脉高压患者的 OUES 均小于健康人，并且随着病情严重程度增加而降低。肺动脉高压患者肺血管平滑肌细胞及内皮细胞增生肥大导致肺血管壁肥厚、肺血管腔狭窄，使肺泡毛细血管血液灌注下降，肺泡间血流量减少，肺弥散功能降低，引起气体交换效率降低，这些病理生理的改变影响了肺的气体交换能力，从而降低了氧的摄取，使氧输送到组织器官的效率下降。另外肺动脉高压患者大多有不同程度的心功能损害，在运动过程中心脏的射血量不能随着运动强度增加而相应增加，造成外周组织缺氧，无氧代谢增强，乳酸含量增加，导致患者呼吸加快，最终导致患者摄氧效率降低。而运动又加重了肺动脉高压对患者摄氧效率的影响，从而引起患者运动耐力下降。在肺动脉高压患者中 OUES 与峰值摄氧量具有良好的相关性，提示 OUES 可作为评价肺动脉高压患者运动耐力的良好指标。重度肺动脉高压患者次极量运动下所得出的 OUES 同样可以对患者运动耐力做出有效的评估，同时也可避免极量运动可能引起的意外事件，所以 OUES 可能与峰值摄氧量一样，成为临床上评价肺动脉高压患者运动耐力的新指标。

OUES 还可用于肺栓塞患者运动能力的评价，肺栓塞患者在 AT 时的 OUES 较正常人明显降低，这种变化主要因为过度充气或循环血流减少，影响机体摄取氧的能力和氧的利用，影响了乳酸的代谢。肺栓塞患者部分的肺血管被阻塞，肺血管床面积减少，肺弥散面积降低，同时肺泡毛细血管膜增厚，弥散距离增加，进而影响了氧气吸收。治疗后部分栓子可能未完全溶解，栓塞作用引起无效腔样通气，使肺泡不能进行有效的气体交换，导致 V/Q 失调。另外患者急性期需要绝对卧床，因此骨骼肌的代谢能力会明显降低，影响了骨骼肌的摄氧能力，上述机制可能是肺栓塞患者 OUES 降低的原因。对于恢复期患者，次极量运动下所得出的 OUES 可以对患者运动耐力做出有效的评估，同时也可避免极量运动可能引起的意外事件。一项长达 66 个月的随访研究发现，OUESI（OUESI=OUES/BSA）可以预测原发性肺动脉高压患者的死亡风险，OUESI $\leqslant 0.52m^2$ 患者的 5 年生存率低于 OUESI $> 0.52m^2$

的患者（41.9% vs 89.8%，$P < 0.000\ 1$）。所以 OUES 可能是评估恢复期肺栓塞患者运动耐力的重要参考指标。

此外 OUES 也可以用于评价青少年和儿童的心功能，在评估先天性心脏病患儿时也有很重要的作用，OUES 下降与心功能受损有关，有研究报道没有心脏缺陷的儿童通常具有更大 OUES/kg 和 OUES/BSA。因此，OUES 可能是评估先天性心脏病和非先天性心脏病儿童和青少年心功能的标志。

综上，OUES 是一个在达到 AT 的情况下亚极量运动即可以获得，并可以用来评价心肺功能的可靠客观指标。OUES 的优点是可靠性和稳定性好，在无法进行极限运动、努力程度不够或医师过早中止试验等情况下，用 OUES 代替峰值摄氧量评估患者的心肺储备及运动耐力可能更合适。OUES 可以有效地评估受试者在运动过程中的心肺功能及通气的有效性，但目前相关研究还不够全面，尚无统一的标准及各种心脏病的相关数值研究，所以 OUES 作为评估心肺功能的参数很有前景，但还有待于更多的研究进一步完善。

（王珺楠）

第 3 章

运动心电图的特点和危险分层

一、运动导致心电图的正常改变

运动作为一种生理应激反应，在心电图上表现为可预测的“瀑布效应”。即在心肺运动试验中，随着运动强度增加，心率逐渐增快，直至达到最大心率。同时，增快的心率可引起心脏动作电位时限、传导速率及收缩速率变化，导致心电图发生与心率增快相关的一系列正常改变。

（一）P 波

1. P 波振幅　运动过程中 P 波振幅增加，P 波形态和时限常无明显改变。运动引起心率＞ 160 次 / 分时，P 波振幅可达静息时的 2 倍甚至可达 5 倍。

2. P 波形态改变　部分可发生微小变化。当运动前疑似存在房性或交界性逸搏心律时，运动中可恢复窦性 P 波形态。

3. T–P 融合　当运动引起心率＞ 120 次 / 分时，在连续的心动周期中可观察到 P 波和 T 波重叠。

（二）P–R 间期

运动中随着心率逐渐加快，P–R 间期逐渐缩短，反映运动时交感神经兴奋性增加。

（三）QRS 波群

1. QRS 波群时限　“可短不可长”。心肺运动试验一般不引起 QRS 波群时限改变，但当运动量较大、心率增快明显时，QRS 波群时限可略微缩短。但如果 QRS 波群时限延长，则提示异常。

2. Q 波振幅　间隔 Q 波振幅增加。

3. R 波振幅　自静息至亚极量运动时增加，随后在达到极量运动时降至最低（图 3–1）。

（四）R–R 间期

R–R 间期随运动过程心率增快显示相应缩短。

（五）Q–T 间期

Q–T 间期随心率增快而缩短（表 3–1）。但常由于 T–P 融合，很难精确测量 Q–T 间期。需要注意的是，心肺运动试验中多选择 V_3 导联测定 Q–T 间期，因该导联可展示最大的 T 波振幅。

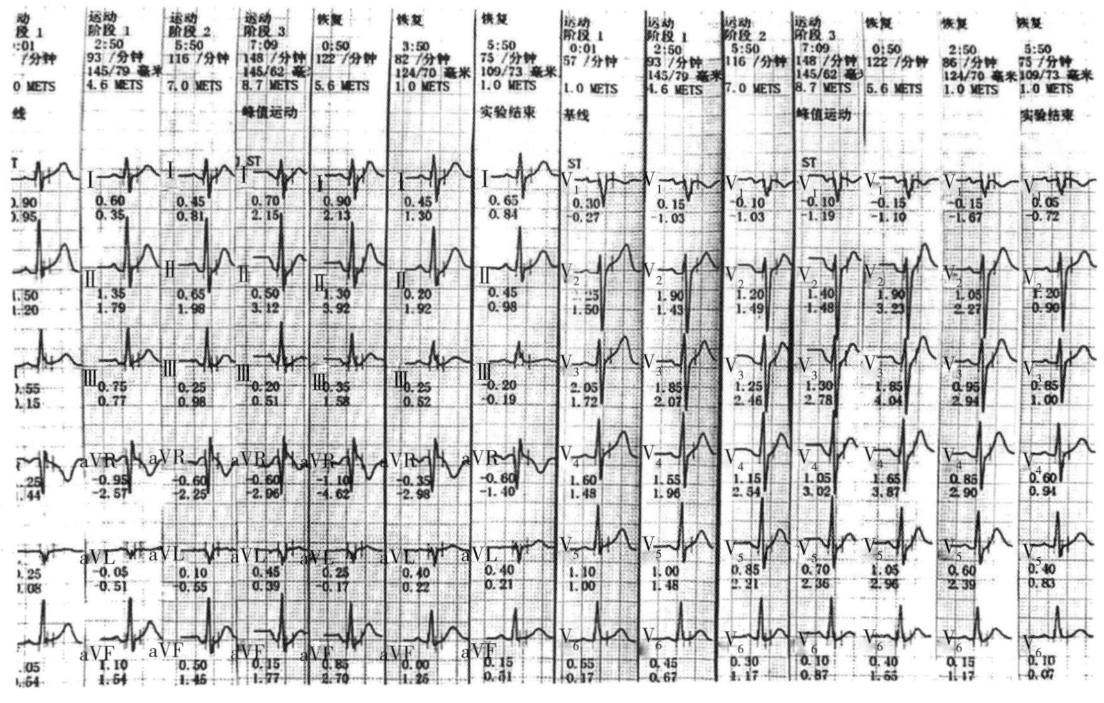

图 3–1　正常运动心电图

R 波振幅随运动逐渐增加

表 3–1　心肺运动试验中心率与 Q–T 间期的正常关系

心率（次 / 分）	Q–T 间期（秒）
60	0.33 ～ 0.43
80	0.29 ～ 0.38
100	0.27 ～ 0.35
120	0.25 ～ 0.32
140	0.23 ～ 0.28
160	0.21 ～ 0.26
180	0.19 ～ 0.24

（六）ST 段

1. J 点（QRS 波群和 ST 段的交接点）　心率明显增快可引起 J 点压低。正常人在运动过程中可观察到 J 点压低，在恢复过程中持续存在。

2. ST 段　由于 J 点压低导致 ST 段呈上斜型下移趋势，且其斜度较大，伴正常复极化或延迟终末去极化，此非心肌缺血。在心率为 140 次 / 分左右时，正常人 ST 段在 J 点后 60 毫秒处应无压低。另外，正常女性在运动时也可出现 ST 段呈水平型或轻度下斜型压低。

（七）T 波

心肺运动试验时 T 波的变化个体差异很大，T 波可增高、低平、双向或倒置，一般无重要意义。但大多数为 T 波振幅增加甚至高尖，多与运动负荷量呈平行关系，且在恢复过程中可持续存在，反映 T 波振幅和心率变化的相关性。有些人在运动时出现 T 波低平、双向或倒置，其机制尚不清楚。T 波的假性正常化（运动后 T 波由倒置变为直立）并不具有诊断意义。

二、运动导致心电图的异常改变

（一）运动导致的非心律失常相关心电图的异常改变

1. QRS 波群

（1）QRS 波群时限：运动引起 QRS 波群时限延长可作为运动试验中诊断心肌缺血的指标。有研究发现冠状动脉病变者运动中 QRS 波群时限延长的程度与病变支数成正比。其系由于运动诱发心肌缺血产生不均一传导，导致心室顺应性下降和较严重的室壁节段性收缩异常，使心排血量减少、浦肯野纤维和心室肌纤维的传导功能减退。

（2）QRS 波群振幅：对于运动引起 QRS 波群振幅改变作为心肌缺血的指征，目前尚有争议。

1）QRS 波群振幅改变的测算与判断

A. ΔR：代表运动后即刻与运动前 R 波平均振幅的差值。ΔR ≥ 0 为阳性，＜ 0 为阴性。

B. ΔRST：代表运动后即刻与运动前 R 波平均振幅的差值及 ST 段下降的代数和。ST 段以下降为正数。ΔRST ≥ 0 为阳性，＜ 0 为阴性。

C. ∑R：为 aVL、aVF、V_3 ～ V_6 导联 R（正值）与 V_1、V_2 导联 R（负值）的代数和。代表多数导联 QRS 波群振幅的总和。运动后即刻∑R– 运动前∑R ≥ 0 为阳性，＜ 0 为阴性。

2）冠心病

A. 正常人中 79% ～ 90% 运动后期 R 波振幅降低。冠心病患者绝大多数 R 波振幅增高。ST 段下降、ΔR、ΔRST 对冠心病的敏感度分别为 49%、68% 及 76%，特异度分别为 74%、84% 及 78%。运动后 R 波振幅增高，特别是∑R 增高，可高度预测为冠心病。

B. R 波振幅改变可减少 ST 段的假阳性与假阴性，R 波振幅增高而无 ST 段下降，提示 ST 段变化为假阴性。

C. 运动后 R 波振幅增高者中 81% 有 2 ～ 3 支冠状动脉病变。R 波振幅降低者中 69% 无冠心病或只有一支病变，或虽有两支病变，但心功能尚好。运动后∑R 增高伴 ST 段下降者几乎都患冠心病，85% 为多支病变。

D. 运动后 R 波振幅增高多提示左心功能不全或两段以上室壁活动异常。

E. R 波振幅改变有助于检出左、右束支传导阻滞的冠心病患者。束支传导阻滞可掩盖缺血性 ST–T 改变。有左、右束支传导阻滞的患者运动后 R 波振幅增高对诊断冠心病的敏感度为 100%，特异度为 73%。

F. 洋地黄影响心室复极过程引起 ST–T 改变，但不影响 R 波振幅变化。对于接受洋地黄治疗的患者，可采用R波振幅标准评价运动试验的结果。

G. 误判：R波的典型变化是，从静息状态到亚极量运动负荷时，R波振幅增加，而从亚极量继续运动至极量时，R波振幅降至最低。如果某患者因客观指标或主观症状限制运动，则R波振幅从静息时开始增高至运动停止时，由于没有出现R波振幅降低，所以常被判定为“异常”变化。这实际上是运动负荷量未达到极量所致，应属误判。而这种误判在临床上很多见，因为在医院受检的患者中，大多数只达到亚极量运动水平。

3）其他情况：临床上引起QRS波群振幅变化的原因还有体位、心脏在胸腔中的位置、电轴、电位、过度换气、心率、运动时间、激动的传导速度、除极程序、电解质浓度等。对运动引起R波振幅变化的机制与临床意义仍需进一步深入研究。

2. Q–T间期　是反映心室复极同步性和电稳定性的指标，正常人运动时Q–T间期缩短，冠心病患者运动时Q–T间期延长或不变。有研究表明，Q–T间期延长与冠心病、高血压性心脏病相关性更强。冠心病心肌缺血可引起心肌细胞不同程度损伤，使心肌细胞静息膜电位减少，细胞脱偶联及动作电位时相缩短，运动后心肌缺血使心室肌复极更加不稳定和不同步，导致Q–T间期延长。

3. ST段　应以PR段为基线，由J点起始测量ST段。如ST段为水平型或下斜型压低，则常在J点后80毫秒（用J80表示）测量。一般选择单独的V_5导联进行测量，优于下壁导联及V_5与Ⅱ导联的联合应用，因为Ⅱ导联假阳性率高。心肺运动试验中可出现3种ST段的异常改变，即ST段压低、ST段抬高、ST段正常化或无变化。

（1）ST段压低：可出现于运动中及运动后，持续时间只有几分钟，一般于运动试验停止后ST段很快回至基线或恢复原状。

1）冠心病：ST段压低多见于冠状动脉病变者，运动可引起ST段呈缺血型下降，代表心内膜下心肌缺血。ST段压低的图形可分为上斜型、下斜型、水平型。目前公认的缺血型ST段压低标准是运动中或运动后R波为主的导联ST段呈水平型或下斜型压低，J80处压低≥0.10mV，持续时间≥1分钟；ST段J80处呈上斜型下移≥0.15mV，只能判为可疑阳性。下斜型较水平型ST段压低更有利于预测冠心病，且两者均比上斜型预测性好。ST段压低的程度、涉及的导联数、出现的时间、持续的时间与冠心病的危险度和严重程度相关。在较低的运动负荷和心率血压乘积时出现ST段压低提示预后差，更可能为多支血管病变。需要注意的是，与静息心电图不同，ST段压低并不能反映心肌缺血的部位，但出现ST段压低的导联越多，提示病情越严重。

运动后ST段压低：运动中ST段无明显改变，运动结束后才出现缺血型ST段压低。一般ST段压低开始于运动结束后2～4分钟，持续10分钟左右恢复正常，此时常伴ST段平坦且延长，是冠状动脉病变的表现，这类患者需要随访。之所以在运动后出现心肌缺血，可能是由于运动后静脉回流减少，心排血量突然下降。

根据ST段压低的持续时间，还可将缺血型ST段压低分为以下3种类型。

一过性ST段压低：运动过程中出现一次或多次ST段一过性压低，持续时间＜1分钟，运动结束后ST段立刻回至基线，一般无重要意义，或为轻度冠状动脉痉挛。

缺血型 ST 段压低：运动引起缺血型 ST 段压低 ≥ 0.10mV，持续 1 分钟以上，冠状动脉造影多显示单支病变，狭窄程度多达 75% 及以上。ST 段呈缺血型压低≥ 0.20mV 且在多个导联上者为强阳性，常提示多支病变。

较久型 ST 段压低：中等强度的运动量即引起明显的缺血型 ST 段压低，运动结束后 ST 段压低持续 10 余分钟才恢复原状，常提示单支或多支严重病变，尚未完全建立丰富的侧支循环。

另外，最大 ST/HR 斜率可提高运动试验诊断的敏感度。最大 ST/HR 斜率即经心率校正的 ST 压低程度。各导联根据不同心率时 ST 段压低绘制曲线，用统计学方法求出回归方程的最大斜率。随运动负荷的增加，同样的心率变化引起的 ST 段压低逐渐加深，到运动终点前达到最高值。最大 ST/HR 斜率 ≥ 2.4 视为异常，≥ 6 提示三支血管病变。

2）非冠心病

A. 自主神经功能异常：部分冠状动脉造影正常者运动时可出现类似冠心病的 ST 段压低，可能是心脏自主神经功能异常导致，与运动时心肌对血中儿茶酚胺敏感性增强有关。

B. 立位性 ST 段压低：见于部分青中年人，卧位时心电图正常，立位运动时 ST 段压低。主要原因是心血管调节无力，属于一种正常变异。

C. 左心室肥厚：本身可引起继发性 ST–T 改变。对于高血压左心室肥厚者，运动可使心肌摄氧量增加，即使无冠状动脉病变，亦能引起 ST 段压低，此时可出现假阳性。

D. 束支传导阻滞：可伴继发性 ST 段压低。静息状态下出现左束支传导阻滞的患者应避免行心肺运动试验验证心肌缺血；而在运动中出现的左束支传导阻滞被称为心率依赖性左束支传导阻滞，可能提示存在心肌缺血，需要随访。右束支传导阻滞患者出现运动诱发的胸前导联（V_1、V_2、V_3）ST 段压低不能诊断为心肌缺血，而胸前导联（V_4、V_5、V_6）ST 段压低可能提示心肌缺血。

E. 预激综合征：运动诱发预激综合征时，可出现继发性 ST 段压低。

F. 二尖瓣脱垂：此类患者运动时可出现 ST 段压低，可能原因是冠状动脉微小病变或心肌细胞代谢异常。

G. 药物作用：许多药物能引起 ST 段压低，如应用洋地黄以后可出现“鱼钩样”ST 段改变，于运动心率加快时更明显。注意应用洋地黄时不宜进行心肺运动试验。

H. 电解质紊乱：低钾血症可引起 ST 段压低。

（2）ST 段抬高：心肺运动试验引起 ST 段抬高的发生率为 3% ～ 5%。应以基础状态下 ST 段水平为准，运动中或运动后 ST 段水平型或弓背型抬高 ≥ 0.1mV（1mm）为阳性结果（图 3–2），常见于 Q 波型心肌梗死之后，在正常静息心电图的人群中很少见。

1）心肌梗死部位 ST 段抬高：ST 段抬高出现于有心肌梗死病史并遗留病理性 Q 波的导联或无病理性 Q 波的导联，其意义不同。①有病理性 Q 波导联：ST 段抬高多见于有 Q 波的 V_1、V_2 导联，这是由于局部心肌运动障碍或室壁瘤形成，而并不一定是心肌缺血；②无病理性 Q 波导联：出现 ST 段抬高提示病变可能位于血管近端或由冠状动脉痉挛引起，提示该部位有再发心肌梗死的可能性。

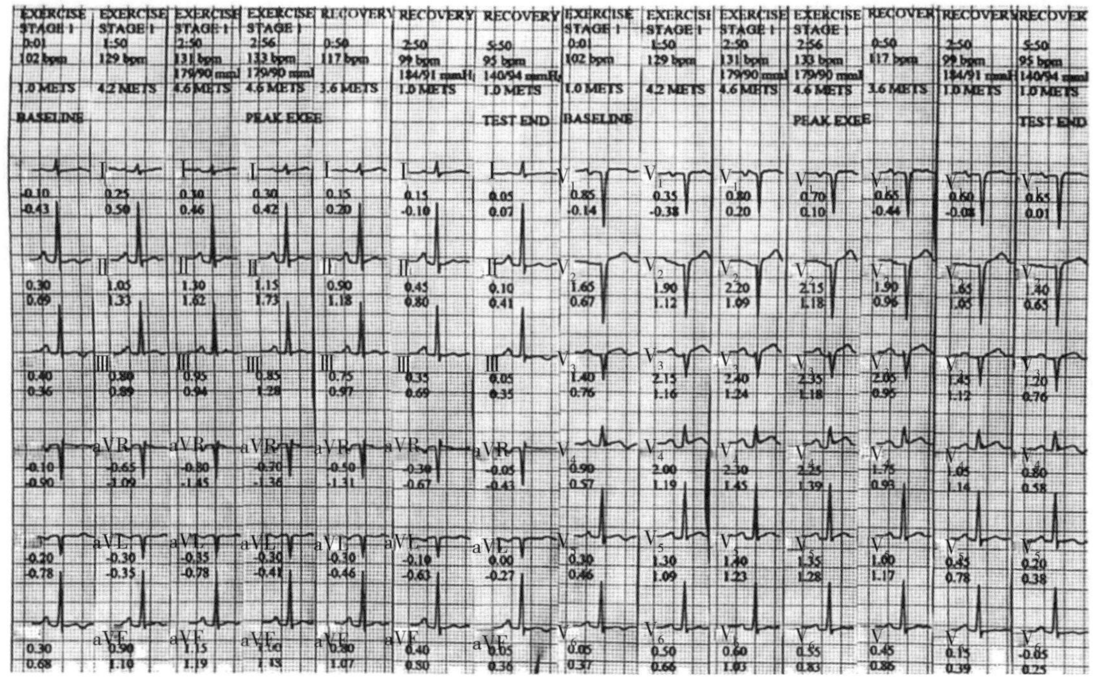

图 3–2　前壁阳性运动心电图

基础心电图，窦性心律，心电图异常。运动 1 分钟 50 秒至运动结束 2 分钟 56 秒时，V_3 ～ V_5 导联 ST 段抬高 0.1 ～ 0.14mV，持续 1 分钟 56 秒，立即终止试验。运动结束后 0 分钟 50 秒至 5 分钟 50 秒时，V_3 ～ V_5 导联 ST 段逐渐恢复

2）损伤型 ST 段抬高：在无心肌梗死病史且其他正常的心电图中出现运动诱导的 ST 段抬高提示透壁性心肌缺血（由痉挛或临界病变引起），这种心肌缺血极易引起心律失常。缺血部位的判断可通过 ST 段抬高出现的导联判断，V_1 和 aVR 导联除外，因为通常情况下 V_1 和 aVR 导联 ST 段变化无特异性。V_2 ～ V_4 导联 ST 段抬高多提示左前降支病变（电轴左偏）；侧壁导联 ST 段抬高多提示左回旋支和对角支病变；下壁导联出现 ST 段抬高提示右冠状动脉病变。

（3）ST 段正常化或无变化：静息状态下原本 ST 段异常的心电图变为正常，提示心肌缺血，但不特异。缺血时 ST 段由压低回至基线，T 波由倒置变为直立，ST 段假性正常化应认为 ST 段抬高，并提示心肌缺血。

4. T 波

（1）单独 T 波改变：不是心肌梗死的独立指标。

（2）T 波动态改变：在运动诱发缺血型 ST 段改变的恢复期伴 T 波由直立转为倒置，继而又逐渐转为直立，是心肌缺血恢复期的特征。

（3）冠状 T 波：运动引起 T 波倒置，呈冠状 T 波，同时又有心绞痛发生，是心肌缺血的表现。

（4）其他疾病或状态：运动引起 T 波倒置的原因很多，应注意鉴别，如低钾血症也可引起 T 波改变。

5. U 波

（1）心肌缺血：运动时 U 波倒置少见，但特异度高。静息心电图正常，运动引起的一过性 U 波倒置，高度提示心肌缺血，多数是左冠状动脉前降支严重狭窄的标志之一。然而，运动时心率增快，倒置的 U 波实际上很难判断。

（2）其他疾病：U 波倒置还可出现于左心室肥厚、主动脉瓣及二尖瓣反流及低钾血症患者，由左心室舒张或电传导异常引起。

（二）运动导致的心律失常相关心电图的异常改变

运动是心律失常的潜在诱因，可因心肌摄氧量增加、交感神经兴奋性增加、儿茶酚胺水平升高、血流动力学异常、“扳机”学说、“心脏频率窗口”学说、原有心脏病变暴露及原有心脏病复发或加重等诱发多种类型心律失常。不论是健康人还是患者均可出现运动相关性心律失常，包括室上性心律失常、室性心律失常及传导阻滞，其中最常见的是室性心律失常。

1. 室性心律失常

（1）室性期前收缩：是运动中最常见的室性心律失常，多为良性，诊断意义较小。无心脏病者发生率为 20% ～ 30%，有心脏病者发生率为 60% ～ 70%。其出现于有猝死家族史、心肌病史、心脏瓣膜疾病、严重心肌缺血的患者时应引起注意。运动中多源、频发、成对或呈联律的室性期前收缩病死率明显增加。在冠心病及其他心脏病患者中，运动诱发的级别越高（Lown 分级）、出现越早，提示预后较差或病变严重。运动诱发特异性室性心律失常如分支型室性期前收缩、右心室源性室性期前收缩、多形及多源性室性期前收缩可发生于各种器质性心脏病患者，在这部分高危患者中出现有特殊意义。若在低负荷量运动时出现频发多源性室性期前收缩，同时又有缺血性 ST–T 改变，提示冠状动脉病变，发生猝死的危险性较大。一些患者，静息状态存在室性期前收缩，运动时室性期前收缩却消失了，可能与严重冠状动脉疾病有关，但其临床意义并未完全阐明。

（2）室性心动过速：运动诱发室性心动过速，多提示心肌缺血或心脏结构异常（图 3–3）。运动诱发的室性心动过速通常见于心脏结构或电传导异常的患者，包括心肌病、离子通道病（长 Q–T 间期综合征及 Brugada 综合征）、心脏瓣膜疾病、严重的缺血性疾病和右心室流出道室性心动过速患者。运动诱发室性心动过速是死亡风险的重要预测因子。在接受抗心律失常治疗的患者中，运动诱发的室性心动过速伴随较高的猝死率。

（3）心室颤动：运动试验还可诱发心室颤动，但发生率极低。

（4）T 波电交替：指 T 波振幅呈现逐搏交替性改变，运动中 T 波电交替可能是由于心肌缺血缺氧、动作电位时程改变等导致复极不一致使动作电位复极相产生交替性改变，提示潜在的心电不稳定。运动负荷引发的 T 波电交替是预测恶性室性心律失常及心源性猝死的无创指标。

2. 室上性心律失常

（1）室上性期前收缩：包括房性期前收缩和交界性期前收缩。无心脏病者运动诱发室上性期前收缩的发生率为 4% ～ 10%，有心脏病者为 40%，其中单发房性期前收缩常见，但临床意义不大。

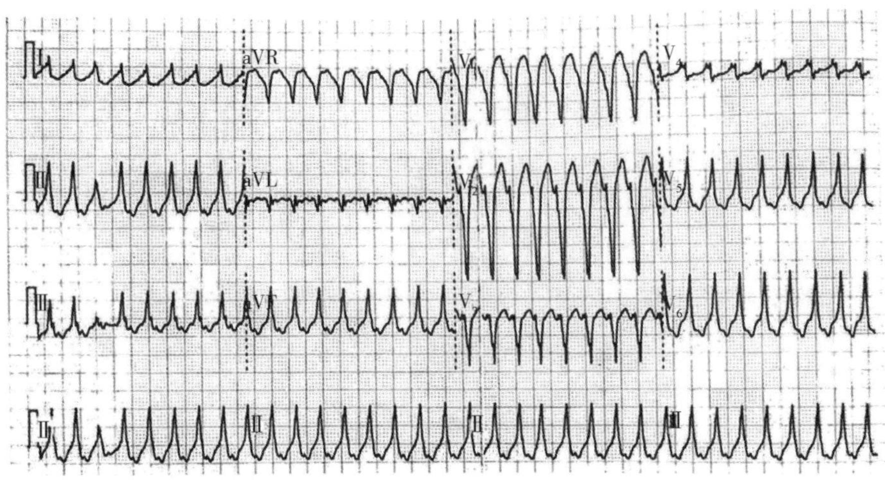

图 3–3　肥厚型心肌病患者运动诱发的室性心动过速

心室率 197 次 / 分

（2）室上性心动过速：运动诱发的持续性室上性心动过速可能伴发心房扑动或心房颤动，具有重要临床意义，通常预示着患者存在器质性心脏病、内分泌系统异常、代谢异常、药物不良反应（包括甲状腺功能亢进症、酒精中毒、可卡因过量使用、地高辛中毒）等情况。特征性表现为突发快速心率，与运动负荷间线性关系不一致；QRS 波群时限通常正常，但 R–R 间期不规则、P 波与 QRS 波群之间的关联消失；当心室率增快时，室上性心动过速常引起左束支传导阻滞，其图形与室性心动过速相似，需进行鉴别诊断以避免误诊为室性心动过速（图 3–4）。

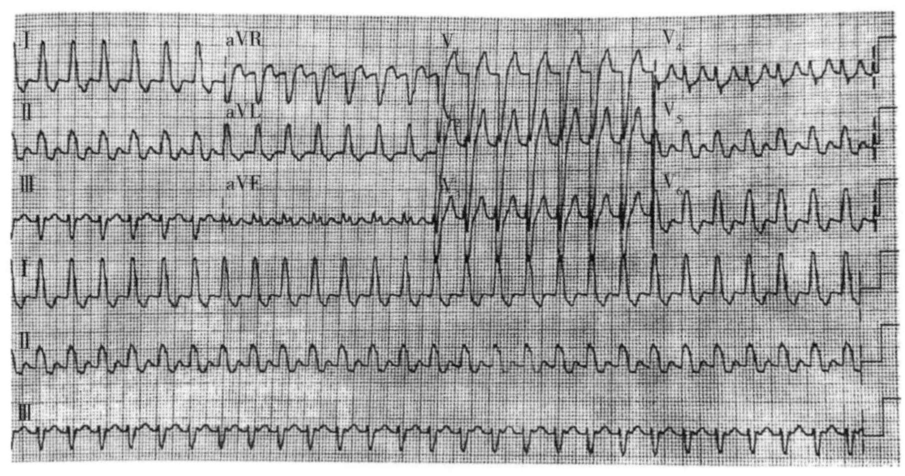

图 3–4　运动诱发的室上性心动过速引起左束支传导阻滞

形态类似室性心动过速

（3）预激综合征：心肺运动试验可评估预激综合征患者发生房性心律失常时诱发快速心室反应的风险。预激综合征患者心电图中预激波的突然缺失提示旁路的前传不应期长于房室结，说明心率快于引起预激波缺失的心率值时，一般不会引起快速心室反应。

3. 传导阻滞　运动诱发的传导阻滞多见于心脏病患者。由于运动时心肌摄氧量增加、心率增快、心排血量代偿性增多、外周循环阻力增加，使心脏负荷加重，心肌相对缺血缺氧，引起传导系统功能减退。

（1）窦房传导阻滞：运动引起窦房传导阻滞，提示窦房结功能不良或冠状动脉病变引起窦房结缺血。若运动试验中出现长间歇窦性静止，提示患者存在严重心肌缺血的心脏病。

（2）房室传导阻滞

1）一度房室传导阻滞：运动后期或恢复期可出现一度房室传导阻滞，可见于应用地高辛、普罗帕酮药物治疗的患者或存在心肌炎等延长房室传导时间的患者。

2）二度房室传导阻滞：运动诱发的二度 I 型房室传导阻滞少见，可能提示存在潜在的严重传导系统疾病，一旦出现二度 I 型房室传导阻滞，应终止运动试验。

3）完全性房室传导阻滞：静息状态下存在获得性完全性房室传导阻滞是运动试验的禁忌证。先天性完全性房室传导阻滞如未合并严重先天性异常可进行运动试验，运动可使其心房激动下传。

4）特殊人群：经常运动的人，静息时由于心率减慢，可出现窦房传导阻滞、一度或二度 I 型房室传导阻滞，运动时又消失，与休息时迷走神经张力过高有关。

（3）室内传导阻滞

1）右束支传导阻滞：运动引起的右束支传导阻滞在运动试验引起的阻滞中最常见，可表现为完全性或不完全性、阵发性或间歇性，运动结束后随心率下降阻滞随之消失。不伴有心肌缺血的右束支传导阻滞的临床意义有待进一步研究（图 3–5）。

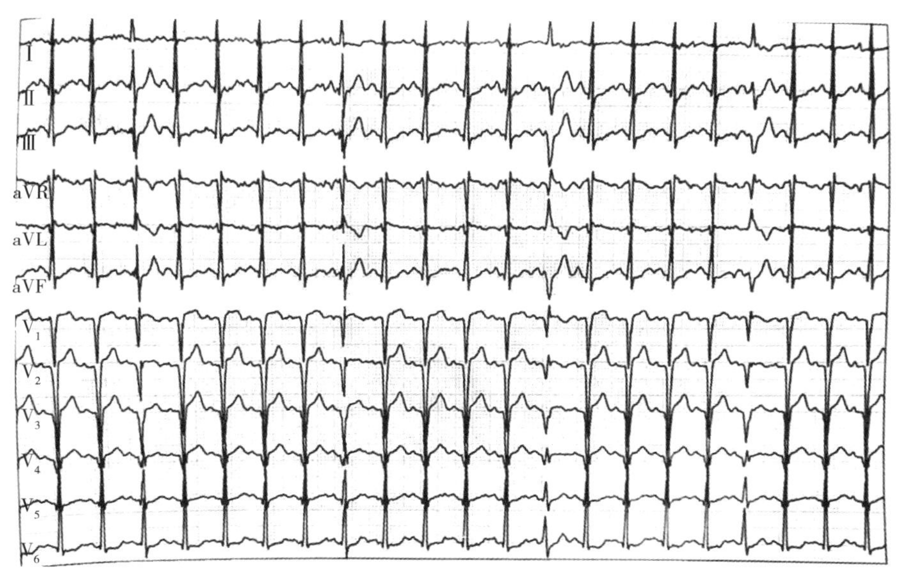

图 3–5　运动中出现间歇性完全性右束支传导阻滞

未见 ST 段缺血改变

2）左束支传导阻滞：运动诱发的 ST 段压低伴左束支传导阻滞，常不伴心肌缺血。当

心率 ＜ 125 次 / 分时出现左束支传导阻滞伴典型心绞痛，提示心肌缺血（图 3–6）；心率 ＞ 125 次 / 分时出现的左束支传导阻滞常发生于冠状动脉正常者。

3）左前分支传导阻滞：运动引起一过性、非频率依赖性左前分支传导阻滞，常提示左前降支近段病变或三支血管病变。

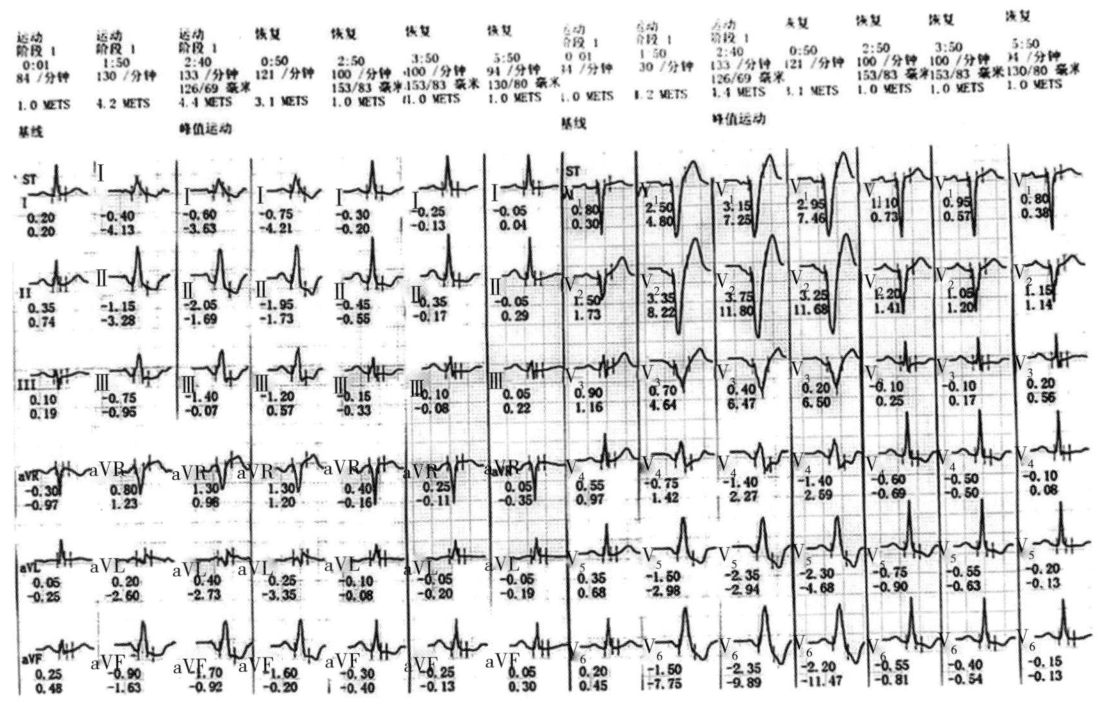

图 3–6　运动试验诱导的左束支传导阻滞伴 ST 段压低

运动 1 分钟 50 秒至运动结束后 50 秒，出现完全性左束支传导阻滞；运动结束后 2 分钟 50 秒至运动结束后 50 秒，Ⅱ、Ⅲ、aVF、V_4 ～ V_6 导联 ST 段水平型、下斜型压低 0.045 ～ 0.075mV，持续 4 分钟

三、危险分层

临床上常根据心肺运动试验时心电图的变化及患者症状，用 Duke 评分对冠心病患者进行危险分层。

Duke 评分 = 运动时间（分钟）–5 × ST 段压低（mm）–4 × 心绞痛指数

其中，无心绞痛 = 0 分，运动心绞痛 = 1 分，因心绞痛停止运动 = 2 分；当 ST 段偏移≤ 1mm 时，ST 段评分值 = 0 分。结果判定：评分 ≥ 5 分者为低风险，心血管年死亡率 ＜ 0.5% ～ 1.0%；–10 ～ 4 分者为中风险，心血管年死亡率为 1% ～ 3%；≤ –11 分者为高风险，心血管年死亡率＞ 3% ～ 5%。

（魏　瑾）

第 4 章

心肺运动试验九宫图解读

众所周知，心肺运动试验（CPET）是鉴别不同原因所致的运动受限和呼吸困难的有效工具。但由于 CPET 生成的数据量过于庞大，对数据结果的选择、显示和解释也就提出了巨大挑战。尽管确定无氧阈和极量运动时的关键指标对试验结果的阐释很有必要，但是，只有在静息、运动和恢复时持续显示数据图形才能够将代谢变化可视化，并显示在静息或低水平运动情况下不能发现的病理生理变化。由于 CPET 是在运动过程中揭示动态变化的诊断工具，因此必须提供所得数据的可视化解释。

一、九宫图的数据处理及平均化方法

（一）数据处理及平均化方法

现有技术已能够测量和储存逐次呼吸数据，这种较高的数据采集频率将动态过程可视化，使得较窄的时间窗内的振荡通气模式等得以显示。另外，由于数据结点的密度高，真正的逐次呼吸采集频率也使得图形可视化负担相应加重。因此，在大多数情况下，显示全部逐次呼吸数据并没有意义，尤其是当测试时间较长时。必须采取合理的数据平均化方法优化数据图形显示。图 4–1 展示了极量负荷递增试验中原始的逐次呼吸数据和最常用的数据平均化方法。

数据平均化或许是基于固定的时间间隔，或是基于设定呼吸次数的滚动平均。固定时间窗将此期间内所有数据结点平均化。临床实践中，最常用的时间窗为 10 ～ 60 秒，滚动平均方法通常包含 5 ～ 8 次呼吸单元。与固定时间窗相比，滚动平均方法能够达到显示曲线的逐渐平坦。但是，由于高水平运动时每次呼吸时间缩短，运动中这种对数据结点进行平均化的时间窗缩短，如静息状态 8 次呼吸（呼吸频率为 20 次 / 分）时间窗为 24 秒，而在呼吸频率高的极量运动时，进行平均化的 8 次呼吸时间窗下降至低于 10 秒，因此在极量运动时数据或许会变得混乱。现有临床指南对 CPET 数据平均化方法没有一致的建议，最佳的平均化方法或许应该依据个人情况而定。与较短时间的测试相比，较长时间的测试需要较长的平均化时间窗。滚动平均方法或许能够改善对混乱数据的解释。然而，像振荡通气等短时间动态过程或许较适合用固定短时间窗进行平均化。重要的是，要意识到改变试验数据平均化方法或许会明显改变诸如峰值摄氧量和无氧阈等的结果（图 4–1）。因此，试验中应该记录平均化方法。对于系列测试，对单个受试者的所有测试使用一个固定的平均化方法，将会提高试验可重复性。

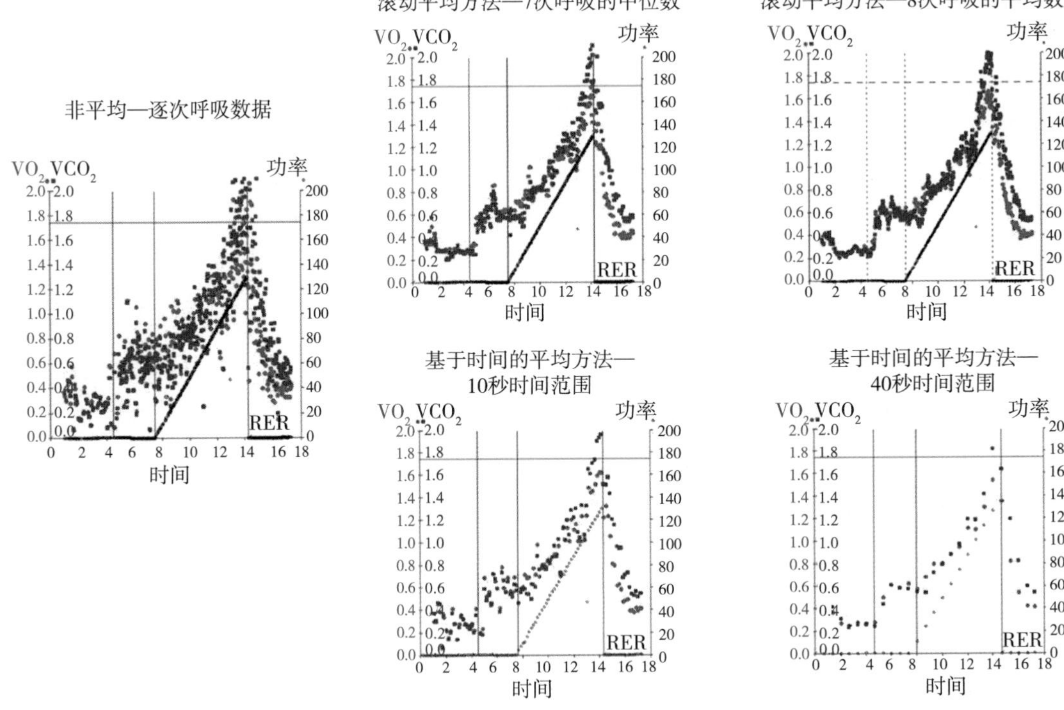

图 4-1 健康女性受试者负荷递增极量运动试验

VO_2（红）、VCO_2（蓝）、功率（黑）垂直线从左到右表示热身开始、负荷递增运动的开始和运动结束。水平红线为 VO_2 预计值。基于逐次呼吸数据，同样的试验用不同的平均化方法显示——分别为滚动平均方法和基于时间的平均化方法。应注意不同平均化方法得出的 peakVO_2 和 peakVCO_2 的巨大差异

引自：Graphical Data Display for Clinical Cardiopulmonary Exercise Testing

（二）标准化图形显示的具体注意事项

由于CPET得到的数据结果众多，平均化方法各不相同，图形辅助工具如颜色、符号种类、符号大小各异。因此，显示试验结果的方法很多，虽然这为优化图形显示的个体化方案提供了可能，但是异质性有可能影响同一个人多次试验间或不同人之间数据解读的可重复性。标准、全面的合理化图形显示方法应该考虑以下几个重要目标。

（1）所有试验相关数据能够显示在一页纸上。

（2）为了提高图形的清晰度，对于所有 CPET 指标和潜在的指标间组合，图形应包含相关数值的标准化选择方法。

（3）图形显示排版应遵循特定的结构。

（4）如有需要，所得结果应能够分享给其他同事，并保证不会造成数据丢失。

要达到上述目标，需要熟练应用图形元素、尺寸和缩放比例。应用普遍认识和使用的标准化选择、处理关键指标的方法，如九宫图，为试验结果提供了可靠、结构化的解释方法和灵活的分享方式。

（三）颜色、符号和连接线

运动试验图形中的颜色是常用颜色，但是根据现有指南，并没有气体交换指标的标准颜色模式。从临床角度讲，能够在设定的图形上显示特定指标的分布情况意义要大于特定的颜色模式，即使黑白打印模式或复印也不会造成太大影响。因此，仅用彩色线性图形（没有显示原始数据结点）效果次于应用特殊形状数据结点 / 符号，不管有或没有连接线。在一张包含几个指标的图形上，每一指标数据节点的形状应该是特定的，并且在图例上清晰标示出来。在一张图表上，连接线或许会使图形更混乱。但是，在识别振荡通气方面或许有帮助。图 4–2 显示了心力衰竭患者振荡通气的实例。

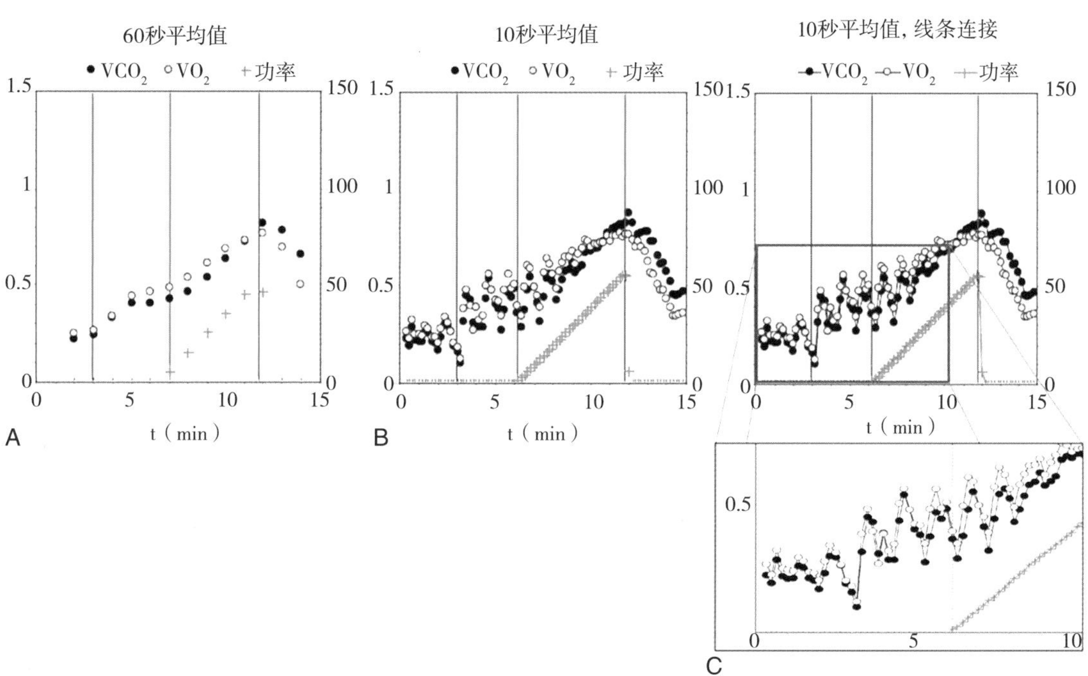

图 4–2　心力衰竭患者的振荡通气图形

振荡通气仅能在静息和低负荷运动时发现，随着运动负荷增加，振荡消失。A. 因数据结点密度低，完全掩盖了振荡通气模式；B. 较高的数据结点密度（平均化时间窗为 10 秒）较好地显示了振荡通气模式；C. 高密度数据结点、连接线和放大的“兴趣范围”显示结果最好

引自：Dumitrescu D, Rosenkranz S, 2017. Graphical Data Display for Clinical Cardiopulmonary Exercise Testing. Ann Am Thorac Soc，14(Supplement_1):S12-S21. doi: 10.1513/AnnalsATS.201612-955FR

二、九宫图的意义

自 20 世纪 70 年代末，以标准的 3 × 3 图形排列的第一版九宫图问世以来，其受到了世界范围内临床医师的广泛认可。截至目前，九宫图仍然是标准化心肺运动试验解读最常用的方法。一位健康受试者的图形展示了九宫图的教学意义（图 4–3）。

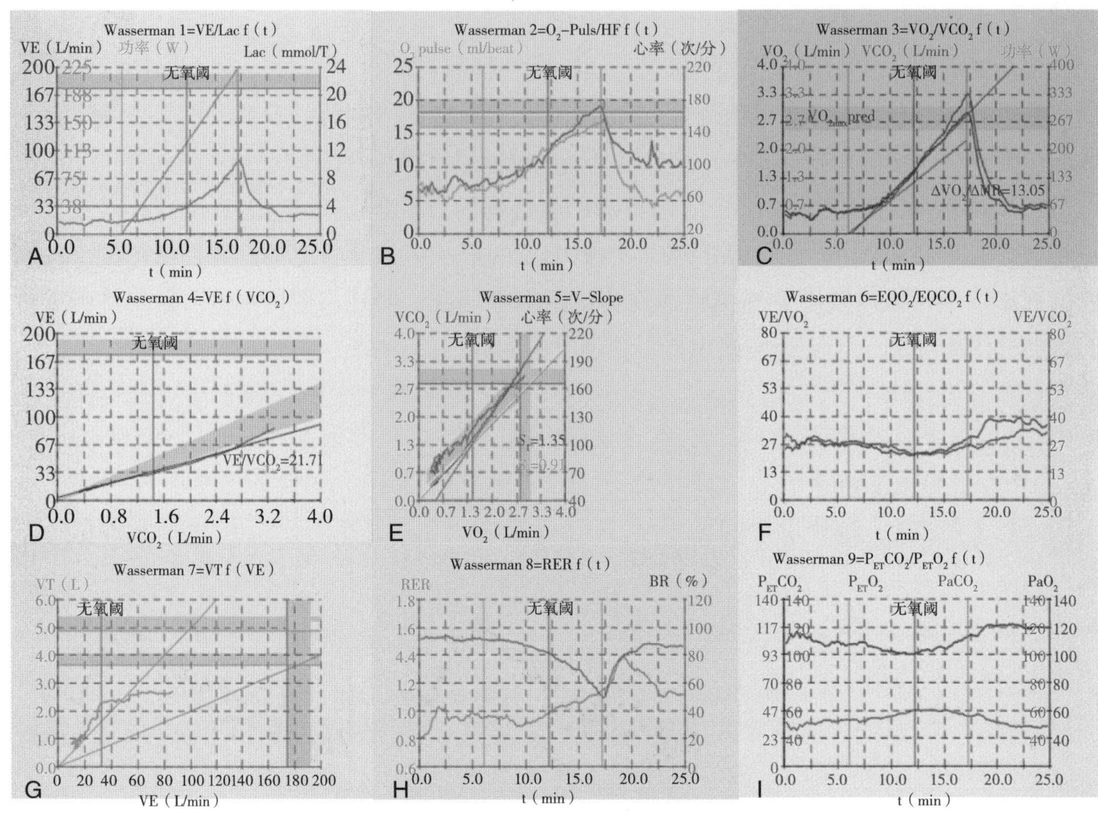

图 4-3　健康男性受试者的心肺运动试验结果

图（Wasserman）A、B、C、F、H、I 垂直线表示功率（Load）递增负荷运动的开始和运动结束。图 B 和图 E 反映循环系统情况（红色区域）。图 A 和图 G 显示通气功能情况（蓝色区域）。图 B、F 和 I 反映通气效率（绿色区域）。图 H（呼吸交换率）反映总体代谢变化（灰色区域）。图 C 居于核心地位（棕色区域）

1. 九宫图图 1　VE 随时间 / 功率变化的曲线。当功率达到 AT 以上时，此曲线通常变得弯曲，但 VE 受限者除外，如肥胖或阻塞性肺疾病患者。VE 与时间的函数关系也可用于识别振荡通气。有些 CPET 仪器中此图也描绘静息和运动时的收缩压曲线。

2. 九宫图图 2　心率随时间 / 功率变化的曲线，氧脉搏（O_2 pulseVO_2/HR）随时间 / 功率变化的曲线。心血管疾病患者在一定功率下心率较高而氧脉搏较低。变时性障碍或使用 β 受体阻滞剂但不伴收缩或舒张障碍的患者，氧脉搏可能正常或升高。

3. 九宫图图 3　VO_2 和 VCO_2 分别随时间 / 功率变化的曲线。VO_2 随功率增长而上升的速度，用 $\Delta VO_2/\Delta WR$ 表示。如需评定患者是否存在运动受限，用此版块。心血管疾病患者 $\Delta VO_2/\Delta WR$ 通常降低，其异常改变因不同疾病而异。VCO_2 与 VO_2 紧密相关，并且在低于 AT 和高于 AT 时显示为特定的模式。低于 AT 时，VCO_2 增长速度与 VO_2 相同；高于 AT 时，VCO_2 增长速度高于 VO_2；恢复期，健康受试者 VCO_2 降低速度慢于 VO_2，导致呼吸交换率（RER）陡然上升。

4. 九宫图图 4　VE-VCO_2 曲线。VE 和 VCO_2 呈线性关系上升直至呼吸补偿点（RCP），由于乳酸蓄积，动脉血中 H^+ 增加，出现代谢性酸中毒后 VE-VCO_2 曲线变陡，线性关系不能维持。运动生理无效腔 / 潮气量值增加时曲线斜率会出现异常增大。

5. 九宫图图 5　心率 $-VO_2$ 曲线和 VCO_2-VO_2 曲线。正常人心率随 VO_2 线性上升，直至两者都达到预计的最大值。心力衰竭但不伴变时性障碍的患者，此曲线更陡地上升。心肌缺血患者由于递增的心率较 VO_2 上升更快，此曲线失去直线上升趋势。

VCO_2 随 VO_2 的增长呈线性增长，其斜率为 1 或略小于 1，直至达到 AT 点，此后，VCO_2 在 AT 以上增长得较快，斜率出现陡然增大，此段曲线斜率增大程度取决于 HCO_3^- 缓冲乳酸的速率，折点处即为 AT，这就是确定 AT 点的 V– 斜率法（V–slope）。心功能下降的患者此数值降低。

6. 九宫图图 6　氧通气当量（VE/VO_2，EQO_2）和二氧化碳通气当量（VE/VCO_2，$EQCO_2$）随时间 / 功率变化的曲线。VE/VO_2 值在 AT 处降至最低点。VE/VCO_2 值最低点在 AT 和 RCP 之间。V/Q 失衡（VD/VT 值增加）患者两者比值均增高。

7. 九宫图图 7　潮气量（VT）随 VE 变化的曲线。受试者的肺活量（VC）和深吸气量（IC）显示于纵轴，实测的最大通气量（MVV）或 $FEV_1\times 40$ 显示于横轴。由于气流受限，最大运动 VE 接近 MVV，导致最大运动时呼吸储备值（BR）较低。仅测定静息时的肺功能不能预计出呼吸储备。对于限制性肺疾病患者，较低功率时 VT 可能已接近 IC，呼吸速率可能增至 50 次 / 分或 60 次 / 分，不同于从慢性阻塞性肺疾病患者中得到的较低数值。

8. 九宫图图 8　呼吸交换率（RER）随时间 / 功率变化的曲线。该曲线的起点常在 0.8 处，曲线上升到 AT 以上达到甚至超过 1.0 的值。运动时不产生乳酸酸中毒的患者 RER 增长幅度低，但伴有急性过度通气者除外（$PaCO_2$ 值降低）。静息时或较低功率下运动时，急性过度通气者 $P_{ET}CO_2$ 值降低，RER 大于 1.0。

9. 九宫图图 9　$P_{ET}O_2$、$P_{ET}CO_2$ 分别随时间 / 功率变化的曲线。在运动时，$P_{ET}O_2$ 超过其最低值并开始升高后，此最低点即为 AT。$P_{ET}CO_2$ 意味着过度通气或高比值的 V/Q 失调。RER 可提示过度通气是否为急性。动脉血气或血浆 HCO_3^- 分析将鉴别出低 $P_{ET}CO_2$ 值是由慢性过度通气还是 V/Q 失调所致。

三、九宫图解读步骤

九宫图解读步骤见图 4–4。

1. 第一步：判断运动测试是否真实有效（九宫图图 8）　在正式开始对 CPET 九宫图结果进行解读之前，需要首先确定本次测试是否真实有效，也就是受检者是否已足够尽力完成此次运动测试。九宫图图 8 中所展现的呼吸交换率（RER）变化，正是反映运动用力程度的最佳无创指标。RER 的定义为 VCO_2 和 VO_2 的比值，随着运动强度提高，VCO_2 增速大于 VO_2，比值增加。如峰值 RER ≥ 1.10，可认为受试者运动用力程度较高。

2. 第二步：确定最大摄氧量及 $\Delta VO_2/\Delta WR$（九宫图图 3）　摄氧量（VO_2）是反映机体运动负荷的指标，作为评价运动能力指标之一被广泛应用。根据 Fick 定律，摄氧量＝每搏输出量 × 心率 × 动静脉氧差＝心排血量 × 动静脉氧差。因此，摄氧量的大小与心功能呈正相关。最大摄氧量（VO_{2max}）指人体在极量运动时的最大氧耗能力，它也代表人体供氧能力的极限水平，当运动负荷增加，VO_2 不再增加而形成平台。如果达到最大的运动状态，没有平台出现，这种情况被称为峰值摄氧量（peakVO_2）。对于一般人群或患者，通常以 peakVO_2 代替 VO_{2max}（图 4–5）。

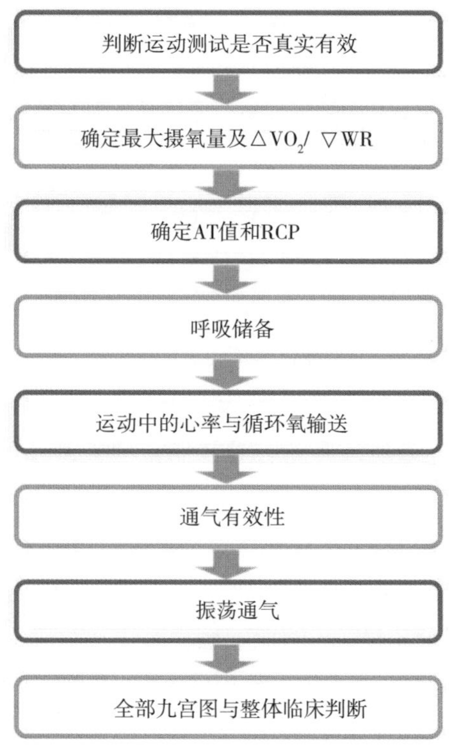

图 4–4　九宫图解读步骤

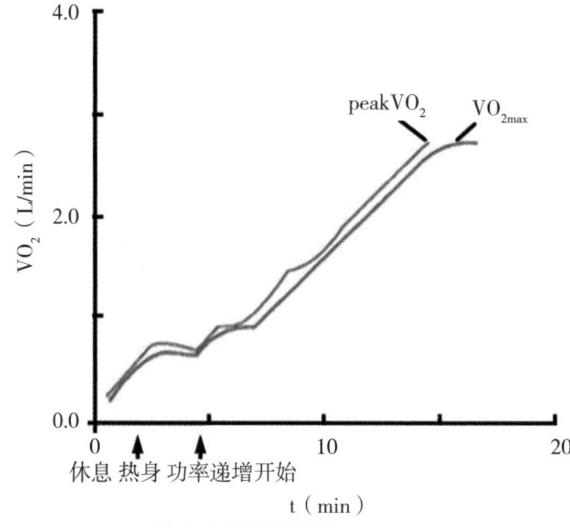

图 4–5　峰值摄氧量（peakVO_2）与最大摄氧量（VO_{2max}）

在负荷递增试验中，VO_2 以 10ml/（min·W）的速度升高，上升速度较低意味着运动过程中氧气运输和（或）循环受损，即 $\Delta VO_2/\Delta WR$ 斜率上升速度下降或运动后期下降。VO_2、VCO_2 和功率同时显示在图 4-6 中。蓝色曲线显示健康受试者 VO_2 上升与功率增加斜率相同，表示 VO_2 生理性增长速率为 10ml/（min·W）。相反，严重心力衰竭患者 $\Delta VO_2/\Delta WR$ 增长速率明显下降，因此与功率增长相比，曲线斜率也显著降低。

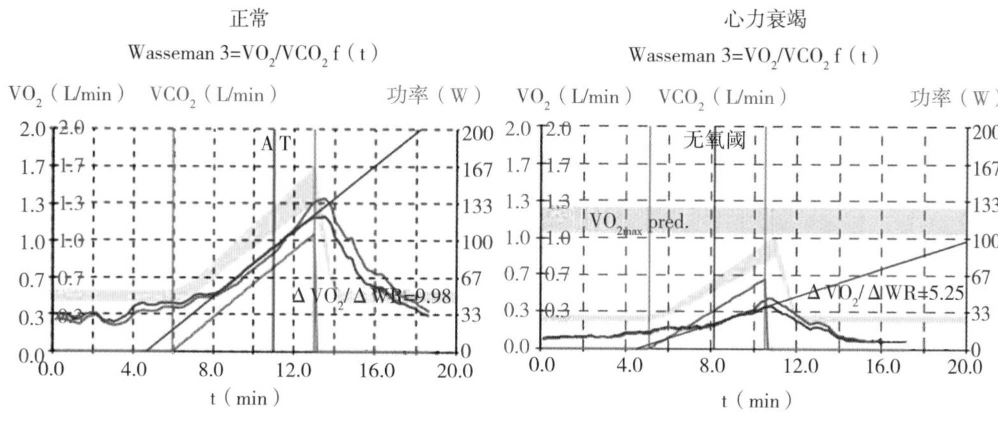

图 4-6　健康受试者和心力衰竭患者的图形

3. *第三步：确定 AT 值和 RCP（九宫图图 5、6、9）*　运动负荷增加到一定程度后，组织对氧的需求超过循环所能提供的氧量，机体必须通过无氧代谢提供更多的能量，有氧代谢与无氧代谢的临界点为 AT。AT 可用于制订个体化运动处方中运动强度。运动强度进一步增加，将达到呼吸补偿点（RCP）。RCP 是乳酸酸中毒刺激化学感受器引起明显过度通气的截点。RCP 之前，VE 与 VCO_2 变化具有一致性；RCP 之后，VE 与 VCO_2 的线性关系不能维持。

在九宫图的图 5 中，x 轴表示 VO_2，y 轴表示 VCO_2，两者比例为 1 ∶ 1（图 4-7A）。无氧代谢发生时，VO_2 与 VCO_2 关系曲线斜率大于 1。当 x 轴和 y 轴缩放比例相同时，曲线角度为 45°（斜率 =1）或许能帮助确定 AT 这一结点。同样的现象可在氧通气当量（VE/VO_2）随时间变化的曲线上（图 4-7B），或潮气末氧分压（$P_{ET}O_2$）随时间变化的曲线上观察到（图 4-7C）。VE/VO_2 值在运动中下降并在 AT 之前达到最低点，无氧代谢发生之后，VE/VO_2 值和 $P_{ET}O_2$ 从最低点开始上升，AT 就是 VE/VO_2 和 $P_{ET}O_2$ 开始上升时对应的 VO_2。所有确定 AT 的方法所得结果都应该是一致的。

在九宫图图 6 和图 9 中，AT 是 VE/VO_2 和 $P_{ET}O_2$ 开始上升时对应的 VO_2，而 RCP 就是 VE/VCO_2 对时间曲线从最低值开始上升的拐点和 $P_{ET}CO_2$ 在平稳保持后出现下降的拐点。在有氧运动强度的建议时，如果通过 AT 和 RCP 将运动强度分割为有氧、乳酸和无氧 3 个区域，那么对于大多数人，推荐以 AT 和 RCP 之间的乳酸区域作为耐力训练的适宜运动强度（图 4-8）。

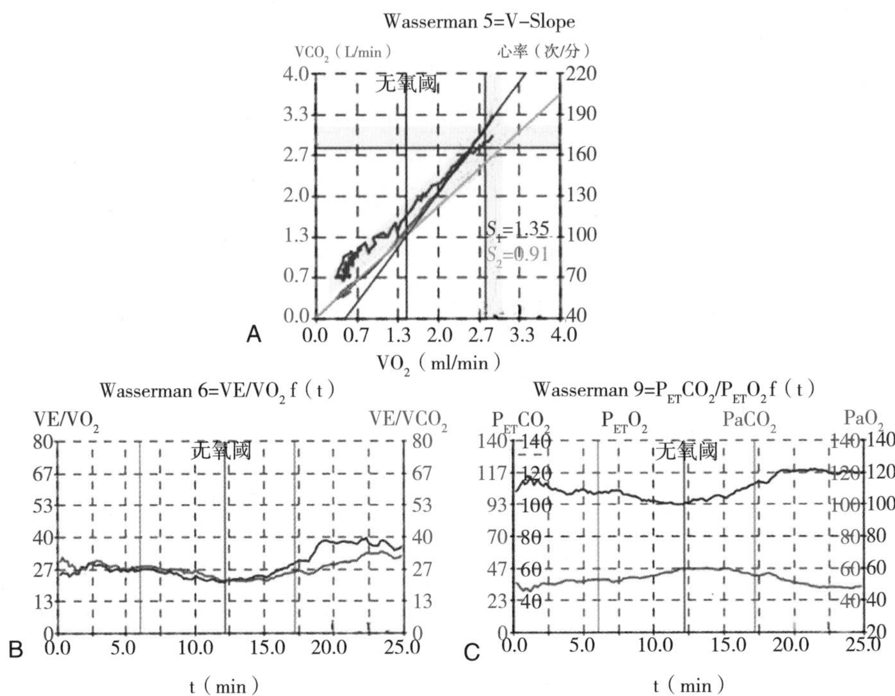

图 4-7　确定 AT 的不同方法

A. Beaver 等的 V-slope 方法：VO_2 和 VCO_2 以 1 ∶ 1 的缩放比例显示。AT 是切线斜率为 1（角度为 45°）时的摄氧量。当 VO_2/VCO_2 斜率超过 1 时，AT 已经达到；B. 运动中 VE/VO_2 关系曲线超过最小值后开始上升时 AT 已达到；C. 运动中 $P_{ET}O_2$ 达到最小值后开始上升时 AT 已达到。上述 3 种方法所得结果应具有一致性

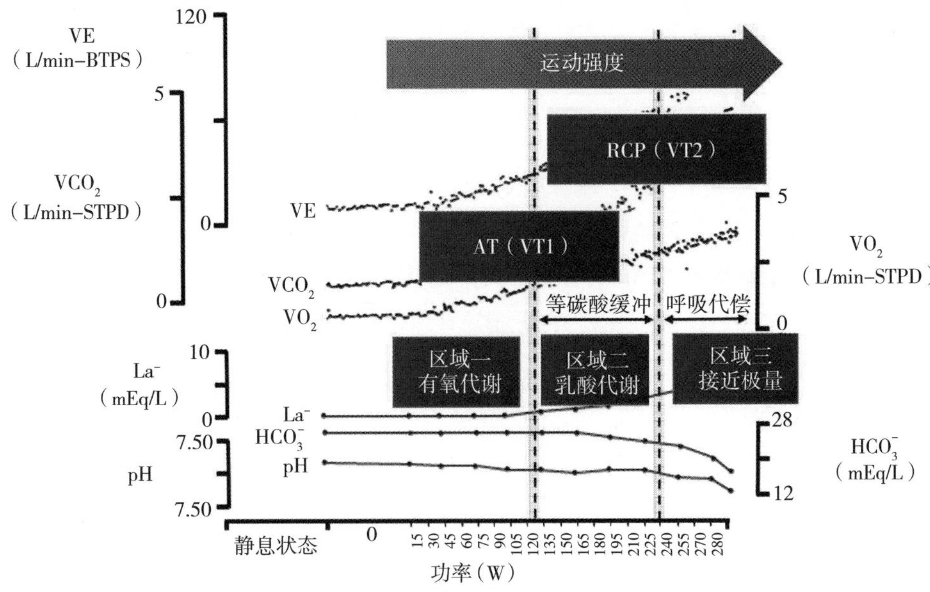

图 4-8　有氧运动强度划分

BTPS.body temperature and ressure saturated，生理条件，即正常体温、标准大气压及饱和水蒸气状态；STPD.standard temperature and pressure dry，干燥状态下标准温度和压力。mEq/L = mmol/L × 原子价

4. 第四步：呼吸储备（九宫图图 7） 呼吸储备 =（MVV- 每分通气量最高值）/ MVV，高峰运动时呼吸储备一般高于 15%，否则常见于阻塞性通气功能障碍。运动中潮气量一般不超过静息深吸气量的 85% ～ 90%，否则常见于限制性肺疾病（图 4-9）。

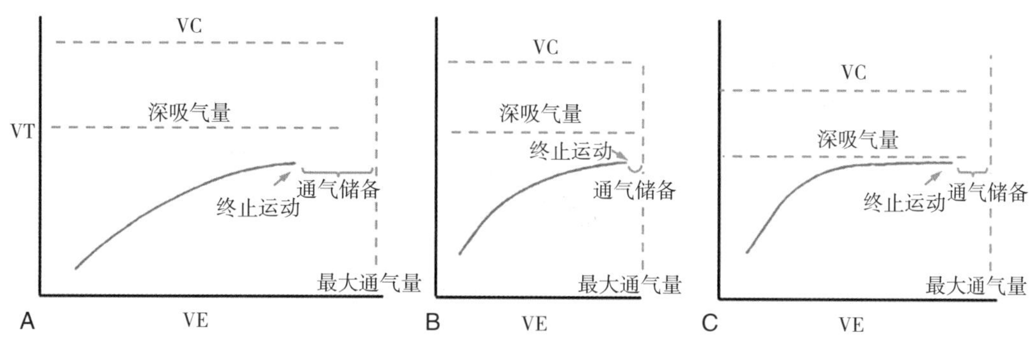

图 4-9 正常与异常呼吸储备图形

A. 正常个体；B. 阻塞性肺疾病患者；C. 限制性肺疾病患者

5. 第五步：运动中的心率与循环氧输送（九宫图图 2、图 5） 运动时的心率变化：通常 VO_2 每增加 1MET，心率增加 10 次 / 分。心脏病患者的心率受 β 受体阻滞剂等因素影响，最大预计心率 =（220- 年龄）× 0.62。

氧脉搏（O_2 pulse）可通过摄氧量 / 心率计算而来，反映每搏输出量对运动的反应，是心血管效率的指标。峰值氧脉搏正常值一般应 > 80% 预计值，运动中氧脉搏应持续线性上升，最大用力时可能到达平台期（图 4-10）。

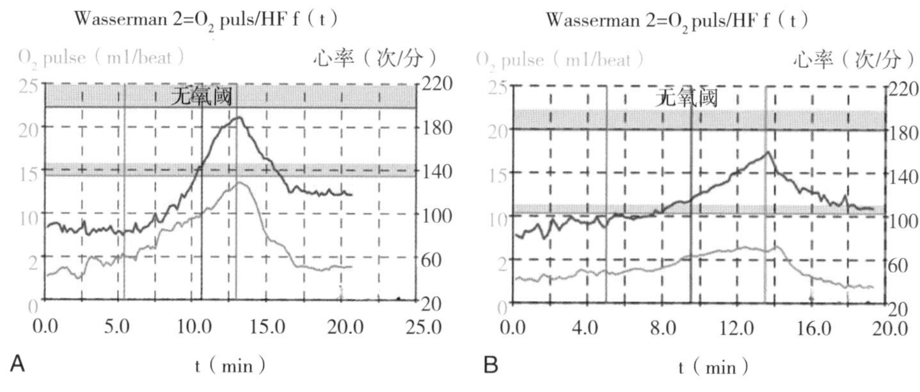

图 4-10 正常与异常氧脉搏曲线

健康受试者（图 4-10A）和心肌缺血患者（图 4-10B）的结果见图 4-10。

HR-VO_2 曲线：在以心率为 y 轴，VO_2 为 x 轴的图形上，健康受试者的心率呈线性增加，且数据节点的拟合曲线最终会通过预计 VO_2 和预计心率的交点（图 4-11A）。运动员（图

4–11B）或服用 β 受体阻滞剂的患者心率增快较慢。有症状的患者心率与 VO_2 关系曲线斜率明显下降或许意味着变时性下降。如果患者表现为明显的循环受限，并且特定运动水平心排血量增加受损，图形会表现为明显的心率加快（图 4–11C）。

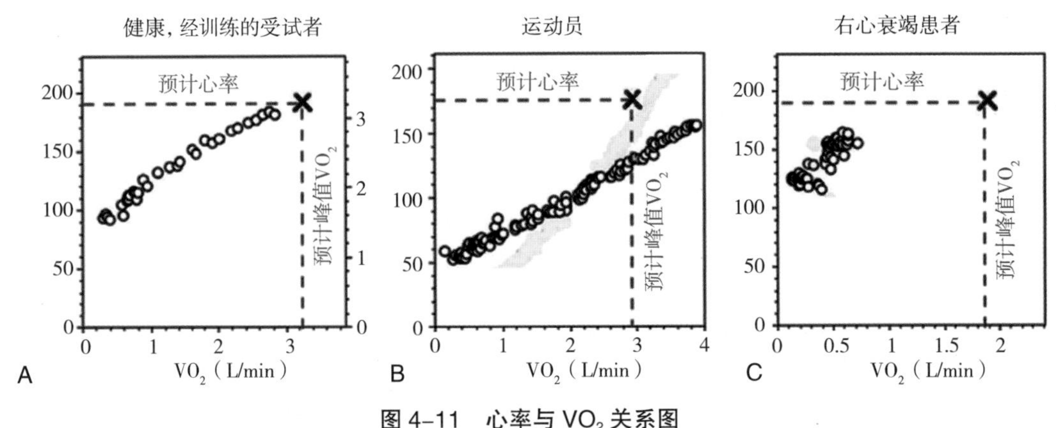

图 4–11　心率与 VO_2 关系图

"X"标记预计心率（水平虚线）和预计峰值 VO_2（垂直虚线）的交点。A. 正常人和未经训练的受试者；B. 运动员或服用 β 受体阻滞剂的患者；C. 严重右心衰竭患者

6. 第六步：通气有效性（九宫图图 4、6、9）　VE/VCO_2 是每分通气量（VE）与二氧化碳排出量（VCO_2）的比值，通气量是生理无效腔与肺泡通气量之和。每分通气量（VE，y 轴）与二氧化碳排出量（VCO_2，x 轴）关系曲线揭示了运动过程中这两个指标之间的关系（图 4–12）。生理情况下，即使超过了 AT 水平，VE 与 VCO_2 变化也具有一致性；仅在接近极量运动时，乳酸酸中毒本身成为另外的化学感受器刺激因素，引起明显的过度通气，这被认为是 RCP。高于此点时，VE 与 VCO_2 的线性关系不能维持。RCP 之下，关系曲线线性相关部分或许可以用于计算 VE/VCO_2 斜率，以 VE/VCO_2 斜率表示肺换气效率。VE/VCO_2 斜率对预测心力衰竭患者预后具有重要价值，VE/VCO_2 斜率＜ 30 为正常，随年龄增长可能轻微上升。

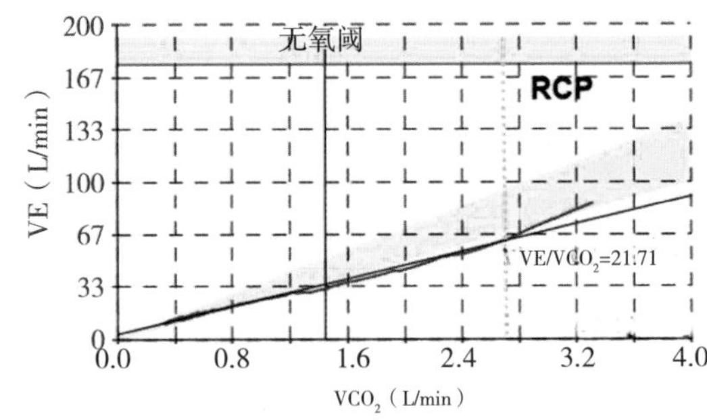

图 4–12　每分通气量（VE，y 轴）与 VCO_2（x 轴）关系曲线

高运动强度时，呼吸补偿点（RCP）清晰可见。这个案例中 VE/VCO_2 斜率计算结果已显示在此图中

VE/VCO_2 斜率能够从图形中 VE 与 VCO_2 曲线的线性部分计算得出。该图形的 y 轴应

重点关注，因为这包含无效腔通气相关信息。这些信息或许也能够从运动中 VE/VCO_2 关系随时间的变化中体现（图 4–3，九宫图中图 4）。从数学的角度考虑，如果 VE 与 VCO_2 关系曲线在 *y* 轴上截距为正值，运动中 VE/VCO_2 值下降（图 4–13A）；如果 VE 与 VCO_2 关系曲线在 *y* 轴上截距为负值，运动中 VE/VCO_2 值上升（图 4–13B）。

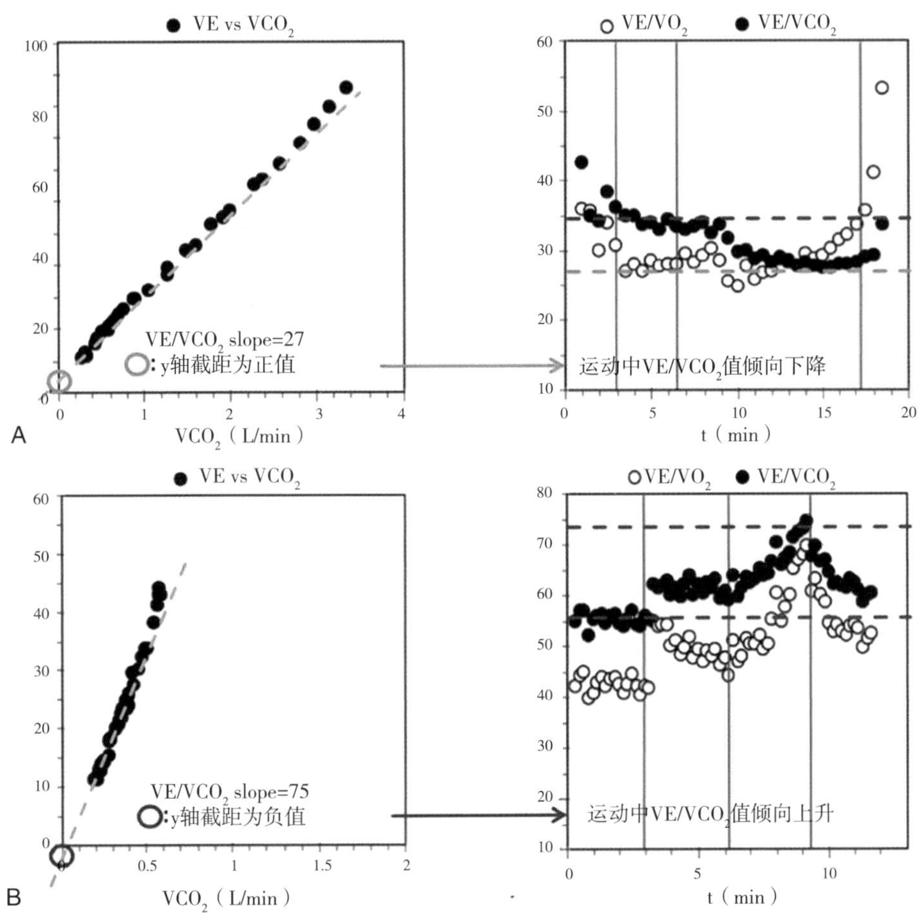

图 4–13　负荷递增运动试验中 VE/VCO_2 斜率（VE/VCO_2 slope）（y 轴）与 VE/VCO_2 关系曲线

A. 健康受试者；B. 右心衰竭患者

引用：Dumitrescu D，Rosenkranz S，2017. Graphical Data Display for Clinical Cardiopulmonary Exercise Testing. Ann Am Thorac Soc，14(Supplement_1):S12-S21. doi: 10.1513/AnnalsATS.201612-955FR

健康受试者（图 4–13A）和严重肺动脉高压伴右心衰竭患者（图 4–13B）的结果见图 4–13。右图中垂直红线表示无负荷热身运动的开始、负荷递增运动的开始和运动阶段的结束。图 4–13A 中，*y* 轴截距为正值，运动中 VE/VCO_2 值倾向下降。图 4–13B 中，*y* 轴截距为负值，运动中 VE/VCO_2 值倾向上升。右图蓝色水平线代表静息状态下 VE/VCO_2 基线比例。右上图绿色虚线代表运动中能达到的较低的 VE/VCO_2 值（运动中 VE/VCO_2 值下降），右下图红色水平线代表运动中能达到的较高的 VE/VCO_2 值（运动中 VE/VCO_2 值上升）。

潮气末二氧化碳分压（$P_{ET}CO_2$）代表呼吸系统通气灌注的匹配和心功能，反映心力衰竭、肥厚型心肌病、肺动脉高压等疾病的严重程度，一般静息时为 36 ～ 42mmHg，达 AT 时增加 3 ～ 8mmHg，达 AT 后随通气反应增加而下降。

7. 第七步：振荡通气（九宫图图 1） 运动振荡通气（EOV）通常定义为≥ 60% 运动试验时间呈振荡通气模式，振幅≥ 15% 平均静息测量值。建议运用 10 秒平均 VE 数值测定。EOV 代表心力衰竭患者疾病严重程度进展及预后不良，在任何情况下都被视为非正常的运动通气反应（图 4–14）。

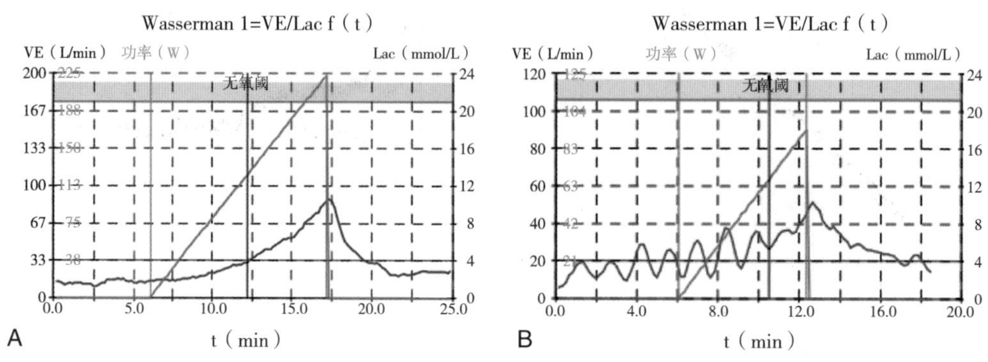

图 4–14　正常通气模式（A）和运动振荡通气（B）

8. 第八步：全部九宫图与整体临床判断　要充分解读心肺运动试验结果及九宫图所展现的运动生理学信息，既需要将九宫图全部图片作为一个整体进行理解与判断，更需要将受试者的人口学特征、临床情况、运动习惯及检测目的等信息汇总后进行综合解读，以期最大程度体现心肺运动试验的临床价值。

（赵　威）

第 5 章

心肺疾病患者的运动处方

康复治疗对心肺疾病患者有十分确切的获益和疗效，尤其在提高患者生存率和生活质量方面是其他治疗形式所不可替代的。运动训练作为心肺康复方案中的核心内容之一，需要个体化处方，这样才能将患者的安全保障与获益最大化。心肺运动试验（CPET）是评估心肺运动功能的金标准，有利于个体化运动处方制订和实施，并且 CPET 能提供人体对氧气运输和利用功能的评估参数，为辅助诊断、康复方案的制订及分析导致患者运动能力受限的因素提供有利依据。

第一节　运动训练的益处及对心肺功能的影响

一、运动训练获益包括中心效应和外周效应

（一）中心效应

中心效应是指运动训练治疗对心血管产生的直接作用，具体如下。

1. *改善血管内皮功能*　运动通过增加动脉壁血流介导的剪切力，改善血管内皮功能，增加一氧化氮的合成、释放和活性，通过促进内皮祖细胞和间充质干细胞（MSC）动员，促进血管新生和内皮修复。

2. *促进抗炎*　有氧运动训练可降低血 C 反应蛋白水平，运动可促进还原型烟酰胺腺嘌呤二核苷酸磷酸（NADPH）生成，增加机体抗氧化能力，进而起到一定的抗炎作用。

3. *延缓动脉硬化*　运动可降低老年大鼠血管壁Ⅰ型和Ⅲ型胶原纤维及转化生长因子 β（TGF-β）的表达。在人体内，骨骼肌力量和皮肤糖基化终末产物表达呈显著负相关，糖基化终末产物促进胶原交联和动脉硬化，运动可减少糖基化终末产物生成，从而延缓动脉硬化。

4. *减轻心肌重构*　有氧运动可减轻梗死后心肌重构，改善心肌组织的顺应性，改善钙离子调节功能和受损心肌的收缩能力，降低心肌组织的氧化应激水平，改善循环中炎性因子（如白介素 -10、白介素 -6、C 反应蛋白和肿瘤坏死因子 - α 等）表达。有氧运动能促进心肌梗死大鼠心肌组织中线粒体增生，增强线粒体呼吸酶链复合体 1 活性，增加三磷酸腺苷生成。长期运动训练可以降低血羧甲基赖氨酸复合物（CML）的表达，阻止与年龄相关的心肌胶原交联，延缓心肌纤维化。

5. 降低血栓栓塞风险　长期规律有氧运动能够降低冠状动脉易损斑块破裂后血栓栓塞风险，其抗栓机制包括增加血浆容量、降低血液黏稠度、降低血小板聚集、提高血浆组织纤溶酶原激活剂水平、降低血浆组织纤溶酶原抑制剂水平、降低血浆纤维蛋白原水平和增加纤溶能力。

6. 改善心肌缺血，降低猝死风险　长期规律的有氧运动通过增强体能提高冠心病患者运动诱发心肌缺血的阈值。通过改善冠状动脉弹性和内皮依赖的血管舒张功能，增加病变血管的管腔面积，增加心肌毛细血管密度，促进侧支循环生成，从而实现增加冠状动脉血流量的目的。

（二）外周效应

外周效应是指心脏之外的组织和器官在特定条件刺激下所发生的适应性改变，也是国际公认的心脏康复的作用机制之一。通过持续运动训练，外周器官和组织所发生的适应性改变表现如下。

（1）外周毛细血管密度和数量增加，骨骼肌摄氧能力提高。

（2）运动肌细胞线粒体数量、质量和氧化酶活性提高，骨骼肌氧利用率增强。

（3）交感神经兴奋性降低、外周阻力降低。

（4）肌肉收缩机械效率提高，耗能减少。

（5）最大运动能力提高。

二、运动对心肺功能的影响

1. 通过运动的外周效应及中心效应和呼吸模式的重建，可以增强心肺运动耐力，改善血管内皮功能。

2. 改善心血管疾病危险因素。运动可以降低体重和体脂含量，降低血压，降低血甘油三酯水平，增加高密度脂蛋白胆固醇水平，改善胰岛素敏感性和糖代谢情况，降低糖耐量异常患者发生 2 型糖尿病的风险。

3. 改善症状，提高肺功能，减轻呼吸困难症状。

4. 改善冠状动脉疾病预后。

5. 改善精神心理状态，缓解患者的焦虑、抑郁等情绪。

运动对机体的主要影响见表 5-1。

表 5-1　运动对机体的主要影响

增加	减少
HDL	LDL 和总胆固醇
迷走神经张力	交感 – 肾上腺素能张力
胰岛素敏感性	高血糖
运动中的 peakVO_2	心率

续表

增加	减少
功能容量	血压
心肺运动耐力	体脂
心排血量	血液中的乳酸
肌肉毛细血管数量	关节限制
肌原纤维横截面	血小板活化
线粒体的数量和体积	甘油三酯
肌肉氧化酶	焦虑和抑郁
肌肉的力量和协调能力	肥胖
通气能力	心动过速

注：HDL. 高密度脂蛋白；LDL. 低密度脂蛋白； peakVO_2. 峰值 VO_2

第二节　运动试验评估的方式选择

运动试验是在运动康复计划开始、阶段性和结束时进行临床康复评估的重要方法，可为临床提供相关量表指标，包括心肺功能状态、运动时血流动力学变化、有无心肌缺血、运动是否诱发或加重心律失常，以及有氧运动时目标心率的参考。除上述客观参数，运动负荷试验能使患者认识到在发生心血管事件后仍然可以在医师指导下科学运动，还可为患者及其家人提供重要的心理支持，有利于患者生活质量的改善。在康复过程中，运动负荷试验特别是心肺运动试验（CPET）对患者康复疗效评估优势明显，通过运动试验评估运动康复过程中临床功能的变化，有助于更新运动处方，衡量心脏康复获益，对预后做出总体评价。

一、根据运动试验设备和检测方法分类

（一）根据使用的设备分类

根据使用的设备运动试验分为运动平板试验、功率自行车试验。运动平板是装有电动传送带的运动跑台，患者可于运动平板上步行或跑步，速度和坡度根据选择的方案逐步递增，运动平板试验的优点为接近日常活动，可以逐步增加负荷量，不同坡度、速度时的心血管反应可以直接用于指导患者的步行训练。功率自行车即可调节功率的自行车，利用功率自行车进行运动试验的优点为运动伪差小，具有安全、方便及可精确计算功率、体重等特点，同时由于运动时采取坐位姿势，负重少，故更适合高危人群和老年患者进行评估检测。根据运动部位还可以分为上肢运动、下肢运动等。

（二）根据检测方法分类

根据检测方法运动试验分为心肺运动试验（CPET）、运动平板试验、六分钟步行试验等。设备选择对检测结果有影响，如运动平板与踏车的 peakVO_2 有差异，踏车的 peakVO_2

一般低于运动平板。踏车运动方案通常采用斜坡式负荷递增方案（RAMP），运动试验总的持续时间应控制在 8 ～ 12 分钟为宜，而运动平板多采用分级阶梯式负荷递增方案（INCREMENTAL），具体常用的有 Bruce 方案、Mod Bruce 方案和 Naughton 方案。

二、根据运动负荷试验方案分类

1. 低水平运动试验　运动至特定的靶心率、血压和运动强度为止。运动时限制最大心率＜ 100 ～ 120 次 / 分，收缩压增加不超过 20 ～ 40mmHg，运动强度达 3 ～ 4MET 或主观用力程度分级（RPE）为 11 ～ 13，参考 AT 水平等，以上指标中选择一个或多个指标结合作为终止试验的标准。低水平运动试验是临床上常用的方法，适用于急性心肌梗死后 I 期康复患者评估、心脏手术后早期康复评估或病情较严重高危患者。根据评估结果制订个体化运动处方，进行危险分层，判断预后及指导用药等。

2. 亚极量运动试验　适用于无症状心肌缺血及亚健康人群的冠状动脉和心功能评定，运动目标心率达到最大心率的 85%，即运动中最高心率 =（220– 年龄）× 85% 可终止试验。

3. 极量运动试验　运动强度逐级递增直至受试者感到筋疲力尽，或心率、摄氧量继续运动时不再增加为止，即达到生理极限。其适用于运动员及健康成年人。极量运动试验可按性别和年龄推算［预计最大心率 =（220– 年龄）］的公式作为终止试验的标准。

三、运动负荷试验终止指标

根据运动终点分为症状限制性、非症状限制性（靶心率等）。症状限制性运动试验是主观和客观指标结合的最大强度运动试验，以运动诱发呼吸系统或循环系统不良症状和体征、心电图异常及心血管运动反应异常作为运动终点。其用于协助诊断冠心病、评估心功能和体力活动能力及制订运动处方等，症状限制性运动试验被用于急性心肌梗死后 14 天以上的患者和其他常规测试患者。试验中要求患者持续运动，直到出现运动试验必须终止的症状和体征，如心电图 ST 段抬高或压低，或血压下降、血压过高等。运动中血压不升反降是最危险信号，常提示左主干或相当于左主干病变可能。非症状限制终止指标包括心率、血压、运动负荷量、心电图等客观指标，当然两者对于特定人群通常是保持一致的。

总之，运动方式和方案及强度等的选择非常重要，必须基于对受试者身体状况、病情、测试目的等充分了解后做出决定，确保测试安全且有效。美国心脏病学会（ACC）、美国心脏协会（AHA）和美国运动医学会（ACSM）公布的运动试验指南一致推荐试验方案应个体化，递增工作量应小。若无上述仪器设备，可酌情使用六分钟步行试验等替代方法。

第三节　负荷递增式心肺运动试验

负荷递增式心肺运动试验是结合标准的运动试验和气体代谢技术，整合循环功能、呼吸功能及代谢、肌肉等功能的运动试验，在线性功率增加的运动过程中，测定摄氧量、二氧化碳排出量、心率、通气量等数据及它们彼此的关系来分析机体的整体功能，可以更好地评估运动能力、心血管风险和功能性活动能力，并可解释其他多种与机体生理、病理紊乱状态相关的疑问。

一、负荷递增式心肺运动试验的优势和作用

1. 量化受试者的运动受限水平。
2. 评估从呼吸、循环到细胞代谢的气体交换偶联各个环节的最大工作能力。
3. 判定限制运动的具体器官系统。
4. 判定运动受限发生时的 VO_{2max}。

上述内容均可通过短时（10 分钟左右）渐进、非稳态的运动负荷递增试验做到，从而避免长时间运动试验导致误差和难以重复的现象发生。心肺运动试验尤为可贵的是其能诱发异常的心肺功能情况和临床症状，并且有些异常情况是仅在运动时才会出现（如运动诱发的心肌缺血和心绞痛症状），它可以早期评估运动受限原因，安全无创，同时节约医疗成本。

二、心肺疾病的心肺运动试验反应

（一）心肺运动试验的步骤

在制订运动处方、评估训练效果方面，心肺运动试验，尤其是负荷递增式心肺运动试验是非常重要的。心肺运动试验可以区分心脏病和肺部疾病，并给出多个参数以帮助理解运动的局限性。表 5–2 列出了心肺疾病中导致运动受限的常见反应。心肺运动试验的重要步骤如下。

表 5–2　心肺疾病的心肺运动试验反应：常见模式和差异

测量值	心力衰竭	COPD	ILD	肺血管病
VO_{2max} 或 peakVO_2	降低	降低	降低	降低
AT	降低	降低，在轻度时是正常的	降低或正常	降低
peakHR	可变的，在轻度时通常是正常的	降低，正常	降低	正常 / 略有降低
O_2 pulse	降低	正常或降低	正常或降低	降低
VE/MVV	正常或降低	增加	正常或增加	正常
VE/VCO_2（在 AT）	增加	增加	增加	增加
VD/VT	增加	增加	增加	增加
PaO_2	正常	可变	降低	降低
$P_{A-a}O_2$	通常正常	可变，通常增加	增加	增加

注：AT. 无氧阈；COPD. 慢性阻塞性肺疾病；HR. 心率；ILD. 间质性肺疾病；$P_{A-a}O_2$. 肺泡 – 动脉血氧分压差；MVV. 最大自主通气

1. 确定行心肺运动试验的原因。

2. 审查患者相关的临床和实验室信息（临床状态）。

3. 记录测试的总体质量、对受试者努力程度的评估及停止运动的原因。

4. 确定关键变量：VO_2、VCO_2、HR、VE、SpO_2 等。

5. 使用表格和图形表示数据。

6. 注意趋势性现象：从最大反应到次极量。

7. 将运动反应与适当的参考值进行比较。

8. 评估运动限制：生理方面与非生理方面。

9. 建立运动反应模式。

10. 考虑哪些条件 / 临床表现可能与这些模式相关。

11. 将心肺运动试验结果与临床状态相关联。

（二）常见疾病

1. 心肌缺血

（1）正常的心肌收缩依赖于窦房结起搏点释放的生物电去极化作用引起的全部心脏肌肉的肌纤维同步收缩。心脏每次搏动时，主要在收缩期消耗三磷酸腺苷（ATP），而在舒张期，心肌被含氧的血液灌注时会生成 ATP，正常的 ATP 再生必须有足够的氧供。由于心率增快时舒张期缩短，那么为心肌补给氧的时间就减少了，因此，当心脏的某些区域出现随心肌氧需增加而相应供氧能力受损时，运动试验则能够诱发心肌缺血。随着功率和心率增加，心电图（ECG）出现特征性缺血性改变，室性异位搏动的频率也会随功率增加而增加，伴或不伴有胸痛症状。

（2）心肌缺血时 VO_2 增加减慢或不能增加，$\Delta VO_2/\Delta WR$ 减少，氧脉搏不增加和减少。随着功率增加，缺血心肌不同步收缩导致每搏输出量减少，故 VO_2 不能相应增加，$\Delta VO_2/\Delta WR$ 减少；当功率继续增加，VO_2 达到平台时，心排血量已达最大值，而心率还在继续增快，相对于 VO_2，心率通常增加更为陡峭，则每搏输出量必然减少（即体现在氧脉搏不增加和减少），氧脉搏通常不能增加至其预计值，曲线通常变得平坦或降低，这就是心肌缺血的客观证据。正常运动停止后，氧脉搏立刻下降，缺血心肌及心力衰竭患者常表现为氧脉搏反常增加，可能是运动终止后左心室后负荷突然减少，每搏输出量即刻增加所致。

（3）呼吸储备在心肌缺血时可正常或升高。由于心肌缺血患者常在相对低的代谢率时就出现“心绞痛”症状而被迫停止运动，所以其呼吸储备通常正常或升高，患者的通气当量正常，即反应相对一致的通气 – 灌注关系，相比之下，非一致的通气 – 灌注关系常发生于慢性心力衰竭患者。

2. 慢性心力衰竭　心力衰竭可分为收缩功能障碍及舒张功能障碍两种，收缩功能障碍引起的心力衰竭很容易通过低的射血分数和心脏扩大来诊断，舒张功能障碍引起的心力衰竭在老年人、心肌缺血患者、接受心肾移植者及肥厚型心肌病患者中并不少见，但由于患者心脏大小和射血分数是正常的，所以很难诊断。对于慢性心力衰竭患者（无论是由收缩功能障碍还是舒张功能障碍引起），行非侵入性心肺运动试验检查，能提供十分有价值的诊断依据。

（1）心力衰竭患者相对于正常人的代谢率来讲，有更高的通气需求，心力衰竭患者的 V/Q 失调，从而导致生理无效腔与潮气量比值（VD/VT）成比例增加，但并不引起低氧血症，这些结果反映了通气肺的灌注降低，而不是气道功能障碍，可表现为一种规律的振荡呼吸模式，可在某些严重的心力衰竭患者中观察到，运动中出现振荡呼吸与心力衰竭预后有关。

（2）心力衰竭时，VO_2– 功率的线性关系异常，呈非线性缓慢上升，表现为低功率水平时，VO_2 随功率增加可能表现正常，但逐渐达到 peakVO_2 时，VO_2 增加变缓慢；另外，peakVO_2 和 AT 显著降低，反映 O_2 运输减少；$\Delta VO_2/\Delta WR$ 斜率下降；气体交换效率降低是心力衰竭时通气驱动增加的主要因素，当功能障碍达到中度或重度时，VE/VCO_2 就会增加（降低的气体交换效率），$P_{ET}CO_2$ 降低。

（3）最大氧脉搏降低，运动后氧脉搏矛盾性增加。

（4）心力衰竭患者在较低的功率下即可发生代谢性酸中毒。

（5）运动心电图可出现缺血改变及各种心律失常。

3. 肺动脉高压　在静息状态下原发性及继发性肺血管病患者都有着异常升高的肺血管阻力，这将阻碍肺血管床正常循环和对运动做出肺血流适度增加的反应。VO_2 不会以正常［10ml/（min・W）］的速率上升，实际上是逐渐降低至 10ml/（min・W）以下的速率，而 VCO_2 急剧升高。因此，与左心衰竭有类似的 $\Delta VO_2/\Delta WR$ 斜率下降，不同的是由肺血管病引起的肺动脉高压患者常发生动脉低氧血症，伴或不伴经未闭卵圆孔的右向左分流，而由稳定期慢性左心衰竭导致的肺动脉高压患者很少会发生运动性低氧血症。

4. 心脏瓣膜疾病　患者的每搏输出量降低，所以 VO_2 相对于功率增加的速度通常也是降低的（即 $\Delta VO_2/\Delta WR$ 降低）。AT 和 peakVO_2 也都降低，氧脉搏降低，并在相对较低的功率时即达到平台，心率增加速率较 VO_2 更为陡峭，并且在相对低功率时即达到最大心率。

5. 先天性心脏病

（1）右向左分流型：peakVO_2 降低，AT 降低。AT 时 VE/VCO_2 升高，当伴有肺血管或瓣膜阻力增加时，Ⅰ期 VO_2 降低；恒定功率测试中，VO_2 动力学缓慢；在发绀型时迅速发生过度通气和 $P_{ET}CO_2$ 降低；VE 增加和 $P_{ET}CO_2$ 降低的程度与右向左分流的多少相关，运动中低氧血症加剧。

（2）左向右分流型：peakVO_2 降低，AT 降低；AT 时 VE/VCO_2 正常；运动中动脉血氧正常。

6. 肥胖症　肥胖者运动过程中需额外做功而使代谢率增加，故运动时需要付出比正常人更大的心肺反应，然而，心脏、血管、肺和肌肉体积通常并不与体重增加相匹配，故肥胖者进行心肺运动试验时运动特征表现如下。

（1）完成做功时氧消耗更多。

（2）VO_2– 功率斜率向上移位。

（3）peakVO_2/ 体重和 AT/ 体重值均降低。

（4）peakVO_2/ 身高和 AT/ 身高值正常或升高（平时爱活动者）。

（5）以预计体重计算时氧脉搏正常或升高。

（6）静息时 PaO_2 降低，运动时正常，VD/VT 正常。

（7）代谢性酸中毒时无应有的通气代偿。

（8）VE 随功率和 VCO_2 升高呈线性增加。

7. 外周动脉疾病　外周动脉粥样硬化狭窄及闭塞性疾病中，从中心大动脉分出的动脉分支主干持续存在硬化狭窄，阻碍运动肌肉血流正常增加。因此，较低水平的运动量，VO_2 呈线性增加，但相对缓慢，与其他心血管疾病不同，VCO_2 相对于功率递增的斜率也相对较缓，这是低心排血量流向缺血运动肌肉的结果。因此，降低的 $\Delta VO_2/\Delta WR$ 斜率呈线性增加，但增加速度减慢。与其他中心循环疾病不同，其 $\Delta VCO_2/\Delta WR$ 斜率与 $\Delta VO_2/\Delta WR$ 斜率改变类似，呈病理性变缓。

8. 阻塞性肺疾病　对于慢性阻塞性肺疾病患者来说，导致他们运动受限的原因通常是呼吸困难或疲乏，呼吸困难是由于在运动中，患者难以达到足够的通气量来清除额外产生的 CO_2 以调节 $PaCO_2$。而且由于许多患者平常极少活动，故在相对低的功率下运动时就会出现乳酸酸中毒。HCO_3^- 对乳酸的缓冲引起 CO_2 增加，增高的 CO_2 和 H^+ 对气体交换功能不全的肺脏提供了额外的化学刺激。具体运动特征表现：peakVO_2 降低；呼吸储备降低；心率储备升高；VD/VT 升高；运动中 $P_{a-ET}CO_2$（动脉血与潮气末 PCO_2 差）升高；$P_{A-a}O_2$（肺泡气 - 动脉血氧分压差）通常升高；功率 – 氧耗量增加；运动中出现代谢性酸中毒时不能引发呼吸代偿；运动中深吸气量降低（空气滞留）；呼气气流模式异常。

9. 限制性肺疾病　肺纤维化导致的限制性肺疾病患者，由于肺间质病变，导致呼吸力学紊乱和功能性毛细血管床减少，故不能增加肺血流以满足运动需要，从而使运动受限，在这些患者中，不仅 peakVO_2 降低，其 AT 通常也降低，与 COPD 患者相反，当接近 peakVO_2 时，$\Delta VO_2/\Delta WR$ 降低，斜率变浅，与 peakVO_2 接近。

第四节　运动处方的制订

众所周知，心脏康复五大处方中，运动处方占据极其重要的地位，前面提到运动康复能为机体带来极大的获益，而心肺运动试验被认为是评估心肺运动耐力的最佳方式，是心血管康复风险评估的重要手段，是心肺储备功能检测的金标准，可以给患者提供合适运动水平的信息，以避免不适当的应激。

一、运动处方基本原则

1. 安全性　按运动处方运动，应保证在安全范围内进行，合理运动治疗在改善心血管病的同时，可避免因不恰当的运动形式或强度造成的心血管事件。

2. 科学性和有效性　运动处方的制订和实施应使患者的功能状态有所改善，应科学、合理地安排各项内容，运动项目应与患者自身状况相适应，并将有益的体力活动融入日常生活中。

3. 个体化 运动处方必须因人而异，根据每一例先天性心脏病患者的病程、疾病严重程度、合并症等具体情况，并综合考虑患者的年龄、个人条件、社会家庭情况、运动环境等多种因素，制订出符合个人身体客观条件及需求的运动处方。

4. 全面性 运动处方应遵循全面身心健康的原则，在运动处方的制订和实施中，注意维持人体生理和心理平衡，并接受各学科专业人员（如心血管医师、康复医师、运动治疗师、神经科医师、心理科医师等）的指导，包括临床风险指导、运动风险指导、饮食营养情况指导、心理指导等。

二、运动处方的要素

运动处方包括五大要素，即运动频率、运动强度、运动时间、运动形式及逐渐递增原则。

1. 运动频率（frequency） 建议每周 3 ～ 5 次，平均分配在一周的 7 天内，如果是低强度运动，建议每天 1 次。

2. 运动强度（intensity） 通常推荐中等强度运动，初始训练的体弱患者可以从低强度开始，根据个体情况和训练目的也可以进行高强度训练，或采用高强度间歇训练模式，不同疾病类型，可根据危险分层评估选择运动强度。

3. 运动时间（time） 可从 10 分钟开始，逐渐达到每次运动 30 ～ 60 分钟。

4. 运动形式（type） 首先推荐步行、功率车运动、各种有氧运动训练器械运动、舞蹈、体操、中国传统功法（包括太极拳、八段锦）等，根据个体情况也可选择水中运动。

5. 逐渐递增原则 处方制订后并非一成不变，需要在执行过程中，根据配合情况及阶段性评估结果优化调整，需遵循循序渐进并持之以恒维持终生的原则，避免过度训练造成不良后果与强度不足达不到治疗效果。当患者完成现有运动处方感觉较前明显轻松，心率和血压反应也较前减少时，可酌情调整运动量，建议首先增加运动时间，在最初的 4 ～ 6 周每 1 ～ 2 周酌情增加 5 ～ 10 分钟，再增加训练频率，最后增加运动强度，在调整过程中应监测患者的不良反应，如果患者不能耐受，则及时调整运动量。

三、运动处方的实施步骤

运动处方的实施步骤包括三阶段，分别是热身期、运动期、放松期。运动前充分的准备活动、运动后适当的放松活动是保障运动安全必不可少的因素。运动期则是运动训练的重要组成部分，是运动有效性的保证。

1. 热身期 多采用低水平有氧运动，时间为 5 ～ 10 分钟，主要作用是放松和伸展肌肉、提高关节活动度和心血管的适应性，降低运动中心血管不良事件和运动损伤的风险。

2. 运动期 运动形式主要包括有氧运动、抗阻运动等，时间为 30 ～ 40 分钟，其中有氧运动是基础，抗阻运动、柔韧性和平衡训练作为补充。

3. 放松期 常采用低水平的有氧运动或柔韧性运动，时间为 5 ～ 10 分钟，有利于运动系统的血液缓慢回流到心脏，避免心脏负荷突然增加诱发心血管不良事件。应特别注意的是，老年人和病情较重的患者，放松时间需延长。

四、运动处方的具体制订方法

（一）有氧运动处方

1. 基于心肺运动试验有氧运动处方的制订

（1）无氧阈法

1）无氧阈、呼吸代偿点的定义

A. 无氧阈（anaerobic threshold，AT）：是指运动负荷时，随着运动负荷增加，机体有氧代谢不能满足全身组织的能量需求，组织必须通过无氧代谢提供更多能量，这时血乳酸开始升高、血 pH 开始下降，此时的临界点称为 AT，也可称为 VT1，也称为乳酸阈（lactate threshold，LT）或乳酸酸中毒阈值（lactate acidosis threshold，LAT）。三者均表示肌肉中氧供需失衡的生理表现，可互换。AT 用氧摄取量单位表示，同时也可用于峰值 VO_2 预计值的关系来表示。

B. 呼吸代偿点（respiratory compensation point，RCP）：AT 后继续运动使体内代谢产物、儿茶酚胺类物质、心率收缩压乘积增多或上升，即体内代谢从稳态到非稳态的转折。在乳酸酸中毒开始形成初期，VE 与增加 CO_2 产量成比例升高，因而 VE/VCO_2 值无明显升高。在达到 AT 之后，随着运动负荷的增加，乳酸持续增加，体内的碳酸氢盐不能完全足够中和运动诱导的酸中毒，此时，肺通气超过了 VCO_2 的产生，导致呼吸性碱中毒，即 VE/VCO_2 转为上升的临界点，此点即为 RCP，也可称为 VT2，相当于 70% ～ 80% peakVO_2、80% ～ 90% peakHR，强度介于中等强度与高强度之间。

在 AT 后运动，机体为无氧代谢功能为主，乳酸堆积，血乳酸水平升高，可发生酸中毒，血儿茶酚胺水平升高，心率收缩压乘积增大，故有学者认为 AT 是代谢危险区域的入口。

2）不同疾病运动强度的制订：根据 AT、RCP 和峰值 VO_2 可以勾勒出运动训练的运动强度范围（图 5–1）。

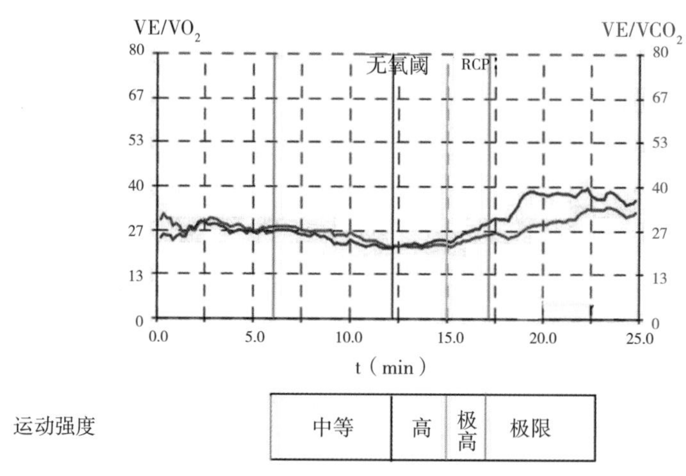

图 5–1　症状限制性心肺运动试验的用力强度

低于或等于 AT 时为中等强度；高于 AT 但低于 RCP 时为高强度；高于 RCP 但低于 peakVO_2 时为极高强度；高于 peakVO_2 时为极限

A. AT 标志着中等至高强度运动领域之间的极限，它代表了在没有血液乳酸堆积的情况下可持续较长时间的最高运动强度。通过心肺运动试验可获得 AT，此水平的运动强度能产生较好的训练效果，同时不会出现血液中乳酸大量堆积。推荐运动强度为 AT 前 1 分钟的心率或功率，或以 AT 时心率的 80% ～ 100% 为靶心率。因为在一般情况下 VO_2 和心率呈线性关系，而且心率容易测得，故心率可用作确定运动强度指标。

B. RCP 与代表长时间有氧运动上限强度的“临界功率”相关。临界功率是高强度和极高强度范围之间的极限，而在 AT 和 RCP 之间规定的运动允许实现中等运动强度范围（即中到高强度运动）。

C. 训练强度通常是相对于 peakVO_2 而言的，peakVO_2 受人体测量学（年龄、性别、体重）、运动方式、疾病的存在和治疗因素的影响。高于 RCP 的工作速率代表高强度至极高强度。

运动强度的处方应该在一个病例的基础上评估考虑临床情况和治疗过程（图 5–2）。

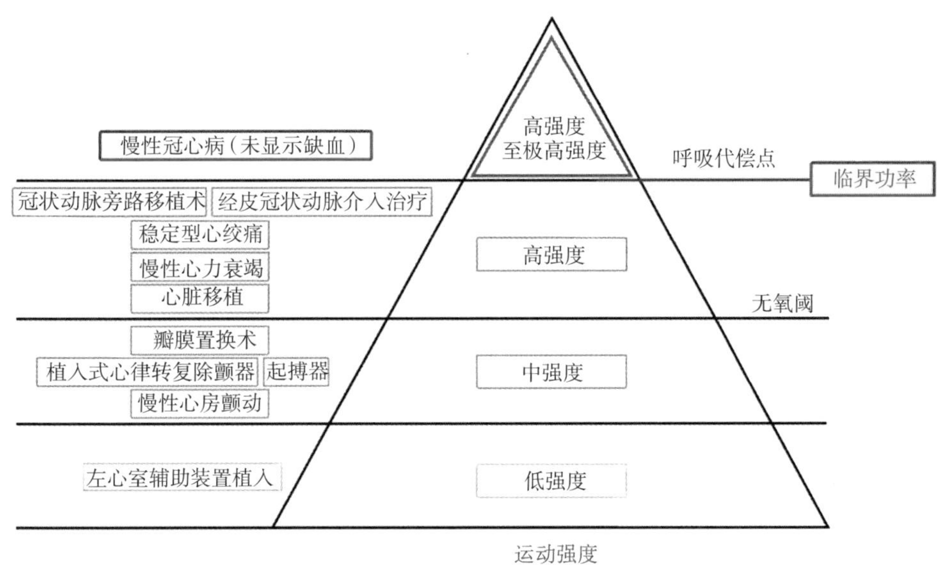

图 5–2　心血管疾病的不同诊断相关的不同强度

（2）峰值摄氧量法：通过心肺运动试验测得峰值摄氧量，取 40% ～ 80% 的摄氧量对应的心率、功率或代谢当量。

（3）摄氧量储备法（VO_2R）：该方法计算公式为目标运动强度摄氧量 =（最大摄氧量 – 静息摄氧量）× 运动强度 + 静息摄氧量。

（4）最大心率百分比（%HR_{max}）法：根据运动试验的结果，取峰值心率百分比设定靶心率。这种方法约低估 15% 摄氧量（70% 峰值心率 =55% 的峰值代谢当量），健康人通常的运动强度是 70% ～ 85% HR_{max}（相当于 60% ～ 80% VO_{2max}）。

（5）HR 储备法（HRR）：根据运动试验得出的峰值心率和静息心率算出心率储备值，然后根据心率储备值和静息心率设定运动训练靶心率。靶心率 =（最大心率 – 静息心率）× 运动强度 + 静息心率。此方法接近摄氧量水平，且不受药物影响，临床上应用较为广泛。

以最高心率（HR_{max}）百分比为强度制订训练指标时，可在症状限制性运动试验中直接测得最高心率。目前推荐 60% ～ 90% 最高心率的强度为有氧训练强度。利用心率储备的公式计算的运动强度更接近以最大摄氧量为指标的运动强度，而且受药物影响小。心率因为其易监测，是最常用的强度指标。但对于慢性肺疾病患者及心力衰竭患者，疾病的严重程度和心肺功能的稳定性有波动，训练的心率也会出现波动。因此不能单纯参考心率指标，应结合患者的呼吸困难和疲劳程度控制运动强度。

2. 其他运动处方的制订方法

（1）目标心率法：适用于老年心脏病患者，靶心率在静息心率的基础上增加 20 ～ 30 次 / 分，体能差的患者增加 20 次 / 分，体能好的患者增加 30 次 / 分。此方法简单，但欠精确。

（2）自觉疲劳程度量表（RPE）评分法：RPE 是由瑞典生理心理学家 Gunnar Borg 设计的，故又称 Borg 量表。在运动中，患者根据自我感觉的疲劳程度判断打分，一般使用的范围为 6 ～ 20 分（表 5-3）。通常建议患者在 12 ～ 15 分范围内运动。年轻患者运动训练时 RPE 评分应在 12 ～ 15 分，中老年人应达到 11 ～ 13 分。此外，研究表明，RPE 与心率和耗氧量具有高度相关性。除外应用影响心率药物，RPE 评分乘以 10 就约相当于这一运动强度下的心率。需要注意的是，这一规律在年轻人中比较适用，年龄越大，推算越不准确。

表 5-3　自觉疲劳程度量表

RPE 评分（分）	主观运动感觉
6	安静，不费力
7	极其轻松
8	
9	很轻松
10	轻松
11	
12	有点吃力
13	
14	
15	吃力
16	非常吃力
17	
18	
19	极其吃力
20	精疲力尽

（二）抗阻运动处方

抗阻运动指肌肉在克服外来阻力时进行的主动运动，阻力可由自身的重量、他人或器械（如哑铃、弹力带等）提供，抗阻运动可作为有氧运动的补充。抗阻运动引起的心率反应性较低，主要增加心脏的压力负荷，有利于增加心肌血流灌注，提高基础代谢率，改善肌肉耐力及糖脂代谢。抗阻运动处方由肢体在保持正确方法且没有疲劳感的情况下，患者能够 1 次举起的最大重量（1–RM）来确定。但 1–RM 在实际工作中很难测定，常采用“理论最大负荷”的方法设定运动强度（表 5–4）。例如，实际测量患者上肢举起 10kg 重量，最大重复次数 12 次，其理论预测 1–RM=10kg × 1.43=14.3kg。

表 5–4　“理论最大负荷”方法计算 1–RM 和抗阻训练负荷

强度	实测可重复次数（次）	理论 1–RM 系数
100%	1	无
95%	1 ～ 2	1.05
90%	2 ～ 3	1.11
85%	4 ～ 5	1.18
80%	6 ～ 8	1.25
75%	9 ～ 11	1.33
70%	12 ～ 15	1.43
65%	16 ～ 17	1.54
60%	18 ～ 20	1.66
55%	21 ～ 23	1.82
50%	24 ～ 26	2.00
45%	27 ～ 35	2.22
40%	36 ～ 45	2.50

建议每次训练 8 ～ 16 组肌群，初始强度推荐为上肢 1–RM 的 30% ～ 40%，下肢为 50% ～ 60%，RPE 评分 11 ～ 13 分。上肢和下肢的抗阻运动交替进行，每组训练间歇时间不能少于 2 分钟，否则将使血液中乳酸浓度急剧增加，疲劳程度加重。切记运动过程中，不能憋气，避免 Valsalva 动作。频率推荐 2 ～ 3 次 / 周最佳，有利于机体恢复和避免过度疲劳。当患者能够轻松完成 12 ～ 15 次动作时，可上调 5% 的负荷重量。

（三）柔韧性训练处方

柔韧性训练可保持颈部、躯干和臀部的灵活性和柔韧性，有助于释放压力、降低受伤风险和肌肉僵硬度、改善体型等。老年患者的柔韧性差，使日常生活活动能力受影响。因此，柔韧性训练对老年患者尤为重要。

柔韧性训练应以缓慢、可控制方式进行，逐渐加大活动范围。训练方法：每次训练 8 ～ 10 个主要肌群，每个肌群拉伸时间为 6 ～ 15 秒，逐渐增加至 30 秒，如可耐受，可增加到 90 秒。运动期间注意正常呼吸，强度为有牵拉感觉同时不感觉疼痛，每个动作重复 2 ～ 3 次，总时间 10 分钟左右，每周 3 ～ 7 次。

（四）平衡性训练处方

平衡能力指在不同的环境和情况下维持身体姿势的能力，可通过功能性前伸、单足站立及器械评定等方法进行评定。老年人平衡能力相对较差。通过平衡功能训练可以提高平衡控制能力，降低跌倒风险。平衡功能训练的原则：双足或单足、睁眼至闭眼、静态至动态，强度由易至难，每次 5 ～ 10 分钟，2 ～ 5 组 / 天，2 ～ 3 天 / 周。

五、运动处方制订的注意事项

制订运动处方前，需要排除运动康复禁忌证（表 5–5），并在充分评估基础上进行危险分层（表 5–6），根据危险分层制订运动强度（表 5–7），充分体现运动处方个体化。

表 5–5　运动康复禁忌证

绝对禁忌证	相对禁忌证
存在以下情况时禁止进行运动康复治疗： （1）生命体征不平稳、病情危重需要抢救 （2）不稳定型心绞痛、近期心肌梗死或急性心血管事件病情未稳定者 （3）血压反应异常，直立引起血压明显变化并伴有症状、运动中收缩压不升反降＞ 10mmHg 或血压过高、收缩压＞ 220mmHg （4）存在严重的血流动力学障碍，如重度或有症状的主动脉瓣狭窄或其他瓣膜疾病、严重主动脉弓狭窄、梗阻性肥厚型心肌病（左心室流出道压力阶差≥ 50mmHg）等 （5）未控制的心律失常（心房颤动伴快速心室率，阵发性室上性心动过速，多源、频发性室性期前收缩） （6）三度房室传导阻滞 （7）急性心力衰竭或慢性失代偿性心力衰竭 （8）夹层动脉瘤 （9）急性心肌炎或心包炎 （10）可能影响运动或因运动病情加重的非心源性疾病（如感染、甲状腺毒症、血栓性疾病等）	对于存在以下情况的患者，给予运动康复治疗时应慎重考虑： （1）电解质紊乱 （2）心动过速、严重的心动过缓或静息心电图显示明显的心肌缺血 （3）二度房室传导阻滞 （4）未控制的高血压（静息收缩压≥ 160mmHg 或舒张压≥ 100mmHg） （5）低血压（舒张压＜ 60mmHg 或收缩压＜ 90mmHg） （6）血流动力学障碍，如梗阻性肥厚型心肌病（左心室流出道压力阶差＜ 50mmHg），中度主动脉弓狭窄（压力阶差 25 ～ 50mmHg） （7）未控制的代谢性疾病，如糖尿病、甲状腺功能亢进症、黏液水肿 （8）室壁瘤或主动脉瘤 （9）有症状的贫血

表 5-6 运动中心血管事件危险分层

危险分层	运动或恢复期症状及心电图改变	心律失常	再血管化后并发症	心理障碍	左室射血分数	功能储备	血肌钙蛋白水平
低危	运动中或恢复期无症状及心电图缺血改变	无休息或运动引起心律失常	AMI 溶栓或 PCI/CABG 后血管再通，无合并症	无心理障碍，如焦虑和抑郁	＞ 50%	＞ 7MET	正常
中危	中度运动或恢复期出现心绞痛症状或心电图缺血改变	休息或运动时未引起复杂室性心律失常	AMI 溶栓或 PCI/CABG 后无心源性休克或心力衰竭	无严重心理障碍，如焦虑和抑郁	40% ～ 50%	5 ～ 7MET	正常
高危	低水平运动或恢复期出现心绞痛症状或心电图缺血改变	休息或运动时出现复杂室性心律失常	AMI 溶栓或 PCI/CABG 后有心源性休克或心力衰竭	有严重心理障碍，如焦虑和抑郁	＜ 40%	＜ 5MET	升高

注：低危，需符合每一项标准；中危和高危，需符合其中一项标准。低危患者，运动康复时无须医学监护，也可使用心率表监护心率，重点教会患者识别可能的危险信号，在患者出现不适反应时能正确判断并及时处理；中危患者，可进行医学监护，监测心率、血压、血氧饱和度、疲劳程度和症状等；高危患者，需严格进行连续医学监护，密切观察患者运动中心率、心电图、血压、血氧饱和度、症状和疲劳程度，一旦出现不适、致命心律失常或心肌缺血，立即终止运动。AMI. 急性心肌梗死；PCI. 经皮冠状动脉介入术；CABG. 冠状动脉旁路移植术

表 5-7 不同危险分层患者在康复训练中运动处方与监护强度推荐

危险分层	运动类型	运动强度	运动时间	运动频率	人员监测次数与时间	心电监护次数与类型
低危	有氧运动，运动康复后期酌情设计间歇高强度运动处方	AT 心率或功率设计中高强度运动	30 ～ 40 分钟	5 ～ 7 次 / 周	最初 6 ～ 18 次，或事件后或在血管化后 30 天	最初 6 ～ 12 次连续监护；之后酌情脱离监护
中危	有氧训练，3 个月后可增加间歇高强度运动训练	AT 心率或功率设计中强度运动	30 ～ 40 分钟	5 ～ 7 次 / 周	最初 12 ～ 24 次，或事件后或在血管化后 60 天	最初 12 ～ 18 次连续监护；之后酌情改为间断监护或脱离监护
高危	低强度步行训练	运动中心率增加不超过 20 次 / 分	每次 10 ～ 30 分钟	3 次 / 周	18 ～ 36 次，或事件后或在血管化后 90 天	连续监护；酌情改为间断监护

（朱利月　吴孝军）

第 6 章

临床常见疾病的心肺运动试验应用和运动处方的制订

第一节　冠心病

一、冠心病患者心肺运动试验的特点和变化

1932 年 Goldhammer 等首先提出心电图运动试验可作为冠状动脉供血不足的辅助诊断方法，目前标准的阶梯或递增负荷运动试验是临床评估的重要手段之一。心电图运动试验诊断运动诱发心肌缺血一般是根据 ST 段的改变及运动中出现心绞痛、室性心律失常和（或）随着运动负荷增加出现收缩压下降等异常改变。然而，标准 12 导联运动心电图并不能在所有病例中识别心肌缺血，其敏感度为 46%，特异度为 66%。因此，仅依靠运动心电图的改变是不够的。

近些年研究发现，通过将心肺运动试验的气体指标与标准 12 导联运动心电图结合，有助于克服心电图运动试验的局限性，能够为临床提供更详细的运动中血流动力学反应信息。与单纯运动心电图相比，心肺运动试验期间的 VO_2、氧脉搏、$\Delta VO_2/\Delta WR$ 和通气效率的评估已被证明为检测诱导性心肌缺血和灌注缺陷提供了更高的敏感度和特异度。并且气体交换指标的评估可以帮助排除心电图检查假阳性的患者。因此，心肺运动试验可能会提高运动负荷试验的诊断准确性。

（一）冠心病患者运动气体交换特征

正常情况下，心脏在每次搏动时，主要在收缩期消耗 ATP，而在舒张期，心肌被含氧的血液灌注时会生成 ATP。冠心病患者（如血管狭窄、微循环障碍、血管痉挛等）在运动时出现某部位心肌需氧量增加而供氧能力不足，需求与灌注失衡可诱发心肌缺血，通常导致心室壁运动异常，并可引起运动时的血流动力学改变，如每搏输出量和心排血量下降。心绞痛和心电图 ST 段的改变比心肌灌注异常导致的局部心肌功能障碍延迟很多。如果心肌缺血在递增负荷运动试验中由于每搏输出量减少而减慢心排血量增加的速度，那么心肺运动试验测量的 VO_2 增加的速率和其他相关变量将变得异常。冠心病患者运动气体交换特征：①低功率时 $\Delta VO_2/\Delta WR$ 正常，但在 AT 水平以上斜率变缓；②最大氧脉搏降低，出现氧脉搏平台；③运动后氧脉搏迅速升高；④心率与 VO_2 呈非线性关系，在接近 $peakVO_2$ 时，斜

率变得异常陡峭；⑤呼吸储备高；⑥运动终末出现代谢性酸中毒。

1. peakVO_2　当外呼吸到细胞呼吸的循环偶联不足以为肌肉运动提供所需的氧气时，与功率的增加相比，VO_2 会低于正常及不能达到 peakVO_2 的预计值。冠心病通常会出现 peakVO_2 下降。这是因为当运动中出现心肌缺血时，心肌不同步收缩导致每搏输出量减少，从而使 VO_2 不能随着功率增加而相应增加。

2.$\Delta VO_2/\Delta WR$　通常 $\Delta VO_2/\Delta WR$ 值在递增运动试验中低功率测试时是正常的，但当心肌缺血不能产生足够的 ATP 以维持心肌收缩和每搏输出量（心肌动力障碍）时，该值就急剧降低。不管是否有胸痛，$\Delta VO_2/\Delta WR$ 开始下降或下降之后，心电图通常才开始表现异常。

3. 氧脉搏　运动开始时氧脉搏即刻上升主要取决于每搏输出量增加，随着运动功率增加，氧脉搏上升主要依靠动脉 - 混合静脉血氧含量差增加。冠心病患者在运动中出现心肌缺血时，出现心室壁运动异常致使每搏输出量下降，而同时动脉 – 混合静脉血氧含量差增加，氧脉搏通常不能正常增加至其预计值，通常会变得平坦或降低，即出现氧脉搏平台或氧脉搏下降。

正常人在进入恢复期时氧脉搏即刻下降，而氧脉搏反常增加通常发生在心肌缺血所引发的运动异常反应中。研究表明，恢复期氧脉搏反常增加可能由运动终止后左心室后负荷突然减少，每搏输出量即刻增加所致。

4. 心率 – 摄氧量　每搏输出量增加发生于低水平运动的初期，之后主要是通过提高心率增加心排血量，也就是说心率常随 VO_2 增长而呈线性增加。但在出现心肌缺血时，相对于 VO_2 的增长，心率通常增加速率更为陡峭，形成一个非线性关系的心率 – 摄氧量曲线。

5. 呼吸储备高　由于冠心病患者在相对低的代谢率时就因出现“心绞痛”等症状而被迫停止运动，从而其呼吸储备是正常或升高的。患者的通气当量正常，这反映相对一致的通气 – 灌注关系。

6. 运动终末出现代谢性酸中毒　通常在左心室明显受损，部分心肌停止正常收缩时，患者的心排血量并不能随运动功率增加而增加，导致氧的转运功能受损，出现代谢性酸中毒。代谢性酸中毒的程度取决于心肌缺血后患者运动的强度及完成运动的时间。

（二）标准运动心电图

当运动导致心肌需氧量增加而心肌供氧不足时，心肌缺血可有特征性的心电图改变，室性异常搏动的频率也会随功率增加而增加。

1. 阳性标准：心电图标准

（1）运动中或运动后在 R 波为主的导联 ST 段出现水平型或下斜型压低≥ 0.1mV（J 点后 60 ～ 80 毫秒），持续时间≥ 2 分钟。运动前原有 ST 段压低者，应在原有基础上再压低≥ 0.1mV，持续时间≥ 2 分钟。

（2）运动中或运动后出现 ST 段水平型或弓背向上型抬高≥ 0.2mV，持续时间≥ 1 分钟。

（3）ST 段上斜型下降 0.20mV 以上，同时 aVR 导联 ST 段抬高 0.10mV 以上。

（4）出现一过性异常高耸 T 波伴对应导联 T 波倒置。

2. 阳性标准：临床变化指标

（1）运动中出现典型心绞痛；中度以上心绞痛伴缺血型 ST-T 改变。

（2）运动中血压下降（排除伪差、干扰因素）超过 10mmHg 并伴全身反应，如低血压休克。

（3）心率较运动前或前一级运动下降≥ 20 次 / 分，并伴随其他心肌缺血的征象。

3. 可疑阳性标准：有下列改变之一者

（1）运动中或运动后 ST 段在原基础上水平型或下斜型压低≥ 0.05mV，但＜ 0.1mV。

（2）运动中或运动后出现 U 波倒置。

（3）低负荷运动量（＜ 5MET）时，出现频发室性期前收缩、室性期前收缩二联律或室性心动过速、房室传导阻滞、窦房传导阻滞、心房颤动、心房扑动。

（4）运动后延迟的收缩压反应：指恢复期第 3 分钟的收缩压与第 1 分钟的收缩压比值＞ 1，运动中收缩压较安静时或前一级运动时下降≥ 10mmHg。

（5）异常心率恢复：指从运动峰值心率到恢复期 2 分钟心率的变化≤ 12 次 / 分。

二、疑似心肌缺血的诊断分层

在心肌缺血引起血流动力学改变时，心肺运动试验中气体分析指标的异常改变可以在心电图出现 ST 段压低和心绞痛发作前出现。其中，peakVO_2、氧脉搏及 $\Delta VO_2/\Delta WR$ 斜率的异常改变是评估疑似心肌缺血患者的重要指标。因个体差异较大，peakVO_2 的变化范围很大，不易用固定的范围评价所有患者，故将 peakVO_2 实测值占预计值的百分比纳入疑似心肌缺血患者的诊断分层中。当患者 peakVO_2 实际值占预计值的百分比不断下降，逐渐低至＜ 50% 时，提示冠心病趋于严重，有氧适能逐渐下降，此下降趋势与不良预后密切相关。当出现氧脉搏和 $\Delta VO_2/\Delta WR$ 斜率逐渐在早期出现平台随后下降时，患者存在运动诱发心肌缺血的可能性较大（表 6-1）。

正常人群中，收缩压随着运动强度的增加而增加，心电图在负荷期和恢复期没有持续的心律失常、异位搏动和（或）ST 段改变。可疑心肌缺血的患者在运动试验过程中出现血压和心电图的异常变化时，即收缩压下降，心电图在负荷期和恢复期间有节律改变、异位搏动和（或）ST 段改变并导致运动试验终止，则进一步提示运动诱发心肌缺血的可能性增加。此外，若疑诊心肌缺血的患者因异常呼吸困难而终止试验，其预后较因下肢无力或心绞痛作为运动终止的患者的预后更差。

三、心肺运动试验和经皮冠状动脉介入术的疗效

心肺运动试验除了是辅助诊断心肌缺血的方法，还是评估血管重建术后功能的有效技术。经皮冠状动脉介入术（PCI）后，peakVO_2、摄氧动力学反应、无氧阈值和氧脉搏反应均有显著改善。此外，研究表明有症状的稳定型冠状动脉疾病患者中，心肺运动试验参数与诱发性心肌缺血有关。虽然 peakVO_2、$\Delta VO_2/\Delta WR$、VE/VCO_2 斜率等与评估患者心绞痛症状的严重程度和生活质量有关，但只有氧脉搏平台能够评估心肌缺血的严重程度，而

且与没有出现氧脉搏平台的患者相比，出现氧脉搏平台的患者接受 PCI 治疗的受益更大。

表 6–1　疑似心肌缺血患者的诊断分层

内容	数值		
主要 CPET 变量	氧脉搏轨迹[b]	$peakVO_2$[a] 实测值占预计值百分比	$\Delta VO_2/\Delta WR$ 轨迹[b]
	在运动试验中持续升高，最大运动量时可能达平台	≥ 100% 预计值	在 ET 中持续增高
	早期持续平台	75% ～ 99% 预计值	早期持续平台
		50% ～ 75% 预计值	
	早期平台，随后下降	＜ 50% 预计值	早期平台，随后下降
标准 ET 变量	血流动力学	心电图	
	ET 时收缩压升高	在 ET 和（或）恢复期间，没有持续的心律失常、异位搏动和（或）ST 段改变	
	ET 时收缩压反应平缓	在 ET 和（或）恢复期间有节律改变、异位搏动和（或）ST 段改变，没有导致试验终止	
	ET 时收缩压下降	在 ET 和（或）恢复期间有节律改变、异位搏动和（或）ST 段改变，导致试验终止	
终止试验原因	下肢肌肉疲劳	心绞痛	呼吸困难

说明：$peakVO_2$ 实测值占预计值百分比由绿色区域进展为红色区域，提示患者心肌缺血和心功能减退的程度加重。

氧脉搏和 $\Delta VO_2/\Delta WR$ 轨迹位于红色区域，提示所筛查的特定患者（体征、症状及危险因素提示冠心病风险较大）存在心肌缺血。

当血流动力学及心电图反应位于黄色区域或红色区域时，提示患者运动反应异常，进一步支持所筛查的特定患者（体征、症状及危险因素提示冠心病风险较大）存在心肌缺血。

注：VO_2. 摄氧量；$\Delta VO_2/\Delta WR$. 摄氧量变化 / 功率变化；CPET. 心肺运动试验；ET. 运动试验。

a. 峰值呼吸交换率至少达 1.00 或试验因血流动力学或心电图运动反应异常而终止时，$peakVO_2$ 占预计值百分比才能视为有效。百分比预计值范围来自 Wasserman 公式；b. 从初始至运动试验结束均需氧脉搏和 $\Delta VO_2/\Delta WR$ 数据点。如需测量这些变量，应使用带有电子刹车装备的功率自行车

四、冠心病运动处方制订

冠心病患者应根据病情的严重程度，结合病史、体格检查、辅助检查、运动能力评估等，制订个体化的运动治疗目标与循序渐进的运动治疗方案。运动处方是患者康复安全有效的保障，需要遵循 FITT 原则。

在运动治疗中，适宜的运动强度是确保运动治疗安全和有效的关键因素。各种运动形式的运动处方制订的原则见表 6–2。有氧运动根据患者的运动习惯建议从 10 分钟或 20 分钟开始。但对于运动能力非常有限的患者而言，也可考虑在开始时进行每天少量（＜ 10 分钟）多次的锻炼，根据患者情况，逐渐增加有氧运动时间，增加幅度，可以每次 1 ～ 5 分

钟或每周 10% ～ 20%。对于冠心病患者，抗阻运动时期选择：PCI 后至少 3 周，且应在连续 2 周医学监护的有氧运动后进行；MI 或 CABG 后至少 5 周，且应在连续 4 周医学监护的有氧运动后进行；CABG 后 3 个月内不应进行中高强度上肢力量训练，避免影响胸骨的稳定性和胸骨伤口愈合。

表 6-2　冠心病的 FITT 原则推荐

	有氧运动	抗阻运动	柔韧性运动
频率	至少 3 天 / 周，≥ 5 天 / 周最佳	2 ～ 3 天 / 周，隔天进行	≥ 2 ～ 3 天 / 周，每天做效果最好
强度	进行过运动测试，用 40% ～ 80% 的运动能力，用 HRR、VO_2R、peakVO_2 表示。未进行运动测试，用坐位或站位静息心率（HRrest）+20 次 / 分到 HRrest+30 次 / 分或 RPE 评分 12 ～ 16 分（6 ～ 20 分）	在没有明显疲劳的情况下每个动作重复 10 ～ 15 次；RPE 评分 11 ～ 13 分（6 ～ 20 分）或 40% ～ 60% 1–RM	达到拉紧或轻度不适感
时间	20 ～ 60 分钟	1 ～ 3 组；8 ～ 10 个锻炼全身大肌肉群的不同动作	静态拉伸保持 15 秒，每个动作重复次数≥ 4 次
方式	上肢功率车、上下肢（双功能）功率车、直立或卧式自行车、卧式踏步机、划船机、椭圆机、爬楼梯、跑台等	选择患者使用起来安全、舒适的设备	重点关注四肢和腰部主要关节静态和动态拉伸，考虑本体感受性神经肌肉易化牵伸技术（PNF）

五、运动训练的注意事项

运动训练的注意事项主要围绕“安全”和“有效”展开，“安全”包含“心脏安全”和“运动安全”，是运动训练的根本，必须给予足够的重视。

（一）运动前的充分评估与危险分层

所有心脏康复训练应遵循安全性原则，主管医师应全程掌握患者运动风险，严格遵守心脏康复训练操作规范，运动前需要精准评估运动能力和进行危险分层（表 5–6），确保心脏康复安全实施。

（二）运动中的严密观察

对于中、高危患者，运动中监护症状、心电、血压等，严格把握患者的运动强度。运动过程中多询问患者的主观感受，识别可能的危险信号，如胸痛、胸闷、呼吸困难、头晕等症状，一旦出现，立即停止运动，判断病情严重程度并及时处理。对于低危患者，嘱患者运动中观察症状，不可自行增加运动强度，并给患者及其家属讲解急救相关知识。

（三）其他注意事项

1. *循序渐进、逐渐加量*　冠心病患者的运动处方要循序渐进、逐渐增量，最后持续终身。

医师和康复师需要定期根据患者运动反馈，结合患者再次评估结果，给予运动处方的调整。避免过度运动训练造成不良后果或运动训练不足达不到治疗效果。

2. 避免运动损伤　提供安全、舒适的运动环境，嘱患者穿着运动装、运动鞋，必要时使用护具，重视热身期和放松期训练。指导患者使用相对安全的运动器材或运动方式，降低运动损伤的风险。此外，患者需要在感觉良好时进行运动，如果患者睡眠不佳或有胸痛等症状，需暂停运动训练。

（吴　健　王时宇）

第二节　心力衰竭

一、心力衰竭患者的心肺运动试验的特点和变化

（一）心力衰竭患者运动不耐受的原因

运动不耐受是心力衰竭患者的典型表现，表现为 peakVO_2 降低。根据 Fick 公式，VO_2= HR（beat/min）× SV（ml/beat）×［动脉 – 静脉血氧含量差，（C（a–v）O_2，ml/100ml）］。心力衰竭运动不耐受归纳于如下几方面。

1. 每搏输出量降低　包括由冠状动脉疾病、心肌微循环缺血、心脏收缩和（或）舒张功能受损、心脏瓣膜疾病、心肌调节功能受损及周围血管阻力增加等因素导致每搏输出量降低及输送至周围肌肉的血流量减少。

2. 心脏变时功能降低　表现为运动时心率不能有效增加，影响心排血量。

3. 肺通气及气体交换异常　多由肺泡无效腔增加、通气与血流灌注匹配不良、肺气体交换异常、膈肌萎缩导致。

4. C（a–v）O_2 降低　由骨骼肌萎缩及代谢异常、内皮功能不良及骨骼肌动力反射异常激活导致。

（二）心力衰竭患者心肺运动试验特点

1. peakVO_2　反映了运动中最大的摄氧量，是心肺运动试验的主要指标，peakVO_2 降低的影响因素：肺泡低通气、肺动脉血流限制、心功能不全、周围血管功能不良、骨骼肌功能障碍、血流分配异常、贫血等。心力衰竭患者 peakVO_2 表现：在恒定功率运动负荷试验中，心力衰竭患者时间常数延长（达到平台时间较健康者延长）；在斜坡递增方案（RAMP 方案）中，对于心力衰竭患者，无论是否应用 β 受体阻滞剂，peakVO_2 均呈现降低。

2. 无氧阈（AT）　是指机体随着运动负荷增加，有氧代谢向无氧代谢转化的临界点，AT 反应有氧能力。一般情况下无论是否应用 β 受体阻滞剂，心力衰竭患者 peakVO_2 与 AT 均一致降低。如果 AT 占预计值的百分比（%AT）大于 peakVO_2 占预计值的百分比（% peakVO_2），需要考虑如下情况：患者中途拒绝继续心肺运动试验；骨骼肌耐力下降；骨骼肌代谢障碍；β 受体阻滞剂对心率的影响。

在评价心力衰竭患者的严重程度时常采用 NYHA 心功能分级。研究发现，NYHA 心功能分级与心肺运动试验中 peakVO_2 和 AT 有很好的相关性，表明症状和运输氧的能力相关。因为 NYHA 心功能分级存在主观性，Janicki 与 Weber 等提出用心肺运动试验中的 peakVO_2 和 AT 时的摄氧量将心力衰竭患者分为 A、B、C、D 级（表 6–3）。在客观评价心功能不全时，此分级明显优于 NYHA 心功能分级。

表 6–3　基于峰值摄氧量（peakVO_2）和无氧阈（AT）的 Weber 运动功能分级

分级	peakVO_2［ml/（min・kg）］	AT［ml/（min・kg）］
A	＞ 20	＞ 14
B	16 ～ 20	11 ～ 14
C	10 ～ 15	8 ～ 11
D	＜ 10	＜ 8

3. 二氧化碳通气当量斜率　每分通气量与二氧化碳排出量的比值（VE/VCO_2）为二氧化碳通气当量，二氧化碳通气当量斜率常以 VE/VCO_2 斜率表示。VE/VCO_2 斜率是根据运动中所有数据由线性回归计算得出，以斜率表示，VE/VCO_2 斜率代表肺通气与血流灌注匹配，反映肺通气效率。VE/VCO_2 斜率正常值为 20 ～ 30，心力衰竭患者无论是否应用 β 受体阻滞剂均表现为 VE/VCO_2 斜率升高。Arena 等学者根据 VE/VCO_2 斜率进行心力衰竭患者通气分级，共分为 4 级（表 6–4）。

表 6–4　根据 VE/VCO_2 斜率进行心力衰竭患者通气功能分级

分级	VE/VCO_2 斜率
Ⅰ级	＜ 30
Ⅱ级	30.0 ～ 35.9
Ⅲ级	36.0 ～ 44.9
Ⅳ级	≥ 45.0

4. 潮气末二氧化碳分压（$P_{ET}CO_2$）　反映肺通气与血流灌注匹配情况，肺动脉灌注不足时，肺动脉 CO_2 含量减少，因而肺泡内 PCO_2 减小，$P_{ET}CO_2$ 与肺泡内 PCO_2 相近。静息状态 $P_{ET}CO_2$ 正常值为 36 ～ 42mmHg，运动达 AT 时 $P_{ET}CO_2$ 增加 3 ～ 8mmHg，超过 AT 后 $P_{ET}CO_2$ 开始下降。心力衰竭患者静息及运动期间 $P_{ET}CO_2$ 降低（与 β 受体阻滞剂应用无关），与预后相关。

5. 氧脉搏　为 VO_2 除以同时间的心率（VO_2/HR），等于每搏输出量（SV）（ml/beat）与 C（a–v）O_2 的乘积，单位为“ml/beat”。其可反映 SV 随运动负荷增加时氧的时相性反应。心力衰竭患者氧脉搏曲线表现平坦、峰值氧脉搏下降，β 受体阻滞剂可使峰值氧脉搏正常或升高。当 %peakVO_2/HR 小于 %peakVO_2 时考虑心功能障碍所致耐力下降；当 %peakVO_2/HR 大于 %peakVO_2 时考虑骨骼肌功能障碍所致耐力下降。VO_2/HR 曲线平坦与心肌缺血相关。

6. △ VO_2/ △ WR 曲线　正常生理情况下，VO_2 与功率存在线性关系，常用△ VO_2/ △ WR 表示，单位为“ml/（min·W）”，正常值为 8.4 ～ 11.0 ml/（min·W）。心力衰竭患者的△ VO_2/ △ WR 曲线平坦，多与氧摄取、氧输送、氧利用有关，氧摄取与心肌缺血相关。

7. 摄氧效率斜率（oxygen uptake efficiency slope，OUES）　根据如下公式进行计算，$VO_2=a\times LgVE+b$（其中 a 代表 OUES，b 为常数），反映运动中氧的摄取及输送至机体的效率。心力衰竭患者 OUES 指标较无心力衰竭患者显著下降，并与病情严重程度相关。

8. 运动振荡通气（EOV）　部分心力衰竭患者表现为 EOV 属非正常通气模式，持续性 EOV 表示整个运动期间 60% 时限均表现为通气振幅≥静息期间通气振幅平均值的 15%。EOV 反映心力衰竭患者疾病严重程度及预后不良。

9. 呼吸储备（BR）　根据如下公式进行计算，BR=（1–VE/MVV）× 100%，正常值为 15% ～ 40%。心力衰竭患者由于肺淤血等因素，BR 存在异常，一般表现为 BR 增加。

10. 静息心率与心率变异性　心力衰竭患者在未应用 β 受体阻滞剂等影响心率药物的情况下，可出现静息心率偏高，运动中心率反应差，恢复期 1 分钟心率降低幅度小于 12 次。在应用 β 受体阻滞剂等影响心率药物的情况下，可出现静息心率正常或偏低，运动中心率反应差，恢复期 1 分钟心率降低幅度小于 12 次 / 分。

11. 运动中血压　心力衰竭患者运动中血压升高缓慢、不升甚至降低。运动最大功率时收缩压＜ 120mmHg 提示患者 3 年生存率差。

12. 运动中异常心电的变化　运动中可出现 ST 段压低或抬高、各种心律失常（频发室性期前收缩、短阵室性心动过速等）。

二、常见心力衰竭治疗药物对心肺运动试验指标的影响

治疗心力衰竭的药物对心血管的影响已被广泛研究，但其对休息或运动时心肺功能的影响，我们却知之甚少。心肺运动试验可以很好地评估这一点。目前除了血管紧张素转化酶抑制剂（ACEI）、血管紧张素Ⅱ受体阻滞剂（ARB）和 β 受体阻滞剂外，其他治疗心力衰竭的药物的数据较少，因此本部分简单介绍 ACEI/ARB、β 受体阻滞剂、螺内酯、血管紧张素受体脑啡肽酶抑制剂（ARNI）及肌球蛋白激动剂对运动耐力的影响。

（一）血管紧张素转化酶抑制剂 / 血管紧张素Ⅱ受体阻滞剂

只有少数研究评估 ACEI/ARB 对心力衰竭患者肺功能的影响。20 世纪 90 年代的经典研究指出 ACEI 介导的运动耐受性及心力衰竭的预后的改善，至少应该部分与肺功能的改善有关。事实上，依那普利改善了小部分稳定型心力衰竭患者静息时的肺弥散功能、通气效率和运动时的 peakVO_2。1997 年进行的一项研究纳入 16 名心力衰竭患者和 16 名正常志愿者，随机应用依那普利（20mg/d）或依那普利加阿司匹林治疗 15 天。虽然在正常受试者中没有检测到显著影响，但在接受依那普利治疗心力衰竭患者中观察到肺弥散、运动耐

受性和 peakVO_2 显著增加，峰值 VD/VT 和 VE/VCO_2 斜率降低。由于前列腺素浓度增加，ACEI 能够改善肺泡－毛细血管水平的气体交换障碍，对局部血管张力和微血管通透性都有良好的影响。如果依那普利与阿司匹林联合使用，ACEI 的有益作用就会消失。在接受 ACEI+ 阿司匹林治疗的心力衰竭患者中，观察到 peakVO_2、运动中的通气效率和肺弥散减少，但没有服用 ACEI 的患者没有效果。在一项回顾性分析中，与小剂量或不服用阿司匹林相比，使用大剂量阿司匹林联合 ACEI 治疗的心力衰竭患者的预后更差。

在交叉设计中，患者随机接受安慰剂、依那普利、氯沙坦或两种药物中的一种加阿司匹林治疗。有趣的是，应用依那普利和氯沙坦治疗后，运动耐受性和 peakVO_2 均显著增加（安慰剂组无效），但仅依那普利组被阿司匹林抵消，此外，依那普利组还观察到肺弥散增加。依那普利和氯沙坦单独应用引起的 peakVO_2 升高相似，但只有依那普利能改善呼吸效率（表现为 VE/VCO_2 斜率和峰值 VD/VT 显著降低）。另外，经氯沙坦治疗后 $\Delta VO_2/\Delta WR$ 关系的斜率显著增加，提示运动肌肉灌流的激活。也许是由于它们不同的作用机制，依那普利和氯沙坦联合应用导致 peakVO_2 增加明显高于各自单独治疗的结果，这可能反映了对肺功能和肌肉灌注量的协同作用。

（二）β 受体阻滞剂

β 受体阻滞剂是心力衰竭治疗的首选药物，可降低心力衰竭患者全因死亡、心血管原因死亡和再住院风险，但并不是所有的 β 受体阻滞剂都被证明是有效的。目前，只有美托洛尔、卡维地洛、比索洛尔和奈比洛尔被批准用于治疗心力衰竭。即使 β 受体阻滞剂对预后的影响已经被广泛研究，但对心力衰竭患者运动能力的影响还远不清楚。对于心力衰竭患者运动耐力的影响结论不一，一些研究表明，情况有所改善，而另一些研究未能证明任何显著的好处。此种现象可以认为是与 β 受体阻滞剂治疗相关的变时性功能不全有关，但是峰值心率的下降与运动能力下降之间缺乏相关性。研究指出了静息心率和峰值心率之间的变化比峰值心率绝对值的重要性更高。在同一项研究中，还观察到 peakVO_2 和心率降低与有无 β 受体阻滞剂治疗和 β 受体阻滞剂剂量无关。

β 受体阻滞剂治疗与运动能力关系的研究随后转移到肺功能领域。关于这一主题的首批研究之一就是 Agostoni 和他的同事观察到卡维地洛在运动能力没有任何改善的情况下，也会导致稳定型心力衰竭患者对运动的换气反应降低。VE/VCO_2 斜率降低在呼吸反应高的患者中更为明显，并与明尼苏达心力衰竭生活质量问卷评估的主观幸福感的改善相关，这表明卡维地洛能够降低严重心力衰竭患者的过度通气反应，这一效果是治疗优势的重要组成部分。

卡维地洛对中枢和外周二氧化碳及外周氧气的敏感性最低，而比索洛尔的敏感性最高。化学感受器的活性受多种机制调节，包括 α、β_1 和 β_2 受体的刺激和一氧化氮的获得，而化学感受器本身在心力衰竭时被过度激活，因此假设认为由于卡维地洛对多种受体的干扰，与其他 β 受体阻滞剂相比，其能更高程度地抑制化学感受器过度激活。

（三）螺内酯

一项多中心、前瞻性、随机、双盲、安慰剂对照研究表明，NYHA 心功能分级Ⅱ级或Ⅲ级、左室射血分数维持在 50% 以上且有舒张期功能障碍的慢性心力衰竭患者，经螺内酯 25mg 治疗 12 个月后与安慰剂组相比，改善了左心室舒张功能，但不影响射血分数正常的心力衰竭患者的 peakVO_2、症状或生活质量。

（四）血管紧张素受体脑啡肽酶抑制剂

经 ARNI 治疗 6 个月后，大多数心肺运动试验参数均有改善（$P < 0.05$）：peakVO_2 由（15.8 ± 3.4）ml/（kg · min）增至（17.0 ± 4.0）ml/（kg · min），氧脉搏由（11.5 ± 2.5）ml/beat 增至（12.6 ± 2.4）ml/beat，VE/VCO_2 斜率由 35.2 ± 11.2 降至 33.1 ± 12.3。在基础状态下，所有患者的左室射血分数增高量与氧脉搏增高量均有显著相关性（$P < 0.05$），同时在基线检查时表现为肺动脉高压患者的肺动脉收缩压和 VE/VCO_2 斜率的减少量之间也具有显著相关性。经过 ARNI 或依那普利系统治疗 12 周后，慢性射血分数降低的心力衰竭患者的 peakVO_2 增加，但两组间没有明显差异，继续治疗至 24 周时也是同样结果。因此 ARNI 虽能改善心力衰竭患者的运动能力，但与依那普利相比没有明显差异。

（五）肌球蛋白激动剂

Omecamtiv mecarbil 是一种选择性心肌肌球蛋白激动剂，可改善慢性心力衰竭患者的心功能并可降低射血分数下降的心力衰竭患者心血管死亡或首次心力衰竭事件的风险。METEROIC-HF 是一项Ⅲ期、双盲、随机对照试验，入选左室射血分数≤ 35%、NYHA 心功能分级Ⅱ～Ⅲ级、脑钠肽前体（pro-BNP）水平≥ 200pg/ml 且基线 peakVO_2 ≤预计值 75% 的射血分数下降的心力衰竭患者。给予 omecamtiv mecarbil 或安慰剂治疗 20 周后两组 peakVO_2 的变化没有显著差异。也就表明在慢性射血分数下降的心力衰竭患者中，omecamtiv mecarbil 没有显著改善运动能力。因此，不支持使用 omecamtiv mecarbil 治疗提高运动能力。

三、心肺运动试验对心力衰竭患者预后的分层

2012 年 EACPR 与 AHA 的科学声明中，联合应用 VE/VCO_2 斜率、peakVO_2、$P_{ET}CO_2$、EOV、运动中血压、心电反应等指标预测慢性心力衰竭远期风险，并明确给出心力衰竭的预后和诊断分层（表 6-5）。

四、心肺运动试验的心力衰竭风险评估

根据欧洲心脏病学会心力衰竭协会运动生理学委员会发布的立场申明，应用心肺运动试验（CPET）对心力衰竭患者进行危险分层采用“三步法”。

1. 第一步（图 6-1）　区分是常规 CPET 检测还是非常规 CPET 检测。如果具有以下一种情况以上，则列为非常规 CPET。

（1）70 岁以上、女性或心房颤动患者。

（2）具有合并症，可影响运动耐力。

表 6–5　心力衰竭患者的预后和诊断分层

内容	数值			
主要 CPET 指标	VE/VCO_2 斜率	$peakVO_2$[a]	EOV	$P_{ET}CO_2$
	通气功能分级Ⅰ级 VE/VCO_2 斜率 < 30.0	Weber 分级 A 级 $peakVO_2 > 20.0ml/(kg \cdot min)$	未出现	静息 $P_{ET}CO_2 \geq 33.0mmHg$ 在 ET 期间升高 3 ～ 8mmHg
	通气功能分级Ⅱ级 VE/VCO_2 斜率 30.0 ～ 35.9	Weber 分级 B 级 $peakVO_2$ 16.0 ～ 20.0ml/(kg · min)		
	通气功能分级Ⅲ级 VE/VCO_2 斜率 36.0 ～ 44.9	Weber 分级 C 级 $peakVO_2$ 10.0 ～ 15.9ml/(kg · min)	出现	静息 $P_{ET}CO_2 < 33.0mmHg$ 在 ET 期间升高 $<$ 3mmHg
	通气功能分级Ⅳ级 VE/VCO_2 斜率 ≥ 45.0	Weber 分级 D 级 $peakVO_2 < 10ml/(kg \cdot min)$		
标准 ET 变量	血流动力学	ECG	ECG	
	ET 时收缩压升高	在 ET 和（或）恢复期间，没有持续的心律失常、异位搏动和（或）ST 段改变	在恢复期 1 分钟时 > 12 次	
	ET 时收缩压反应平缓	在 ET 和（或）恢复期间有节律改变、异位搏动和（或）ST 段改变，未导致试验终止	在恢复期 1 分钟时 ≤ 12 次	
	ET 时收缩压下降	在 ET 和（或）恢复期间有节律改变、异位搏动和（或）ST 段改变，导致试验终止		
终止试验原因	下肢肌肉疲劳	心绞痛	呼吸困难	

说明：（1）所有变量处于绿色区域：未来 1 ～ 4 年病情预后良好（≥ 90% 无事件）——保持医学管理，4 年后重复测试。

（2）CPET 和标准 ET 得分位于红 / 黄 / 橙色区域提示预后进行性恶化——所有 CPET 变量处于红色区域：未来 1 ～ 4 年主要不良事件的风险极高（> 50%）。

（3）CPET 和标准 ET 得分位于红 / 黄 / 橙色区域提示心力衰竭严重程度增加——所有 CPET 变量处于红色区域：心排血量显著降低，神经激素水平升高，继发性肺动脉高压可能性增加。

（4）CPET 和标准 ET 得分位于红 / 黄 / 橙色区域强烈提示需考虑更为积极的医学管理和外科手术治疗。

注：VE/VCO_2 斜率 . 二氧化碳通气当量斜率；$peakVO_2$. 峰值摄氧量；EOV. 运动振荡通气；$P_{ET}CO_2$. 潮气末二氧化碳分压；CPET. 心肺运动试验；ECG. 心电图；ET. 运动试验

a. 峰值呼吸交换率至少达 1.00 或试验因血流动力学或 ECG 运动反应异常而终止时，$peakVO_2$ 才能视为有效

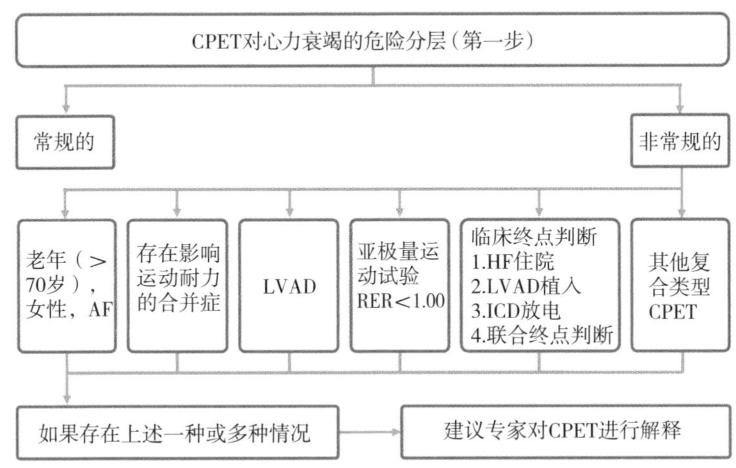

图 6-1 CPET 对心力衰竭的危险分层（第一步）

区分常规和非常规患者转诊、CPET 行为和终点。AF. 心房颤动；ICD. 植入型心律转复除颤器；LVAD. 左心室辅助装置；HF. 心力衰竭

（3）左心室辅助装置（LVAD）植入。

（4）亚极量运动试验、呼吸交换率（RER）< 1.00。

（5）临床终点判断［心力衰竭住院、LVAD 植入、植入型心律转复除颤器（ICD）放电］或联合终点判断。

（6）其他复合类型 CPET。

无上述特殊条件者，为常规 CPET。

2. 第二步（图 6-2） 常规 CPET 对心力衰竭患者全因死亡、心血管原因死亡或心脏移植风险预测，考虑特定的预后指标。

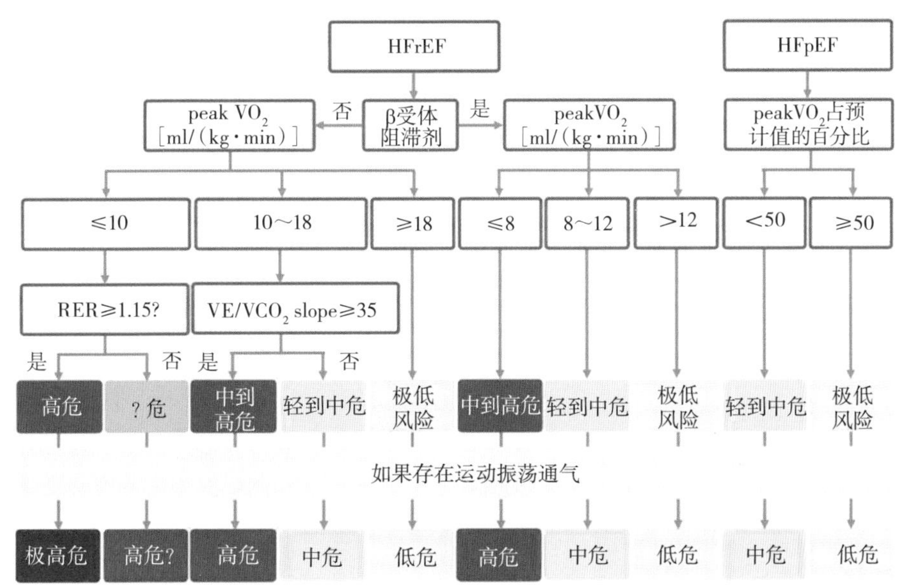

图 6-2 CPET 对心力衰竭的危险分层（第二步）

HFrEF. 射血分数下降的心力衰竭；HFpEF. 射血分数保留的心力衰竭

3. 第三步（图 6–3） 稳定型症状较轻的射血分数下降的心力衰竭患者复测 CPET 结果解析。

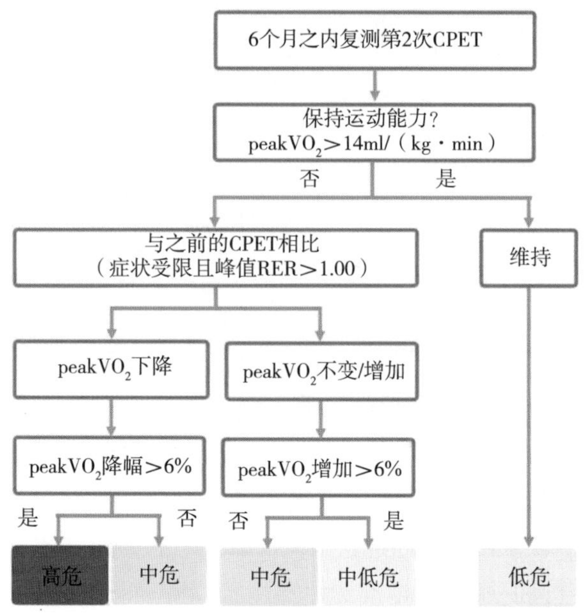

图 6–3 稳定型症状较轻的射血分数下降的心力衰竭患者复测 CPET 结果解析

五、心力衰竭运动处方制订

（一）慢性心力衰竭运动康复适应证和禁忌证

对于 NYHA 心功能分级 Ⅰ～Ⅲ级生命体征平稳的慢性心力衰竭患者，建议运动康复。

1. 禁忌证

（1）急性冠脉综合征早期（2 天内）。

（2）恶性心律失常。

（3）急性心力衰竭（血流动力学不稳定）。

（4）静息血压＞ 200/110mmHg。

（5）高度房室传导阻滞。

（6）急性心肌炎、心包炎或心内膜炎。

（7）有症状的主动脉瓣重度狭窄。

（8）严重的梗阻性肥厚型心肌病。

（9）急性全身性疾病。

（10）心脏内血栓。

（11）近 3 ～ 5 天静息状态进行性呼吸困难加重或运动耐力减退。

（12）低功率运动负荷出现严重的心肌缺血（＜ 2MET，或＜ 50W）。

（13）糖尿病血糖未控制理想。

（14）急性栓塞。

（15）血栓性静脉炎。

（16）新发心房颤动或心房扑动。

2. 相对禁忌证

（1）过去 1 ～ 3 天体重增加＞ 1.8kg。

（2）正接受间断或持续的多巴酚丁胺治疗。

（3）运动时收缩压降低。

（4）NYHA 心功能分级Ⅳ级。

（5）休息或劳力时出现复杂性室性心律失常。

（6）仰卧位时静息心率≥ 100 次 / 分。

（7）合并运动受限的疾病。

（二）慢性心力衰竭运动康复危险分层

危险分层的结果有助于心脏康复医师决策慢性心力衰竭患者运动中是否需要医师监管和心电、血压监测（表 6–6）。

表 6–6 美国心脏协会危险分层

危险级别	NYHA 心功能分级	运动能力	临床特征	监管及心电和血压监测
A	Ⅰ级	＞ 6MET	无症状	无须监管及进行心电、血压监测
B	Ⅰ级或Ⅱ级	＞ 6MET	无心力衰竭表现，静息状态或运动试验≤ 6MET 时无心肌缺血或心绞痛，运动试验时收缩压适度升高，静息或运动时未出现持续性或非持续性室性心动过速，具有自我监测运动强度能力	只需在运动初期监管及进行心电、血压监测
C	Ⅲ级或Ⅳ级	＜ 6MET	运动负荷＜ 6MET 时发生心绞痛或缺血性 ST 段压低，运动时收缩压低于静息状态，运动时非持续性室性心动过速，有心搏骤停史，有可能危及生命	整个运动过程需医疗监督指导和进行心电及血压监测，直到确立安全性
D	Ⅲ级或Ⅳ级	＜ 6MET	失代偿心力衰竭，未控制的心律失常，可因运动而加剧病情	不推荐以增强适应为目的的运动，应重点恢复到 C 级或更高级，日常活动须根据患者评估情况由医师确定

（三）运动处方具体内容

心力衰竭患者运动训练的两个主要目标是逆转运动不耐受并降低继发的临床事件风险。运动处方遵循安全、有效、全面、个体化原则，在综合评估的基础上，结合患者的个人目标及治疗团队具备的条件加以综合考量，根据 FITT 原则制订运动处方，运动处方中必须包括有氧运动（表 6–7）。

表 6–7　心力衰竭的 FITT 原则推荐

	有氧运动	抗阻运动	柔韧性运动
频率	3～5天/周	1～2天/周，隔天进行	≥2～3天/周，每天做效果最好
强度	如果有 CPET 数据，强度设置在 40%～80% peakVO_2。如果没有 CPET 数据或存在心房颤动，用 RPE 评分 11～14 分（6～20 分）	从上肢 40% 1–RM 和下肢 50% 1–RM 开始，通过几周到数月时间，逐渐增加至 70% 1–RM	达到拉紧或轻度不适感
时间	逐渐增加到 20min/d，最长不超过 60min/d	2组；每组 10～15 次重复；重点锻炼全身大肌肉群	静态拉伸保持 10～30秒，每个动作重复 2～4 次
方式	步行、跑台、功率自行车、太极拳、八段锦等	由于力量和平衡能力下降，最好选择器械	静态和动态拉伸，或 PNF

1. 有氧运动处方　基于 CPET 制订心力衰竭患者有氧运动处方（图 6–4）。首先根据病史、辅助检查及 CPET 结果对患者进行危险分层（低、中、高危），再根据危险分层确定运动康复场所及监护方案（高危患者需要在中心监护下运动，中危患者可在中心监护下运动或社区监护下运动，低危患者可在社区或居家运动）。

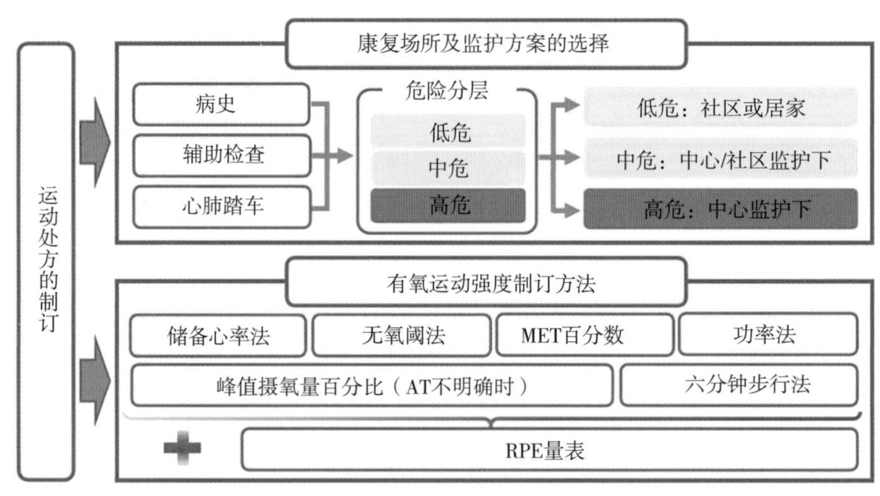

图 6–4　基于 CPET 制订心力衰竭患者有氧运动处方

2. 抗阻运动　是有氧运动的有效补充。有氧运动与抗阻运动结合可增加运动康复的效果。在慢性心力衰竭患者急性发作期，待生命体征平稳后早期活动建议低强度的抗阻运动。非低强度抗阻运动建议慢性心力衰竭稳定期经历 3～4 周有氧运动后进行。

3. 呼吸肌训练

（1）缩唇呼吸训练：可增加呼气时支气管内的阻力，避免小气道过早塌陷，有助于肺泡内气体排出。练习时嘴唇半闭时呼气，使气体缓慢均匀地从两唇间缓缓吹出，吸气时闭口用鼻缓慢吸气，稍屏气后再行缩唇呼气，吸气与呼气时间比为 1 ： 2。

（2）腹式呼吸训练：患者舒适站立或坐位，右手置于腹部，左手置于胸前，用鼻慢慢深吸气，尽力将腹部鼓起，然后以口呼气（此时口型为鱼嘴状），尽量将腹内收，呼吸要深，尽量延长呼气时间。每次进行 10 分钟左右。

（3）呼吸训练器训练：借助人工给予阻力进行训练，每天 2 ～ 3 次，每次 10 分钟左右。强度要循序渐进，防止过度换气导致目眩、气急、头晕等不适。

六、运动训练注意事项

1. 遵循无评估不康复的原则，所有运动处方制订前必须认真评估，排除运动相关禁忌，了解运动中可能存在的一些风险，做好预案。执行运动处方时需要治疗师对患者的主要症状及生命体征进行评估，若运动中出现无力、头晕、气短、胸痛等症状，需即刻停止运动及采取正确应对措施，医师及时到场处理。每 30 天进行周期性评估及最后结局评估。

2. 识别高危患者，对于高危患者，监测血压和心率，必要时佩戴血氧饱和度监测设备，以保证运动治疗有效和安全。也需要了解患者的心理状态。

3. 注意用药与运动的时间关系。心力衰竭合并糖尿病患者运动时间应避开降糖药物血药浓度达到高峰的时间，在运动前、运动中或运动后，可适当增加饮食，以避免出现低血糖等。也要注意沙库巴曲缬沙坦等治疗心力衰竭药物引起的低血压。

4. 患者需要了解运动治疗的必要性、有效性及整个过程的方法和时间，强调依从性的重要性。指导患者学会识别运动中的风险指标及正确运动方式，强调运动前后热身运动和整理运动的必要性。

5. 遵循循序渐进原则，制订处方及执行处方过程中须注意合适的强度，切忌造成患者过度疲劳，甚至造成不必要的损伤。

6. 抗阻运动时，注意调整呼吸模式，运动时避免 Valsalva 动作；抗阻运动前后应进行充分的准备活动及整理活动。

7. 运动过程中，若患者出现症状，如头晕、心悸或呼吸急促等，应停止运动。

8. 注意器械的保养及定期安全检查，注意环境与患者的着装。

（沈玉芹）

第三节　心房颤动

心房颤动（简称房颤）是最常见的心律失常之一，随着人口老龄化日益加剧，房颤发病率逐年上升，房颤对患者危害极大，具有高致死率和致残率的特点。一方面，房颤可以引起多种并发症，其中卒中最为常见，流行病学调查发现房颤患者的卒中风险较非房颤患者高 5 倍。另一方面，房颤还可以增加心血管疾病患者死亡率，导致心力衰竭、认知功能低下，生活质量下降。房颤所引发的负效应给个人、家庭和社会带来巨大的经济负担，已成为严重危害人类健康的重大公共卫生问题。

CPET 不仅能评价房颤患者的心肺功能、血流动力学、心律、心率等，还可以协助制订精准化、个体化的运动处方，指导科学运动，减少房颤发作和复发，评估药物治疗房颤的有效性和安全性等，并可以发现日常活动中未检查出的心律失常和交感神经亢进等情况，从而在康复前进行危险程度分级。因此，CPET 在房颤患者的综合管理中起着重要作用。

一、房颤患者心肺运动试验特点和变化

（一）心率

房颤使心房收缩异常引起心室充盈障碍，进而导致心排血量减少。在运动期间为维持正常的心排血量，心室率快速增加，其是对心室充盈受限和心排血量减少的代偿反应。因而，房颤患者在低水平日常活动中经常出现过度的心室率反应。这在 CPET 的早期低水平阶段也可以观察到，即使在静息心率得到控制的情况下也会出现。Atwood 等观察到房颤患者的运动峰值心率显著高于窦性心律受试者的运动峰值心率。

（二）峰值摄氧量和氧脉搏

在房颤患者中，峰值摄氧量和运动耐力通常降低。Nami 等研究比较房颤组患者和与之心率匹配的窦性心律对照组受试者的 CPET 数据，结果显示房颤患者和对照组受试者在静息时的每千克体重摄氧量、氧脉搏和无氧阈值未见明显差异，但在高于无氧阈水平时，房颤患者的每千克体重摄氧量、氧脉搏显著低于对照组受试者。简言之，在房颤组中，当运动水平达到呼吸补偿点以上时，氧脉搏的相对平行递增反应出现减弱。运动期间的心率变化与高于无氧阈水平的氧脉搏增加呈负相关，这种负相关在房颤患者中比对照组受试者更为显著。此外，在一项针对 111 例心力衰竭患者的小型研究中，房颤患者的峰值摄氧量相比于没有房颤的患者低 20%。

房颤患者 CPET 的特点和注意事项见表 6-8。一般来说，上述异常参数会随着心脏复律而改善，但仅使用控制心率的药物不会改善，并且房颤复发后会再次恶化。

表 6-8　房颤患者心肺运动试验的特点和注意事项

特点	注意事项
1. 由于心房收缩异常和心排血量减少，房颤患者的运动能力比窦性心律者低 15% ～ 20% 2. 房颤患者的静息心率、亚极量运动时心率和峰值运动时心率通常高于窦性心律者 3. 与正常受试者相比，峰值摄氧量显著降低 4. 继发于快速心率，氧脉搏可降低 5. 心肺运动试验时心室率峰值通常超过年龄预测的最大值	1. 患者应在服用控制心率的药物和抗凝药物后接受测试 2. 测试原则同其他无房颤患者，可根据症状和体征停止测试 3. 运动测试有助于滴定药物在运动期间控制心室率的作用 4. 对于心率未控制的房颤患者，不应进行运动试验

二、心肺运动试验在房颤中的临床应用

（一）射频消融术前常规评估

射频消融术已成为治疗房颤的重要手段之一，但由于有较高的复发风险，目前房颤的复发预防及术后康复成了该治疗方法的关注重点，日益受到重视。*Heart Rhythm* 发表的一项研究显示进行射频消融的房颤患者，若术前心肺功能较好，则其从导管消融治疗中获益更大，维持窦性心律的比例更高。相反，如果心肺功能较差，患者的再住院、继续使用抗心律失常药物及死亡的风险更高。CEPT 检测不仅可以作为导管消融术前常规评估心肺适能的一种有用临床工具，也可为医师和患者提供更多有关射频消融手术成功率及长期维持窦性心律的信息。因此，建议房颤患者在射频消融术前常规进行 CEPT 检测。

（二）指导精准化运动处方制订

规律的有氧运动可以预防房颤发作，改善房颤症状和提高房颤患者生活质量。房颤患者如果运动量达标，死亡风险可降低 45%。2018 年美国运动指南指出，适度运动（每周 150 分钟的中等强度运动）不会增加发生房颤的风险，但过量运动可能会增加发生房颤风险。此外，射频消融术后患者可能存在乏力、胸闷、失眠等症状，部分患者有恐惧、焦虑、抑郁及躯体症状的表现，致使生活质量下降。这部分患者除心理治疗外，运动训练是非常有益的。CPET 可以评估房颤患者心肺耐力，制订精准、安全的个体化运动方案，从而提高房颤的综合管理效果。

三、房颤患者运动的获益和安全性证据

高强度运动可促进房颤发生和发展，其机制涉及交感 / 副交感神经张力、炎症反应、氧化应激等，最终都可促进心肌纤维化、心脏结构重构和电重构。适当强度的定期运动可以逆转自主神经失衡，增强副交感神经张力，从而改善心律调节作用，预防房颤发作。运动可以通过降低血清高敏 C 反应蛋白和 pentraxin-3 水平起到抗炎作用。运动还可以提高运动耐力，改善心脏内皮功能和左心房重构，从而起到抗心律失常的作用。值得注意的是，房颤患者不良事件的发生更多取决于其自身心血管危险因素的控制程度，而非运动本身。《2020ESC/EACTS 指南：心房颤动的诊断和管理》推荐：适度的体育锻炼可以预防房颤发生，轻、中等强度运动对房颤的预防和治疗作用得到肯定。

越来越多的证据表明，运动对房颤的获益远超过诱发房颤的风险。 2021 年《欧洲心脏杂志》上发表的一篇关于运动与房颤发生关系的文章，记录了 2013 ～ 2015 年佩戴 1 周健身追踪器的 94 000 例患者的活动数据，分析了这些患者 2013 ～ 2020 年发生房颤和脑卒中的情况。结果显示与较少运动的人群相比，每周进行 150 分钟中到高强度运动的人患房颤的可能性降低了 18%，患脑卒中的可能性降低了 24%。Pathak 等对每周进行中等强度耐力运动 2000 分钟的 308 例非永久性房颤患者进行研究，结果显示心肺耐量与房颤风险间存在负相关，心肺耐量越高，心律失常复发率越低，心肺耐量每提高 1MET，房颤复发风险降低 13%。对永久性房颤患者运动影响的荟萃分析显示无房颤运动相关不良事件，且运动改

善房颤患者峰值摄氧量和提高其生活质量，降低心血管相关死亡率的风险，支持永久性房颤患者进行轻、中等强度运动。

四、房颤运动处方制订

（一）运动方案

房颤的两个显著特征是运动不耐受和生活质量下降，尤其是在与其他疾病并存时（如心力衰竭、糖尿病或心脏瓣膜疾病）。为此，鉴于已知定期运动可提高运动能力并减轻疲劳，如果心率得到适当控制，将运动训练纳入房颤患者的康复过程中通常会有所帮助。房颤患者的运动处方应遵循安全、有效、全面、个体化原则，在 CPET 评估的基础上，结合患者的个人目标及治疗团队具备的条件加以综合考量，根据 FITT 原则制订个性化的运动处方（表 6–9）。

表 6–9　房颤的 FITT 原则推荐

运动类型	有氧运动	抗阻训练
频次	3 ～ 5 天 / 周	1 ～ 2 天 / 周，每组肌肉群 1 ～ 2 组 / 天，每组动作重复 10 ～ 15 次
强度	无氧阈法：无氧阈水平相当于最大摄氧量的 60% Borg 评分 6 ～ 20 分；主观疲劳等级量表评分 11 ～ 14 分 谈话测试：以能进行舒适对话的最快走步速度	50% ～ 70% 1–RM，臀部和下肢 40% ～ 70% 1–RM，上肢
类型	步行、骑车等	较高重复、较低阻力特殊肌群训练，借助固定的重量设备和手持重物，用于 4 ～ 6 个主要肌肉群，避免自由重量
时间	30 分钟	持续总时间：12 ～ 20 分钟 收缩速度：6 秒（3 秒向心，3 秒离心）

运动处方随着时间的推移不断调整（图 6-5）。对于大多数患者来说，达到最初的目标运动量需要 2 ～ 3 周。在强度增加之前，努力的持续时间和频率都应该逐渐增加，达到每周 150 分钟的最小目标量（如 30 分钟，5 次 / 周）。

（二）终止

出现下述情况时应马上终止运动。

（1）心绞痛发作、严重气喘、晕厥、头晕、跛行。

（2）发绀、面色苍白、虚汗、共济失调。

（3）收缩压随运动负荷增加而下降或收缩压＞ 240mmHg、舒张压＞ 110mmHg。

（4）室性心律失常随运动发生频率增加。

（5）ST 段水平型或下斜型压低超过 1mV。

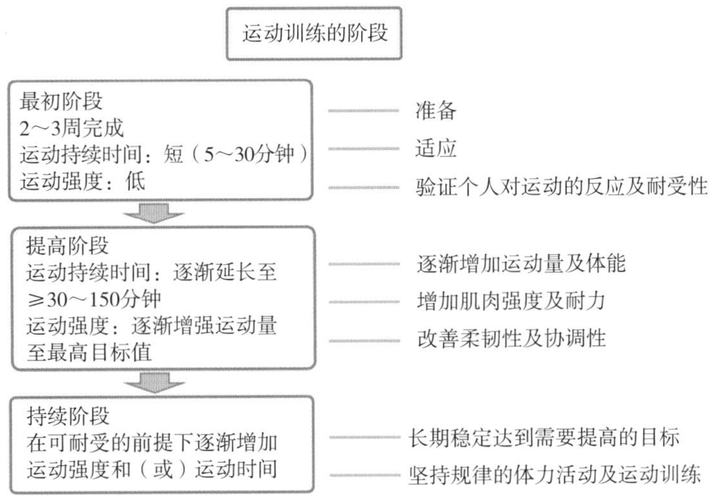

图 6-5　房颤的运动训练阶段

（6）新出现二度房室传导阻滞、三度房室传导阻滞、房颤、室上性心动过速。

（7）其他体力活动不耐受的体征与症状。

（三）注意事项

1. 电复律或导管消融术后一般在 1 ～ 6 周开始运动康复。导管消融术后短期腿部的伤口还没有愈合，加上口服抗凝药物，一旦血管破裂出血，会导致血肿出现。

2. 房颤患者在运动康复训练时应谨防摔倒，避免出血。

3. 对于服用抗凝药物的患者，建议药物在晚上应用。

4. 对于房颤患者的运动康复，建议采取导联心电监护，对于房颤导致脉搏短绌患者，避免采用简易监护，如指脉氧或心率带、心率手表，其都会导致运动靶心率误差增加。

（翁志远　侯欣宇）

第四节　肺动脉高压

肺动脉高压是由多种已知或未知原因引起的肺动脉压异常升高的一种病理生理状态，在海平面、静息状态下，右心导管测量所得肺动脉平均压（mean pulmonary artery pressure，mPAP）≥ 25mmHg 为肺动脉高压，患者常存在呼吸困难、疲劳和运动不耐受等情况。肺动脉高压早期，患者静息状态时肺血流足够，症状一般不明显，但在运动期间血流增加难以满足需求，从而出现症状，并且因肺动脉高压患者的症状多为非特异性的，常面临诊断延误。心肺运动试验（CPET）可以作为一种有效的工具协助诊断肺动脉高压，并可帮助临床医师阐明导致运动耐受的潜在病理生理机制、评估严重程度及提供预后信息。通过 CPET 可以观察到肺动脉高压导致的病理生理紊乱的特异性异常。总之，CPET 对肺动脉高压的诊断、预后和治疗评估有着非常重要的意义。

一、肺动脉高压的运动病理生理改变

肺动脉高压的病理生理特征包括肺动脉闭塞/阻塞、血管炎症、血管重塑及内皮功能障碍。无论是原发性还是继发性肺血管疾病患者都有着异常升高的肺血管阻力，从而肺动脉压增加。当肺动脉压增加时，肺泡血液灌注减少，V/Q 失调，无效腔增加。

在肺血管疾病的患者中，血管阻塞且僵硬的改变阻止了正常的血管扩张和血液回流，在运动期间高血管阻力使心排血量增加，进一步导致肺动脉平均压增加，后负荷的这种渐进性升高限制了右心室增加每搏输出量的能力。右心室高压和右心室扩张导致室间隔移位，伴随着肺静脉回流到左心房的血液减少，损害了左心室舒张充盈、心排血量和组织氧输送。

由于肺动脉高压患者存在混合静脉血氧饱和度降低和生理无效腔增加，或存在通过卵圆孔未闭的右向左分流，从而运动时动脉血氧饱和度下降。低氧血症进一步加剧受损组织氧输送，导致乳酸酸中毒早期发生和有氧代谢能力降低。无氧代谢期间的低氧血症、乳酸酸中毒和高 VCO_2 都导致运动期间通气过度增加。

肺动脉高压患者还会出现外周肌肉功能障碍、微循环功能障碍、氧气利用能力下降、线粒体功能障碍。线粒体功能障碍体现为参与氧化代谢和线粒体完整性的蛋白质复合物显著下调，以及异常的线粒体嵴结构和密度。

这些病理生理学机制导致在肺血管疾病患者的运动试验中观察到异常特征改变，并解释了呼吸困难、腿部疲劳和运动不耐受的各种潜在因素（图 6–6）。

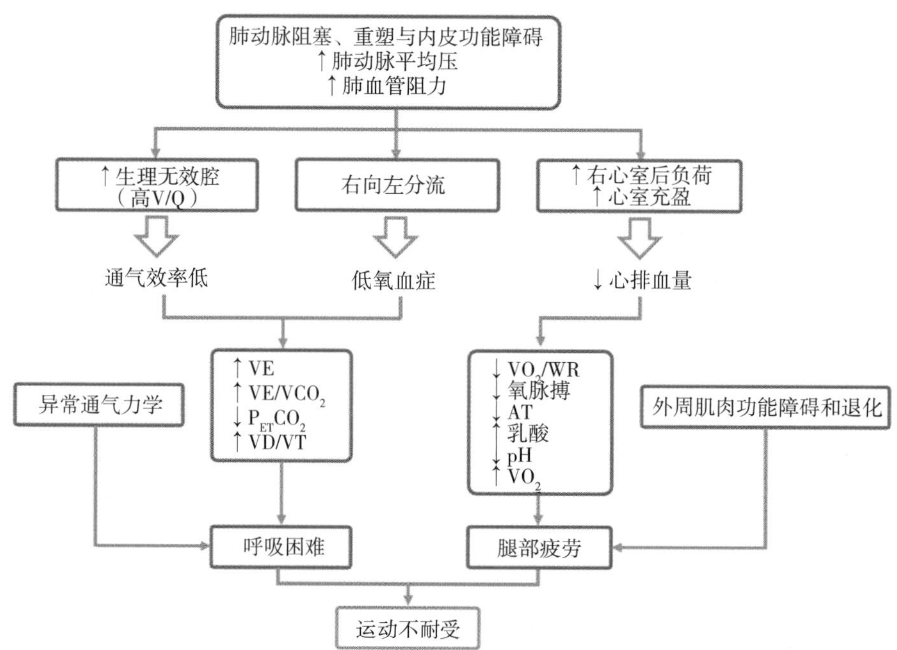

图 6–6　肺动脉高压运动耐力异常的病理生理学及机制

二、肺动脉高压心肺运动试验的特点和变化

肺动脉高压心肺运动试验（CPET）的特点和变化见表 6–10。

表 6-10 肺动脉高压患者的典型心肺运动试验异常

项目	内容
心血管和代谢反应	峰值摄氧量（peakVO_2）降低 无氧阈（AT）降低 VO_2/WR 降低 氧脉搏（VO_2/HR）降低
通气功能	运动高峰时每分通气量（peakVE）下降 呼吸储备（BR）正常
气体交换反应	VE/VCO_2 斜率增加 潮气末二氧化碳分压（$P_{ET}CO_2$）下降 动脉血氧饱和度（SaO_2）下降 动脉 – 潮气末二氧化碳分压差（$P_{a-ET}CO_2$）增加 肺泡 – 动脉血氧分压差（$P_{A-a}O_2$）增加 生理无效腔与潮气量比值（VD/VT）增加

（一）心血管和代谢反应

研究发现，肺动脉高压患者运动时 VO_2 均低于 20ml/（kg · min），且经常出现 VO_2 / WR 降低至 10ml/（min · W）以下，尤其是在达到 AT 后，这反映出由于心排血量减少和外周肌肉供氧受损，机体对无氧代谢的依赖性更大。肺动脉高压通常会引起氧脉搏降低，在更严重的疾病中氧脉搏的斜率变钝或变平，这反映了每搏输出量受损和增加心排血量对心率的依赖。运动后，肺动脉高压患者的心率恢复较慢，与左心衰竭相似，在运动后第 1 分钟恢复低于 18 次 / 分。peakVO_2、VO_2/WR、氧脉搏和心率恢复情况等反映了循环功能受损，与 NYHA 心功能分级和血流动力学受损严重程度相关，并预示着更差的预后。

（二）通气功能

肺动脉高压患者在一定功率或 VO_2 时的呼吸困难程度和通气需求明显增加。越来越多的证据表明，许多患者的通气异常会导致运动中呼吸困难。一些研究发现了限制性通气模式，但其他研究通过减少肺活量的 75%、50% 和 25% 的平均呼气量证明肺动脉高压患者常存在外周气流受限和静态肺过度通气的情况，且残气量与肺活量之比增加。

近 60% 的肺动脉高压患者存在机械通气限制，吸气量和补吸气量的逐渐减少表明动态过度通气。在运动过程中出现动态过度通气的患者在给定的功率或 VE 下比没有过度通气的肺动脉高压患者出现更严重的呼吸困难。有关研究通过食管内压力测定证实了肺动脉高压患者在运动过程中观察到的吸气能力和补吸气量下降与动态过度通气有关，而不是与呼吸肌无力或疲劳有关。外周气流受限和吸气能力降低的病因尚不完全清楚，但据推测与扩张的肺动脉引起的细支气管压缩、一氧化氮或内皮素 -1 对气道平滑肌的作用或气道淋巴细胞炎症有关。

（三）气体交换反应

通气效率降低（即高 VE / VCO_2）是肺血管疾病患者的异常标志。如 VE / VCO_2 斜率大于 30 或在 AT 时 VE /VCO_2 大于 30，则应将肺血管疾病作为潜在的诊断考虑。肺动脉高压患者的 VE / VCO_2 升高主要是由高 VD / VT 引起的，但早期出现的乳酸酸中毒、化学敏感性增加引起的过度通气（肺泡过度通气）及 $PaCO_2$ “设定点”的改变也是 VE 不成比例升高的原因。在正常受试者中，运动时 VD / VT 会由于 VT 增加而降低，但这种反应在肺血管疾病中可能因严重的通气与血流灌注不匹配（高 V / Q）或快速浅呼吸而减弱或消失。但是需要注意的是，运动过程中的 VD / VT 变化具有提示性，但对于肺血管疾病而言，既不足够敏感，也不特异。

在正常人中，潮气末二氧化碳分压（$P_{ET}CO_2$）从静止状态到 AT 呈上升趋势，在等碳酸缓冲期中稳定下来，最后在运动中当 VE / VCO_2 增加时减小。但是，肺动脉高压的患者的静息 $P_{ET}CO_2$ 通常较低，并在早期运动中进一步下降。如果 $P_{ET}CO_2$ 在 AT 时大于 38mmHg，则肺动脉高压不太可能发生，而不明原因呼吸困难的患者如果 $P_{ET}CO_2$ 在 AT 时小于 30mmHg，则应高度怀疑存在肺血管疾病。较低的 $P_{ET}CO_2$ 与化学敏感性改变、通气效率低下（高 VE / VCO_2）和较高的 VD / VT 有关。$P_{ET}CO_2$ 下降的幅度与 VO_2 的损害程度成正比，与 mPAP 升高的程度成反比；也就是说，严重肺动脉高压和严重运动障碍的患者 $P_{ET}CO_2$ 下降更严重。P_{a-ET} CO_2 反映了通气与血流灌注不平衡，静息时呈正值，在肺动脉高压的患者中增加，而在健康个体中 $P_{a-ET}CO_2$ 降低并且在运动高峰时通常为负值。

肺血管疾病患者在运动时通常会出现轻度到中度的低氧血症和 $P_{A-a}O_2$ 增加，但当右心房压力超过左心房压力，出现通过未闭卵圆孔的从右向左分流时，20% ～ 45% 的肺动脉高压患者会出现快速的血氧饱和度下降。酸中毒、低氧血症、富含二氧化碳的血液突然进入体液循环进一步刺激通气反应和 VE。CPET 显示氧饱和度降低，$P_{ET}CO_2$ 突然持续下降，并伴有呼气末氧分压、呼吸气体交换率和 VE/VCO_2 突然升高，可检测卵圆孔未闭的存在，敏感度为 90%，特异度为 96%。

（四）肺动脉高压的外周肌肉异常

外周肌肉功能障碍也可导致肺动脉高压患者运动能力减退。研究发现，49% 的肺动脉高压患者由于腿部疲劳而终止了运动，因呼吸困难而停止运动的患者为 43%。肺动脉高压患者的下肢肌肉功能异常，是因为肌肉中 I 型肌纤维减少，并通过最大自主收缩衡量肌肉力量的减弱。肺动脉高压引起外周肌肉功能障碍的机制与低心排血量、血管收缩、去适应作用有关，但也可能与骨骼肌微循环缺陷有关。Potus 及其同事对肺动脉高压患者的股四头肌进行活检后发现微循环血管密度降低，且微循环血管密度与 peakVO_2 呈正相关。

三、心肺运动试验鉴别肺动脉高压的原因

肺动脉疾病和左心疾病是引起肺动脉高压的两个相对常见原因。总体来说，动脉性肺动脉高压患者与具有相当程度的运动障碍的心力衰竭患者相比，具有较高的 VE / VCO_2 斜率和 VD / VT，而 $P_{ET}CO_2$ 和氧脉搏较低。动脉性肺动脉高压患者在运动过程中经常发生低氧血症，而心力衰竭患者则不会。慢性心力衰竭导致的肺动脉高压患者可能在运动期间表现出振荡通气模式，而动脉性肺动脉高压患者则未出现这种现象，可能是因为高左心室充盈压刺激肺毛细血管旁感受器（J 感受器）是引起运动振荡通气所必需的，也可能是肺气体交换毛细血管与外周和中枢化学感受器之间的信息传递延迟导致的。

四、肺动脉高压患者的诊断和预后分层

peakVCO_2、VE/VCO_2 斜率和 $P_{ET}CO_2$ 是肺动脉高压患者行 CPET 时的主要观察指标。疑诊或确诊肺动脉高压或继发性肺动脉高压患者的诊断及预后分层见表 6–11。

表 6–11 疑诊或确诊肺动脉高压或继发性肺动脉高压患者的诊断及预后分层

内容	数值		
主要 CPET 变量	VE/VCO_2 斜率	peak VO_2[a]	运动中 $P_{ET}CO_2$ 顶点值[b]
	通气功能分级 Ⅰ 级 VE/VCO_2 斜率＜ 30.0	Weber 分级 A 级 peakVO_2 ＞ 20.0ml/（kg • min）	＞ 37mmHg
	通气功能分级 Ⅱ 级 VE/VCO_2 斜 率 30.0 ～ 35.9	Weber 分级 B 级 peak$VO_2$16.0 ～ 20.0ml/（kg • min）	36 ～ 30mmHg
	通气功能分级 Ⅲ 级 VE/VCO_2 斜 率 36.0 ～ 44.9	Weber 分级 C 级 peak$VO_2$10.0 ～ 15.9ml/（kg • min）	29 ～ 20mmHg
	通气功能分级 Ⅳ 级 VE/VCO_2 斜率≥ 45.0	Weber 分级 D 级 peakVO_2 ＜ 10ml/（kg • min）	＜ 20mmHg
标准 ET 变量	血流动力学	心电图	SpO_2
	ET 时收缩压升高	在 ET 和（或）恢复期间，没有持续的心律失常、异位搏动和（或）ST 段改变	SpO_2 较基础水平没有变化
	ET 时收缩压反应平缓	在 ET 和（或）恢复期间有节律改变、异位搏动和（或）ST 段改变，没有导致试验终止	SpO_2 较基础水平下降＞ 5%
	ET 时收缩压下降	在 ET 和（或）恢复期间有节律改变、异位搏动和（或）ST 段改变，导致试验终止	

说明：所有变量处于绿色区域：提示预后良好——保持医学管理，4 年后重复测试。

CPET 和标准 ET 得分位于红 / 黄 / 橙色区域提示预后进行性恶化——所有 CPET 变量处于红色区域：1 ～ 4 年主要不良事件的风险极高。

CPET 和标准 ET 得分位于红 / 黄 / 橙色区域提示肺血管病变危重程度增加——所有 CPET 变量处于红色区域：预期肺动脉压明显增加。

CPET 和标准 ET 得分位于红 / 黄 / 橙色区域强烈提示需考虑更为积极的医学管理。

注：VE/VCO_2 斜率 . 二氧化碳通气当量斜率；peakVO_2. 峰值摄氧量；$P_{ET}CO_2$. 潮气末二氧化碳分压；CPET. 心肺运动试验；ET. 运动试验；SpO_2. 经皮动脉氧饱和度。

a. 峰值呼吸交换率至少达 1.00 或试验因血流动力学或心电图运动反应异常而终止时，peakVO_2 才能视为有效。b. $P_{ET}CO_2$ 顶点值在次极量水平即可获得，通常在无氧阈后立即到达

VE/VCO_2 斜率和 $P_{ET}CO_2$ 异常改变强烈提示有肺动脉高压导致的肺血管疾病或继发于心力衰竭、肥厚型心肌病、慢性阻塞性肺疾病、间质性肺病或系统性结缔组织病等的肺动脉高压。在没有明确诊断肺动脉高压的患者中，随着 VE/VCO_2 斜率和 $P_{ET}CO_2$ 从绿色区域进展至红色区域，存在肺血管病变的可能性逐渐提高（表 6–11）。

除此之外，CPET 的关键指标对肺动脉高压患者的预后也有提示作用。无论发病机制如何，典型的肺血管病变患者均存在显著的有氧运动能力降低。研究发现，peakVO_2 ≤ 10.4ml/（kg · min）与肺动脉高压患者生存率显著降低相关；peakVO_2 ≤ 11.2ml/（kg · min）的患者 1 年、3 年和 4 年生存率较差。通气效率低下也与肺动脉高压患者的生存率密切相关，当 VE/VCO_2 斜率≥ 60 和 AT 时 VE/VCO_2 值≥ 55 时，患者 2 年死亡风险极高。通过未闭卵圆孔发生运动诱导右向左分流的肺动脉高压患者将表现为 $P_{ET}CO_2$ 及血氧饱和度突然急剧下降，出现这些表现的肺动脉高压患者 5 年死亡风险比没有运动诱导分流的患者高 65%。

综上所述，在确诊肺动脉高压或继发性肺动脉高压患者中，通气效率变量指标及有氧运动能力的进行性恶化均提示疾病严重程度增加，并预示不良事件发生风险上升。另外，进展期的肺动脉高压 / 继发性肺动脉高压患者的 SpO_2 经常是异常下降的。最后，异常的血流动力学和（或）心电图反应均进一步提示该类患者疾病严重程度进展及预后不佳（表 6–11）。

五、肺动脉高压患者的随访

肺动脉高压指南建议患者随访期间进行重复右心导管检查（RHC）以进行风险评估，其中血流动力学参数肺动脉平均压（mPAP）、右心房压力（RAP）、心脏指数（CI）、肺血管阻力（PVR）对肺动脉高压具有重要意义，但是右心导管检查的有创性决定了重复检查具有挑战。多项研究结果证实，CPET 参数与肺动脉高压患者右心导管检查评估的血流动力学障碍程度存在显著的相关性，提示 CPET 是非侵入性代替方案的选择，且能够在临床环境中广泛实施并减轻患者的负担。多变量分析发现 peakVO_2 和 $P_{ET}CO_2$ 是肺动脉高压患者的血流动力学评分的独立预测因子。肺动脉高压的右心室通过增加心脏收缩力维持心排血量，peakVO_2 反映右心室血流动力学适应，高 peakVO_2 的肺动脉高压患者可能存在低 PVR，而 $P_{ET}CO_2$ 降低体现通气与血流灌注不匹配的运动通气改变。

结合 CPET 和超声心动图数据评估肺动脉高压的治疗疗效。研究发现，接受治疗 1 年后 peakVO_2 和心脏指数明显改善的肺动脉高压患者在 3 年内没有恶性事件发生，相反无明显改善的患者治疗 1 年的无事件生存率为 72%，2 年为 54%，3 年为 33%。目前欧洲心脏病学会和欧洲呼吸学会肺动脉高压诊断和治疗指南建议在基线和 6 ～ 12 个月进行 CPET 以评估患者对治疗的反应，并进一步评估预后。CPET 也可用于指导肺动脉高压患者的潜在治疗目标，目标是 peakVO_2 ＞ 15 ml/（kg · min）或＞ 65% 预计值，以及 VE/VCO_2 斜率＜ 36。

六、肺动脉高压运动处方制订

运动训练是肺动脉高压的一种重要的干预策略，应该考虑在所有临床稳定的患者中进行。肺动脉高压指南将运动训练作为Ⅱ a 级、B 级证据推荐。运动训练有可能提高肺动脉高压患者的肌肉力量、耐力、峰值运动能力、生活质量和改善肺部血流动力学。肺动脉高压患者进行运动训练较为安全，荟萃分析发现，肺动脉高压患者运动训练期间不良事件的总体风险为 4.7%，晕厥的发生率＜ 1%。运动训练类型包括有氧运动、抗阻训练和吸气肌训练等（表 6–12）。

表 6–12 肺动脉高压的运动训练原则推荐

运动训练类型	运动处方	训练模式	潜在益处
有氧运动	3 ～ 5 天 / 周 每天 30 ～ 60 分钟（累积或连续） 最大有氧能力的 40% ～ 85%	步行 / 跑步机 骑自行车 椭圆机	增加有氧能力和次极量运动耐量 呼吸困难减少 提高生活质量
抗阻训练	2 ～ 3 天 / 周 1 组 每组 10 ～ 15 次，重复 8 ～ 10 次练习 交替进行上下肢锻炼	弹力带 哑铃 力量训练器	增加肌肉力量和耐力 提高生活质量
吸气肌训练	每天 1 ～ 2 次 每次 15 ～ 30 分钟 3 天 / 周，持续 8 周 8 周后改为 2 天 / 周 ≥最大吸气压力的 30%	手持型呼吸肌训练器，阈值负载训练器	增加呼吸肌力量和耐力 次最大运动耐量增加 减少呼吸困难 提高生活质量

（一）有氧运动

病情稳定的肺动脉高压患者达到表 6–12 中建议的频率、持续时间和强度是可行的。但部分肺动脉高压患者病情严重，在启动运动训练计划时，表 6–12 指定的目标训练量对于此类患者而言是不容易实现的。因此，上述一般性建议应被视为肺部疾病患者的长期目标。一些肺部疾病患者将永远无法达到与表 6–12 一般建议一致的有氧训练量。理想的有氧运动处方应该根据患者的个人能力个体化制订，并随着功能的改善而调整。还应该认识到参加任何程度的有氧运动训练都比久坐不动的生活方式更可取。

（二）抗阻训练

肺动脉高压患者通常会出现骨骼肌无力，进而肌力下降，影响患者机体功能，降低生活质量。对于肺动脉高压患者，目前缺乏单独抗阻训练获益的证据，相关研究表明，有氧运动训练同时进行一些抗阻运动训练是可行的（表 6–12）。

（三）吸气肌训练

肺动脉高压患者可能出现严重的呼吸肌功能障碍，其是导致患者出现症状和功能受损的原因之一。吸气肌训练（inspiratory muscle training，IMT）显著改善吸气肌的力量和耐力、功能容量及提高患者生活质量，并显著减少呼吸困难。IMT 建议：①2 分钟抵抗阻力的吸气，然后休息 1 分钟；②重复循环 7 次；③每周 3 次，持续 8 周；④初始 8 周训练后每周 2 次的维持训练。训练强度至少应达到最大吸气压力的 30%，其是普遍适用的。吸气肌训练并不是所有肺部疾病患者的普遍推荐，而是应该考虑用于存在吸气肌无力的患者（最大吸气压力≤ 60cmH_2O）。

七、运动训练的注意事项

药物控制良好的稳定性肺动脉高压患者可以进行适当的运动训练，中等强度有氧运动应作为运动计划的核心组成部分。但需要注意的是，肺动脉高压患者不适合进行较大强度的训练，因为肺部血流动力学的快速变化会使晕厥的风险增高。运动强度应该低于诱发严重呼吸困难、血氧饱和度下降或高血压的强度。应避免进行上肢功率车、大强度抗阻训练和盆底肌训练以减少出现 Valsalva 呼吸的风险。肺动脉高压患者具有较低的脑血流和受损的调节机制，改变了对血压变化的调节能力，解释了为什么肺动脉高压患者在 Valsalva 动作引起的血压降低后更容易晕厥。肺动脉高压患者运动过程中会出现肺动脉血压突然急剧升高，使其容易出现右心室失代偿。

（曹天辉　张永祥）

第五节　成人先天性心脏病

先天性心脏病（congenital heart disease，CHD）包括出生前胎儿心脏发育异常导致的一系列结构性心脏异常，但不包括可能有心脏表现的遗传性疾病，也不包括解剖变体，如卵圆孔未闭。按照复杂程度，先天性心脏病分为简单型、中等复杂型和复杂型。随着先天性心脏病专科领域的医疗技术发展，越来越多的先天性心脏病患儿可存活至成年甚至更长时间。成人先天性心脏病（adult congenital heart disease，ACHD）一般是指≥ 21 岁患者存在的未修复或已修复的先天性心脏病；但由于实际临床诊疗工作模式等原因，目前普遍会将≥ 16 岁或≥ 18 岁患者的先天性心脏病归入 ACHD 范围。常见的先天性心脏病包括房间隔缺损、室间隔缺损、肺动脉瓣狭窄、二叶主动脉瓣、动脉导管未闭等。近年来，ACHD 患者的总患病率为（2.17 ～ 6.12）/1000，成人严重型先天性心脏病的患病率为（0.25 ～ 0.62）/1000。无论是术前还是术后，运动耐力下降是影响 ACHD 生活质量的最常见因素。ACHD 患者存在的长期容量或压力超负荷、心肌张力或流量增加所引起的心力衰竭，以及肺脏、血管、肌肉损害或代谢系统损伤均可影响其运动能力。

目前，对 ACHD 患者运动能力的评估及如何利用评估结果优化医疗管理成了新的问题。心肺运动试验（CPET）是一种可以通过测量气道内的气体交换而同步评估心血管系统和呼吸系统对同一运动应激反应情况的临床试验。大量研究证实，CPET 可以全面整体地检查从静态到动态心肺代谢功能，具有无创、客观定量和敏感等优点，是国际上评价心肺储备能力和心肺协调性水平的普遍且重要的临床检测手段。症状限制性 CPET 可以客观地评估

ACHD 患者的心功能，确定病理机制［循环衰竭、分流和（或）肺动脉高压］，并在需要时可以帮助制订个性化的康复计划，因此 CPET 被认为是 ACHD 患者必不可少的一项检查。

一、先天性心脏病心肺运动试验的适应证、禁忌证

CPET 可以客观地评估先天性心脏病患者的运动能力，还提供了有关导致运动不耐受的心源性和非心源性病因的相关信息及预后信息，对临床治疗有一定的指导意义，是先天性心脏病患者定期随访的一个组成部分。在进行 CPET 之前，所有先天性心脏病患者都必须接受具有相关专业知识的心脏病专家的全面医学评估，以确定适应证和禁忌证。

（一）先天性心脏病心肺运动试验的适应证

（1）体能评估。

（2）评估运动相关症状的病因及诊断潜在缺陷相关的详细信息。

（3）风险分层和预后判断。

（4）确定是否需要药物、手术 / 经皮冠状动脉介入术或心脏移植治疗。

（5）监测上述治疗干预措施。

（6）对娱乐、体育和职业活动的建议及物理康复后功能改善的评估。

（二）先天性心脏病心肺运动试验的禁忌证

任何器官系统的任何严重急性疾病都被认为是 CPET 的绝对禁忌证，相对禁忌证如下。

（1）严重的左心室或右心室流出道梗阻。

（2）严重的心脏瓣膜疾病。

（3）未控制的动脉性高血压。

（4）严重的肺血管阻塞性疾病。

（5）缺血性冠状动脉疾病。

（6）严重的充血性心力衰竭。

（7）影响血流动力学的心律失常。

二、先天性心脏病心肺运动试验的特点和变化

患者用尽全力时会获得 CPET 相应指标的最大值，其特征是呼吸交换率大于 1.10，当然，也可以从亚极量运动测试中获得一些有用的参数，如 AT、$\Delta VO_2/\Delta WR$ 和 VE/VCO_2 斜率。

（一）心功能

1. 峰值摄氧量（$peakVO_2$）　是先天性心脏病患者心肺功能的最佳检测指标。先天性心脏病患者的 $peakVO_2$ 显著低于年龄匹配的健康受试者，即使是许多无症状患者也是如此，因为心排血量受损或继发性疾病影响心率或心律、左心室或右心室收缩或舒张功能等。较低 $peakVO_2$ 的其他常见原因包括肺血管系统损伤、运动性低氧血症（如右向左分流）、药物治疗（如抗心律失常药物治疗）或贫血。

先天性心脏病患者的 $peakVO_2$ 降低，取决于潜在心脏病的严重程度。艾森门格综合征患者的运动不耐受程度最高。先天性心脏病患者的 $peakVO_2$ 与 NYHA 心功能分级同一级别

的心力衰竭患者相似。多变量分析表明，当控制性别、年龄和体重指数时，peakVO_2与最大心率、用力呼气量、肺动脉高压和发绀相关。与未进行完全修复的先天性心脏病患者相比，已进行完全修复的先天性心脏病患者的peakVO_2更高，这也反映了他们的整体心功能更好。只要呼吸交换率达到1.00以上，peakVO_2可以作为先天性心脏病患者的预后判断工具。

2. 心率　主要由心脏自主神经系统和窦房结功能决定。由于先天性心脏病患者的自主神经功能障碍和心律失常很常见，即使在手术矫正后，这一人群的心率反应也经常减弱。在这些患者中，变时功能不全（心率不能达到年龄预期最大心率的85%）的患病率为30%～60%，在单纯病变患者中发生率最低，在复杂、未矫正和发绀的患者中最高，并且可能导致peakVO_2降低。

除了峰值心率，心率储备（定义为峰值心率和静息心率之间的差值）减少和停止运动后心率恢复（峰值心率和特定恢复时间的心率之间的差值）受损最近已成为先天性心脏病患者死亡率增加的预测因素。这些改变可能与心律失常事件和心源性猝死的风险相关。

3. 氧脉搏　心排血量是先天性心脏病患者可能受到影响的另一个参数，可能是因为最大心率减慢或每搏输出量降低。氧脉搏已被作为评估先天性心脏病患者每搏输出量的指标。在每搏输出量降低的相关情况下，氧脉搏低于预测值，因为它可能受到动脉氧含量降低（如低氧血症）和异常外周氧提取的影响。在一项接受不完全修复且有残余解剖缺陷的先天性心脏病患者的研究中，与接受完全修复的患者相比，不完全修复且有残余解剖缺陷的先天性心脏病患者氧脉搏较低。在这些患者中，应根据心率谨慎解释氧脉搏。在伴有严重变时功能不全、房室传导阻滞及应用β受体阻滞剂治疗或在运动时心率增加不足的置入起搏器患者中，可以观察到正常甚至超正常的氧脉搏。出于同样的原因，先天性心脏病患者的$\Delta VO_2/\Delta WR$可能会受到影响。

4. 无氧阈　所有类型的先天性心脏病患者的AT值均低于正常值（通常为预测peakVO_2的45%～65%），Fontan手术后患者的AT值最低。一些先天性心脏病患者可能由于心力衰竭、机体体力活动不足或发绀导致的肌肉松弛而无法达到AT。发绀患者不能达到AT的机制尚不清楚，可能与呼吸困难有关，呼吸困难与通气驱动增加、通气与血流灌注不匹配有关。

（二）肺功能

1/3的先天性心脏病患者有中度至重度肺功能损害，其中包括限制性肺部疾病，部分原因是以前的开胸手术、膈肌麻痹引起的呼吸功能障碍或肺水肿患者的小气道损害。Greutmann及其同事观察到，与健康受试者相比，先天性心脏病患者的吸气肌和呼气肌功能显著下降，这可能是运动期间肌肉供氧不足的结果。肌肉疲劳与动态肺容量、最大通气量和peakVO_2减少相关，并可解释呼吸肌容量和整体运动能力的相关性。

1. 肺活量　在患有先天性心脏病的青少年和成人中，用力肺活量降低非常普遍，其严重程度与生存率相关。肺功能受损与以下因素相关：①接受手术矫正的患者膈肌麻痹和以前的开胸手术；②心胸比例增加；③中度至重度脊柱侧弯；④复杂先天性心脏病；⑤体重指数。发绀与肺功能受损无关。

2.VE/VCO_2斜率　Dimopolous及其同事证明，与对照组相比，先天性心脏病患者的

VE/VCO_2 斜率更高，即使在次极量试验中，VE/VCO_2 斜率与 NYHA 心功能分级之间呈正相关性。假设 VE/VCO_2 斜率低于 30 被认为是正常的，与无发绀患者相比，发绀患者（独立于肺动脉高压）的斜率高出 73%，并且观察到静息动脉血氧饱和度（SaO_2）和 VE/VCO_2 斜率之间存在显著的负相关。发绀型先天性心脏病患者通气效率低下的机制可能包括将富含氢离子和二氧化碳的低氧血液分流到体循环，这将刺激通气。由于全身血管阻力下降，右向左分流在运动期间增强，决定了正常通气肺泡的肺灌注不足。这种增加的通气与血流灌注不匹配可能是对通气的额外刺激。无发绀型先天性心脏病的通气与血流灌注不匹配可能由肺血流分布不均、肺动脉高压和解剖先天性缺陷（如肺动脉分支狭窄）引起。最后，这些患者的异常 VE/VCO_2 斜率可能继发于恶病质。与完全修复的先天性心脏病患者相比，接受姑息治疗的先天性心脏病患者似乎表现出更高的平均 VE/VCO_2 斜率。通气与血流灌注不匹配可能是由于残余血流动力学受损和无法适当增加肺血流量以应对不断增加的代谢需求。

VE/VCO_2 斜率是非发绀型先天性心脏病患者死亡率的最有力的预测因子，可能是因为它能够表达复杂的病理生理异常，包括自主神经功能障碍。Dimopolous 及其同事证明，VE/VCO_2 斜率高于 38 的患者 2 年生存率只有 86%，而 VE/VCO_2 斜率低于 38 的患者 2 年生存率为 99% 。然而，VE/VCO_2 斜率不能预测发绀型患者的预后。

3. *血氧饱和度* 先天性心脏病患者在运动期间的另一个重要指标是血氧饱和度。右向左分流的存在决定了动脉血氧饱和度（SaO_2）在休息时降低，有时在运动期间进一步降低。通常血氧饱和度下降超过 5% 或低于 90% 被认为是病理性的，并与死亡率增加有关。

（三）外周血管系统与肌肉代谢

有效地将含氧血液输送到工作肌肉需要血管系统通畅、动脉血流正常、动脉压充足和外周血管阻力正常。在心力衰竭的先天性心脏病患者中，肾素 – 血管紧张素系统和交感神经系统的激活，会增加外周血管阻力。肌肉血流的继发性改变导致结构和代谢改变，如毛细血管密度降低、线粒体氧化酶浓度降低和肌肉萎缩。此外，代谢刺激引起的肌肉受体激活使通气和交感神经活性增强，导致外周血管收缩。这反过来会减少流向外周的血流量，进一步损害心室功能，从而形成恶性循环。

（四）贫血

贫血是先天性心脏病患者常见的并发症，病因不同，其发病机制也不同，病因包括心肾综合征中继发于慢性肾病的红细胞生成减少，与低饮食摄入或吸收不良相关的铁代谢受损，与使用抗凝剂或抗血小板药物相关的异常止血导致急性或慢性出血，与人工瓣膜、补片或导管相关的溶血，以及“慢性病贫血”中的免疫激活。贫血导致运动能力受损，每克血红蛋白占运动高峰时摄氧量的变化近 100ml/min。贫血是一个重要的负面预后因素，与先天性心脏病且血红蛋白浓度正常的成年患者相比，贫血患者的死亡风险增加了 3 倍。因此，应定期对这些患者进行贫血筛查，以进行风险分层，并在确定可纠正原因时进行治疗。

三、心肺运动试验在先天性心脏病中的诊断作用

先天性心脏病患者解剖和功能异常的 CPET 特征见表 6–13。

表 6-13　先天性心脏病患者解剖和功能异常的 CPET 特征

急性循环衰竭	运动结束时 VO_2 增长速率减慢、VO_2 曲线变平、氧脉搏降低 运动结束时心率代偿性增加
左向右分流	功率、peakVO_2 和 $\Delta VO_2/\Delta WR$ 降低 可见氧脉搏平台 AT 提前 运动后通气、VO_2、VCO_2 和心率的恢复减慢
右向左分流	SpO_2 下降 功率、peakVO_2 和 $\Delta VO_2/\Delta WR$ 降低 可见氧脉搏平台 最大通气量、VE/VCO_2、VE/VO_2 增高 $P_{ET}O_2$ 增加，$P_{ET}CO_2$ 减少
孤立性肺动脉高压	功率、peakVO_2 和 $\Delta VO_2/\Delta WR$ 降低 心率急剧上升 最大通气量、VE/VCO_2、VE/VO_2 增高 $P_{ET}O_2$ 增加，$P_{ET}CO_2$ 减少

（一）急性循环衰竭

急性循环衰竭继发于右心室或左心室功能不全，此时心脏无法在运动期间维持足够的氧输出以满足身体的代谢需要。这反映在运动结束时 peakVO_2 和氧脉搏呈下降趋势，心率代偿性急剧增加。

（二）分流

先天性心脏病左向右分流的氧摄取模式总是在休息时出现，运动期间由于氧利用率的增加而减少，并在临界毛细血管氧分压下趋于稳定。左向右分流，如房间隔缺损或室间隔缺损、房室畸形和动脉导管未闭，可导致肺或心脏容量负荷加重。右心室因三尖瓣前缺损而负荷过重，左心室因三尖瓣后缺损而负荷过重。两者都会导致中心静脉血氧饱和度增加。因此，在一定的功率负荷下，peakVO_2、$\Delta VO_2/\Delta WR$ 和 AT 都会下降。运动期间氧脉搏曲线变平，运动结束时 VO_2、VCO_2 和心率的恢复也会减慢。这种模式与心力衰竭患者相似，因此，CPET 几乎不可能检测到左向右分流，除非肺过度灌注导致运动诱导的外周血管阻力和血流速度增加及分流逆转。

右向左分流通常是病理性的，是肺内或心脏内的静脉血液转移到体循环或血管异常所致。CPET 会显示一些异常包括动脉血氧饱和度急剧降低。氧脉搏在运动结束时达到一个平台。由于动脉二氧化碳分压增加，呼吸驱动力突然上升，反映为潮气末氧分压（$P_{ET}O_2$）较高、潮气末二氧化碳分压（$P_{ET}CO_2$）较低及最大通气量和通气当量指标（VE/ VO_2 和 VE/ VCO_2）增加。代偿性过度通气通常维持稳定的 $PaCO_2$ 和酸碱平衡。这种模式是典型的艾森门格综合征，是长期心脏左向右分流导致肺动脉高压并最终逆转分流的结果。

（三）肺动脉高压

肺动脉高压可以根据心率和通气驱动力的急剧上升（VE、VE/ VCO_2 和 VE/VO_2）及 $P_{ET}CO_2$ 的减少和 $P_{ET}O_2$ 的增加确定。如果运动中出现右向左分流，则运动期间血氧饱和度会逐渐或间歇性降低，通气驱动力增加可能是显著的。但是，CPET 不能常规诊断肺动脉高压，也不能替代右心导管检查。

四、心肺运动试验对成年先天性心脏病患者预后的预测作用

事实上，过去的研究已发现，peakVO_2 是充血性心力衰竭、肺动脉高压、法洛四联症、大动脉转位、Fontan 循环等心血管疾病发病率或死亡率的最佳预测因子之一。Graham 等的文章收集了大量和多样化的先天性心脏病患者队列，并使用了新颖的、复杂的统计分析以进一步确定 CPET 在这一类患者群体中的临床价值。他们的研究发现，peakVO_2 和心率储备可作为先天性心脏病患者 5 年生存率的预测指标（图 6–7）。这些信息可以更有效和强力地指导这类独特疾病患者的临床决策。值得注意的是，最近一项关于 Fontan 循环患者心肺运动测试数据和死亡率关系的研究也发现了 peakVO_2 和变时性功能不全是死亡率增加的独立预测因素。

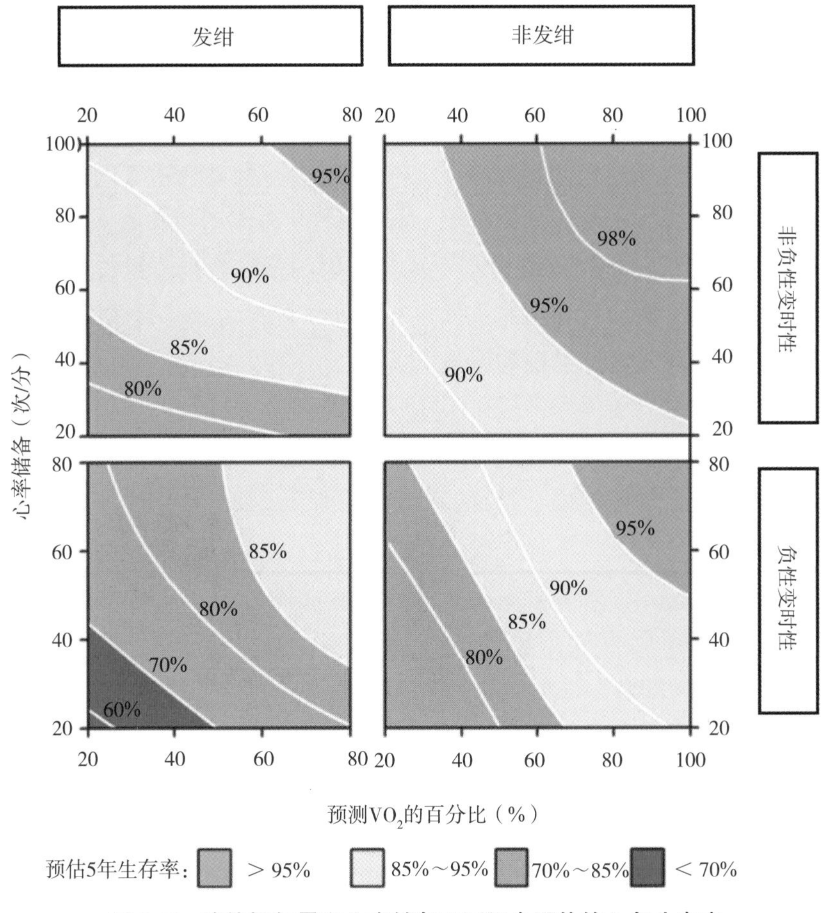

图 6–7 峰值摄氧量和心率储备不同组合预估的 5 年生存率

在目前的研究中我们认为 VE/VCO_2 斜率为充血性心力衰竭、肺动脉高压、法洛四联症等疾病死亡率的独立预测因子之一。以上疾病可能会造成 VE/VCO_2 斜率升高，从而反映不良结局。其可能的情况如下，肺血流分布不均（导致通气与血流灌注不匹配和无效通气）导致肺毛细血管楔压升高（充血性心力衰竭）、进行性肺血管疾病（肺动脉高压）及肺动脉狭窄（法洛四联症）。死亡率与 VE/VCO_2 斜率的这种关系还存在于已施行手术的大动脉转位患者。然而，在 Fontan 循环患者中 VE/VCO_2 斜率与预后无关。这一观察结果可以解释为 Fontan 患者常见的 VE/VCO_2 斜率升高在很大程度上可能与缺乏正常肺动脉灌注导致的肺血流分布不均及通气与血流灌注不匹配有关。这种情况在所有 Fontan 循环的患者中非常常见。因此，与上述情况相比，在针对 Fontan 循环患者的研究中，VE/VCO_2 斜率升高与疾病进展 / 严重程度不成正比，也不具有很强的预后意义。因此，Graham 等将 Fontan 循环患者纳入其研究人群可能是造成 VE/VCO_2 斜率对预后的预测结果异常的原因。

五、先天性心脏病患者运动处方的制订

运动处方的制订需要基于潜在的先天性心脏缺陷及其潜在并发症、患者的血流动力学和电生理状态及他们先前的健康状况。医师必须考虑运动的类型和预期的努力水平。虽然康复训练对患者的临床预后、心理健康、社会交往有着广泛的益处，并且对未来患后天性心脏病的风险有积极的影响，但是目前中国心血管医师康复训练的理念过于保守。此外，在已知心脏疾病的患者中，运动期间出现严重并发症甚至心源性猝死都是罕见的。2020 年欧洲心脏病学会（ESC）运动心脏病学指南描述了先天性心脏病运动建议。在运动前推荐进行系统评估。大多数先天性心脏病患者可以安全地进行常规、适度的体育活动。一些情况如全心室收缩功能障碍、心室流出道梗阻、异常 pH、血流动力学改变明显的心律失常或主动脉扩张需要更加谨慎。但运动处方不适用于艾森门格综合征、继发性肺动脉高压、单心室心脏、先天性心律失常或传导阻滞及孤立的先天性管状动脉畸形等疾病患者。

（一）先天性心脏病患者运动前的评估

1. 进行全面的病史询问和体格检查　包括先天性心脏病的诊断、相关的非心脏疾病诊断（如肺功能障碍）、是否经导管或手术干预、当前使用药物、心血管疾病症状（休息和运动时）、体格检查、运动锻炼史、膳食补充剂使用情况等详细信息。

2. 先天性心脏病的 5 个基础评估（图 6-8）

（1）心室功能评估：心室功能主要通过超声心动图进行评估，目的是确定功能是否降低（EF ＜ 55%）及降低程度。轻度降低为 EF 45% ～ 55%，中度降低为 EF 30% ～ 45%，重度降低为 EF ＜ 30%。超声心动图还可以评估流入道和流出道是否异常，流出道异常在运动期间可能会加重（如左心室流出道梗阻或房室瓣反流）。复杂疾病还可以选择心脏磁共振。

（2）肺动脉压评估：肺动脉高压通常采用超声心动图评估，也可能需要心导管检查进行准确测量。肺动脉高压可能继发于慢性左向右分流疾病（如房间隔缺损、室间隔缺损、动脉导管未闭），引起容量 / 压力超负荷，最终出现肺血管阻力升高和分流逆转（艾森门

格综合征）。肺动脉压在运动过程中上升，并且这种升高会随着年龄增长而加重。CPET 可以提供更多相关信息，当 peakVO_2 > 25.2ml/（kg · min）时，患者不太可能出现明显的肺动脉高压症状。由于肺动脉高压也可能是先天性心脏病术后的晚期并发症之一，因此肺动脉压评估是先天性心脏病患者进行运动前评估的重要部分。

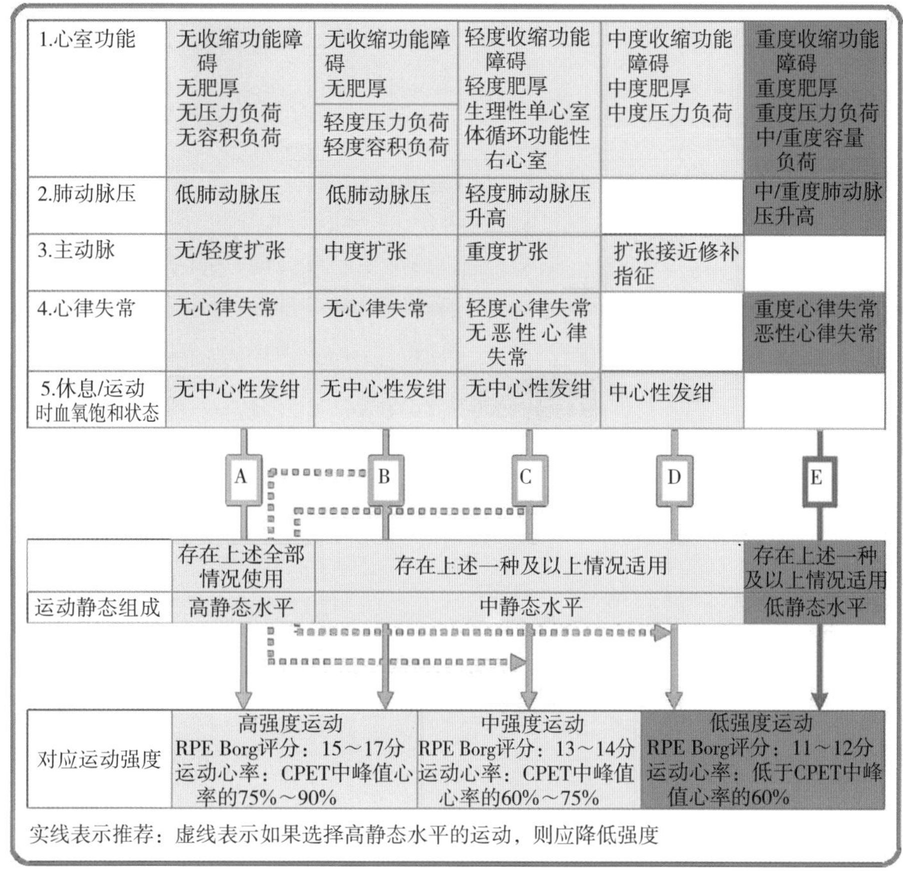

图 6-8　先天性心脏病患者的运动前评估

（3）主动脉评估：许多先天性心脏病患者有主动脉扩张的危险，特别是法洛四联症、主动脉缩窄和某些综合征患者，如存在升主动脉扩张，应注意对主动脉缩窄进行评估，在临床评估中常会漏掉这一点，而这会导致严重的运动相关高血压。当主动脉扩张> 5cm 时患者应避免对抗性运动，也有指南认为主动脉根部或升主动脉直径> 4cm 时应避免运动。

（4）心律失常评估：先天性心脏病相关心律失常患者占先天性心脏病入院人数的 25%。约超过 80% 的心律失常为房性，但也可能发生危及生命的室性心律失常。独立危险因素包括年龄、男性、右心室双出口、房间隔缺损、室间隔缺损、心力衰竭、呼吸睡眠暂停综合征、大动脉转位和法洛四联症等。对先天性心脏病患者进行心律失常评估时应注意有无先兆晕厥和晕厥史，尤其是在运动期间。心律失常可能是潜在的血流动力学恶化的标志之一。当先天性心脏病患者出现新发心律失常时应进行全面的血流动力学评估。如出现有症状的心律失常，则需进行运动心电图、24 小时动态心电图、植入式循环记录仪甚至是电生理检查。

（5）血氧饱和度及肺功能评估：无论是手术前还是手术后的先天性心脏病患者均需利用血氧饱和度评估是否存在潜在的右向左分流，因先天性心脏病手术矫正后也可能存在残余的心脏内分流情况，但静息血氧饱和度为 95% 及以上时不能排除运动相关的中枢性发绀。此外，还需考虑引起发绀的潜在肺功能因素。因此进行包含肺功能评估的 CPET 是必不可少的。

（二）心肺运动试验评估

CPET 在先天性心脏病患者的肺动脉压、呼吸、心排血量、运动相关血流动力学和心律失常评估方面也是非常有用的。CPET 应结合 12 导联心电图进行，以检测心律失常并评估变时性功能不全。peakVO_2 和峰值氧脉搏降低可能反映了每搏输出量减少，可见于各种形式的先天性心脏病，包括法洛四联症修补术后、主动脉瓣关闭不全和主动脉缩窄等。无氧阈可能会降低，这会损害有氧运动和耐力运动中的气体交换率，可能与以前的开胸手术或肺部疾病有关。同样先天性心脏病患者存在 VE/VCO_2 斜率升高，提示通气与血流灌注不匹配。

（三）对先天性心脏病患者进行危险分层

表 6–14 根据心室功能、肺动脉压、主动脉、流出道梗阻、瓣膜功能和心律失常等情况对先天性心脏病患者进行风险分层。

表 6–14　对先天性心脏病患者进行风险分层以确定推荐的运动训练强度

危险分层	心室功能	主动脉	流出道梗阻	肺动脉高压	瓣膜功能	心律失常	推荐的运动强度
低风险	正常或只是轻度功能障碍	没有狭窄 / 扩张	很少或没有	无	无 / 轻度反流或狭窄	既往无心律失常	中至高强度有氧运动和抗阻运动
中风险	中度功能障碍	轻度狭窄 / 扩张	轻度	轻度	中度狭窄或反流	既往有轻度心律失常	低至中强度有氧运动和抗阻运动
高风险	严重功能障碍	中度狭窄 / 扩张	中度至重度	中度至重度	严重狭窄或反流	恶性或严重心律失常	低强度有氧运动和抗阻运动

（四）运动处方的制订

对于临床稳定的先天性心脏病患者，应根据其病情特点，在常规医疗管理的基础上，制订个性化的运动处方（表 6-15）。

表 6-15　先天性心脏病的运动训练原则推荐

类型	有氧运动	抗阻运动	柔韧性运动
频率	3 ～ 5 天 / 周	≥ 2 天 / 周	≥ 2 ～ 3 天 / 周
强度	低风险：40% ～ 84% HRR 或 55% ～ 89% HR_{max}；RPE 11 ～ 16 中风险：20% ～ 59% HRR 或 40% ～ 69% HR_{max}；RPE 8 ～ 13 高风险：20% ～ 39% HRR 或 40% ～ 54% HR_{max}；RPE 8 ～ 10	低风险：50% ～ 79% 1-RM，1 ～ 3 组，每组重复 8 ～ 10 次，每组间≥ 1 分钟休息 中风险：30% ～ 69% 1-RM，1 ～ 3 组，每组重复 10 ～ 12 次，每组间≥ 1 分钟休息 高风险：30% ～ 49% 1-RM，1 ～ 3 组，每组重复 12 ～ 15 次，每组间≥ 2 分钟休息	拉伸到感觉紧张或轻度不适
时间	从 5 ～ 10 分钟开始，根据耐受性增加至 30 ～ 60 分钟	从 1 组开始，在允许的情况下逐渐进行到 3 组。建议开始时进行运动监测，指导正确抗阻动作	静态拉伸 10 ～ 30 秒，每个动作重复 2 ～ 4 次

（郭　兰）

第六节　肥厚型心肌病

肥厚型心肌病（hypertrophic cardiomyopathy，HCM）是最常见的一种遗传性心脏病，绝大部分 HCM 呈常染色体显性遗传，在人群中的发生率约为 1/500。它是一种以心肌肥厚为特征的心肌疾病，在无心脏异常负荷的情况下，影像学检查若可见室间隔≥ 15mm 的非对称性增厚即可诊断此病。HCM 患者可无症状或症状轻微，约 1/4 的患者可达到正常寿命。但多数 HCM 患者存在运动耐力及功能降低的表现，部分患者可出现心力衰竭、心律失常、晕厥甚至猝死。因此，HCM 的治疗主要为改善运动耐力、预防心力衰竭及猝死。本节主要叙述非梗阻性肥厚型心肌病。

一、 肥厚型心肌病运动受限的原因

目前学术界对于 HCM 患者的运动建议基本是一致的，鼓励参加轻度至中度体力活动或运动，避免参加高强度、竞技性体育活动或运动，即使运动带来的风险很低，也需要综合评价，权衡获益和风险，再做出决策。因而可以说肥厚型心肌病患者在强度较高的运动方面是受限的，原因有如下几个方面。

（一）运动可能加重左心室流出道梗阻

有研究表明，多达 2/3 的有症状的非梗阻性 HCM 患者存在隐匿性左心室流出道梗阻，即在休息时表现为非梗阻性 HCM，而运动后表现出左心室流出道与主动脉峰值压力阶差（LVOTG）＞ 30mmHg，即出现左心室流出道梗阻。值得注意的是，影响全身血压、心肌收缩力和心室容积的因素会影响左心室流出道梗阻的程度，运动可导致交感神经兴奋、血压升高、心肌收缩力增加，并可能导致左心室流出道梗阻加重，进而出现胸痛、呼吸困难、晕厥、心功能障碍等临床表现，严重者有发生心源性猝死的风险。

（二）运动可能促进心肌纤维化和心功能不全

在 HCM 患者中，有研究认为高强度的运动通过促进左心室肥厚和心肌缺血导致心肌纤维化，并促进疾病发展为左心室收缩和舒张功能障碍。然而，也有研究发现在尚未出现 HCM 表型的小鼠中，运动可以预防心肌细胞紊乱、肥大和心肌纤维化出现。在已经表达 HCM 表型的小鼠中，运动似乎可以逆转心肌紊乱和肥大，但不能逆转心肌纤维化。笔者认为运动是促进心肌纤维化还是预防或逆转心肌纤维化可能与疾病进程和运动强度有关，所以不能一概而论。

（三）运动可能是肥厚型心肌病患者发生猝死的诱因

HCM 患者发生心源性猝死的风险较低，估计每年发生率不超过 1%。然而，由于许多运动员在赛场上突然死亡，从而过度强化了 HCM 患者中运动与心源性猝死的关系。目前，HCM 被认为是 35 岁以下运动员心源性猝死的主要原因之一。然而，心源性猝死在 HCM 运动员中确切发病率目前尚不清楚，这方面的报道很不一致，有研究报道心源性猝死的年轻运动员中，HCM 所占比例为 26.4% ～ 36%，然而 Corrado 等报道每 10 万名运动员中有 2.1 人发生心源性猝死，而这些病例中，HCM 仅占 2%；同时有学者根据人群 HCM 患病率和运动员心源性猝死发生率推测，HCM 运动员发生心源性猝死的比例为每年 0.1%。但研究结果不一致，心源性猝死是 HCM 患者最令人担忧的并发症。虽然只有少数 HCM 患者在运动期间发生心源性猝死，但是剧烈的体力活动或运动被视为重要诱因。

基于以上这些原因，HCM 患者被取消参加竞技性运动的资格，在许多情况下建议避免任何形式的剧烈运动。然而，避免体力活动是有代价的。经常锻炼的积极作用已被广泛报道，可带来广泛的益处，包括减少心血管事件、减轻体重和改善健康。因此，找到合适的运动水平，在不增加心源性猝死风险的情况下进行一些体力活动是至关重要的。

二、肥厚型心肌病患者心肺运动试验方案的选择和注意事项

对于 HCM 患者，可以利用心肺运动试验精准评估患者病情，但需要严格选择方案和遵守注意事项。虽然心肺运动试验被广泛用于评估 HCM 患者的功能能力，但对于静息左心室流出道压力差升高的患者即梗阻性肥厚型心肌病患者是心肺运动试验禁忌证。

（一）肥厚型心肌病患者心肺运动试验方案的选择

心肺运动试验方案通常有两种分类方法：第一种按测功计种类分类，心肺运动试验可分为活动平板试验、踏车试验和便携式遥测试验；第二种按运动强度分类，心肺运动试验可分为极量运动试验、亚极量运动试验、症状限制性运动试验和低水平运动试验。根据 HCM 的临床特点，建议 HCM 患者选用踏车试验，首选 Ramp 运动方案，避免了与递增方案相关的神经肌肉运动元和代谢的突然变化，依据强度选择症状限制性运动试验或低水平运动试验，Ramp 方案的递增功率选择需个性化，以持续 8 ～ 12 分钟完成测试。如有条件，可以进行便携式遥测试验，能够获取更全面的心肺运动试验数据，更好反映患者日常生活

心肺耐力情况。

（二）肥厚型心肌病患者心肺运动试验注意事项

1. 做好宣讲工作　检查前需向患者及其家属进行解释和说明工作，解除患者及其家属心中的恐惧和顾虑，提前帮助患者熟悉检查流程及检查中的医患互动方式等，此项工作对于保障检查安全和结果准确性非常重要。

2. 严格把握适应证和禁忌证　HCM 患者如合并如下情况，则为心肺运动试验（CPET）的禁忌证，不能行 CPET：未控制的严重心力衰竭；血流动力学不稳定；静息血压≥180/100mmHg，且药物控制不佳者；急性心肌梗死或不稳定型心绞痛；有症状的严重主动脉瓣狭窄；严重的心律失常；急性主动脉夹层；急性心肌炎、心包炎；心内血栓；急性肺栓塞或肺梗死；严重电解质和酸碱平衡失调；其他系统急性不稳定病变；任何不能耐受运动的情况等。排除这些禁忌证的 HCM 患者，理论上均可进行 CPET，具体临床执行中需坚持安全、科学、个体化原则，试验过程中需要密切监测患者主观感受及各项指标，严格掌握终止 CPET 的指征。

3. 严格掌握 CPET 终止指征　出现下列任意一种情况，及时终止 CPET：患者出现胸痛、呼吸困难、头晕、心悸、晕厥、下肢疼痛、感到疲劳要求终止；运动中收缩压异常，如不升反降或运动中收缩压大于 220mmHg；在无 Q 波的导联（不包括 V_1 和 aVR 导联）出现 ST 段抬高（≥ 1.0mV）或 ST 段持续性压低；出现室性心动过速、多源性室性期前收缩、二度Ⅱ型以上房室传导阻滞或窦性停搏等严重心律失常。

4.CPET 其他注意事项　操作人员应熟悉 HCM 的风险，尤其是心律失常。评估室应配备除颤器和抢救药物，且能够实施急救。在整个运动测试过程中，应持续监测心率、心电图和血压。心电图和血压监测应在运动后（恢复期）至少持续 5 分钟，如果患者有症状或任何监测参数未恢复到接近基线值，则应持续更长时间。为了避免突然左心室流出道梗阻加重并导致严重低血压或晕厥，应告知患者在无负荷的情况下保持双腿运动，以确保在恢复阶段有足够的静脉回流。

三、肥厚型心肌病心肺运动试验各项指标的变化特点

表 6–16 是国外相关研究的 HCM 患者 CPET 主要参数的参考值及其变化。

表 6–16　肥厚型心肌病患者 CPET 主要参数的参考值及其变化

CPET 参数	参考值	肥厚型心肌病的常见特点
peakVO_2 ［ml/（kg·min），或占预计值百分比］	正常值＞预计 peakVO_2 的 80% 正常值范围根据年龄、性别和人体测量特征，用“ml/（min·kg）”表示；Wasserman/Hansen 方程为定义 peakVO_2 的公式	50% 以上的肥厚型心肌病患者异常伴有 NYHA 心功能分级差 peakVO_2 降低主要是由心排血量增加不足所致 ＞ 50ml/（min·kg）或大于最大预计值的 120% 有助于区分运动员心肌肥厚与 HCM ＜ 60% ～ 65% 与心血管预后不良密切相关

续表

CPET 参数	参考值	肥厚型心肌病的常见特点
无氧阈（AT）[ml/(min·kg)，或占 peakVO_2 预计值百分比]	正常值 = 预计 peakVO_2 的 50% ～ 60%	肥厚型心肌病患者 peakVO_2 常降低 AT 降低的机制与 peakVO_2 降低的机制相似，可能与受损的每搏输出量增加相关 应考虑 AT 可能的重要作用
氧脉搏（ml/beat）	正常值取决于 peakVO_2 和峰值 HR 预计值 正常表现的特点是在整个运动过程中呈双曲线上升，最后可能出现短暂的平台期	峰值氧脉搏评估可能具有误导性，因为通常伴有变时功能不全 典型异常表现的特征是由于每搏输出量减少，在最大功率的 50% ～ 60% 时发生平台 氧脉搏越早变平，肥厚型心肌病的严重程度越高
$\Delta VO_2/\Delta WR$ 斜率 [ml/（min·W）]	正常值 =（10 ± 1）ml/（min·W） 正常表现为在整个运动过程中呈线性持续上升	大多数肥厚型心肌病患者正常或轻度降低 斜率显著降低（或运动最后一部分的斜率变平），提示严重的舒张功能不全或肥厚型心肌病的终末期 $\Delta VO_2/\Delta WR$ 线性关系的突变提示心肌缺血
循环功率	定义为 peakVO_2 和收缩压峰值的乘积 目前没有可用的参考值 当 peakVO_2 以预计值的百分比表示时，循环功率 =peakVO_2 占预计值的百分比（%）× 收缩压（mmHg），可接受值应超过（14000%·mmHg）～（15000%·mmHg）	大多数肥厚型心肌病患者通常轻度或中度降低 peakVO_2 和异常血压反应具有指导肥厚型心肌病预后的作用 ＜ 10000%·mmHg 是肥厚型心肌病心力衰竭进展的有力预测指标
VE/VCO_2 斜率	由于随着年龄增长生理上的适度增加，没有可靠的参考值可用 可接受参考值≤ 30	大多数肥厚型心肌病患者通常正常或轻度增加 严重舒张功能不全或肥厚型心肌病终末期显著增加（常伴有肺动脉高压） VE/VCO_2 斜率＞ 32 是肥厚型心肌病心力衰竭进展的有力预测指标，可能是心源性猝死风险的预测指标
变时反应	正常值＞最大年龄预计心率的 80% ～ 85% 考虑在一般人群中的广泛变异性，始终将呼吸交换率＞ 1.05 而不是变时反应＞ 80% 的预计值作为最大努力的标志	大多数肥厚型心肌病患者存在慢性变时功能不全（在峰值心率或峰值心率储备方面） 与 peakVO_2 密切相关 峰值心率储备＜预计值的 75% 或＜ 62 次 / 分是异常 peakVO_2 的可靠替代指标 需考虑联合药物治疗（即 β 受体阻滞剂）的可能影响

续表

CPET 参数	参考值	肥厚型心肌病的常见特点
血压反应（mmHg）	收缩压正常上限为 210mmHg；舒张压通常不变或略增加	大多数肥厚型心肌病患者正常或轻度降低 收缩压反应减弱，提示每搏输出量增加受损和（或）迷走神经驱动的外周血管舒张 从休息到运动峰值收缩压增加＜ 20mmHg（或下降＞ 20mmHg），是肥厚型心肌病心律失常风险的指标

针对我国 HCM 患者的 CPET 各项指标的变化特点进行的系列研究对我国开展 HCM 患者 CPET 具有很好的指导意义。

HCM 患者 CPET 核心指标存在特征性变化，核心指标主要包括 peakVO_2、AT、OUES、氧脉搏、血压、最低 VE/VCO_2，VE/VCO_2 斜率等，能够真实反映 HCM 患者的心肺代谢耦合、气体交换、血流动力学等病理生理状态。HCM 组患者 CPET 中 peakVO_2、AT、峰值氧脉搏、峰值收缩压、峰值运动负荷、峰值心率和 OUES 均低于正常对照组，说明 HCM 患者由于病理因素整体心肺和运动功能普遍受限，当然也有早期非梗阻性 HCM 患者 CPET 核心指标尚在正常范围内，这些患者动态 CPET 随访观察很有必要，以便及时发现早期的功能变化。同时在 CPET 核心指标中 peakVO_2 预计值百分比与 AT、峰值氧脉搏、OUES、峰值收缩压呈正相关；与最低 VE/VCO_2 和最低 VE/VCO_2 斜率呈负相关。

除了上述核心指标的变化，CPET 的九宫图变化也有助于 HCM 患者的功能状态评估，其中 HCM 患者在到达运动终末期时，运动过程中 VO_2 对应功率的递增斜率变缓或呈平台，氧脉搏的上升斜率变缓呈平台或下降，这些都提示运动终末期循环为主的摄氧动力学出现障碍，是 HCM 患者 CPET 的九宫图变化之一。这种变化的原因为 HCM 患者病理性舒张功能下降或心肌收缩力下降，造成心脏每搏输出量下降，进而造成通气与血流灌注不匹配而呈现氧供需不平衡的病理生理表现。相关核心指标的变化与九宫图中趋势走向可作为 HCM 病因诊断及严重程度变化的特征性变化。

HCM 患者 CPET 的心电图也有较明显的变化，静息时心电图可表现为正常心电图或异常心电图，异常心电图主要为左心室肥厚表现、除极异常、复极异常、心律失常。而在 CPET 运动中心电图会出现 ST–T 变化，随着功率负荷增加 ST 段进一步压低，倒置的 T 波进一步加深，也有少数患者出现 ST–T 段上抬趋势，HCM 心电图 ST–T 改变通常较单纯冠心病患者心肌缺血发作的 ST–T 改变幅度更大。

运动血压反应异常也是 HCM 常见的表现之一，有研究发现约 1/3 的 HCM 患者存在运动血压反应异常。一项大规模的临床研究发现，在校正了体型、心血管疾病等因素后，运动收缩压反应不足与全因死亡及心肌梗死等不良预后显著相关。还有研究发现血压反应异常是 40 岁以下青年 HCM 患者猝死的危险因素之一，并且与 HCM 患者恶性心律失常的发生有关。HCM 患者的运动血压反应异常通常包括两种情况：一是血压反应不足，指运动峰值收缩压较基线升高小于 20mmHg；二是运动后恢复期血压降低，指运动恢复期收缩压较基线下降。孙兴国团队研究发现 HCM 患者 CPET 中运动血压反应不足及运动后恢复期血压降低的发生率均较正常人显著升高，HCM 患者运动血压反应不足与合并冠心病和肺动脉高压有显著的独立相关性，与左心室流出道梗阻无关，其 peakVO_2、峰值心率及心率储备更低，二氧化碳通气当量及 BNP 升高；HCM 患者运动后血压下降仅与左心室流出道压差独立相关，而与心肺运动功能无显著相关性。

以上是目前研究报道的我国 HCM 患者 CPET 各项指标的变化特点，由于研究是单中心研究，存在一定的局限性，还有待于对我国 HCM 患者 CPET 变化特点进行深入研究和完善。

四、心肺运动试验在肥厚型心肌病中的临床和预后价值

由于考虑 HCM 患者行运动试验可能出现晕厥、心律失常或血流动力学不稳定等风险，最初认为 CPET 不适合 HCM 患者。但近年来的系列研究表明，HCM 患者行 CPET 不仅安全，而且还有助于准确评估病情，因此，欧洲心脏病学会、欧洲心血管预防和康复协会、美国心脏协会均推荐 CPET 应用于 HCM 患者。在我国，虽然 CPET 尚未成为 HCM 患者功能性评估的常用手段，但已有学者将 CEPT 应用到 HCM 患者的诊治中，取得了良好效果。

（一）心肺运动试验在肥厚型心肌病诊治中的临床价值

CPET 作为唯一无创伤性整体功能评估的临床手段，对于 HCM 疾病诊断、鉴别诊断、患者心功能和整体功能评估、疾病严重程度及危险分层、治疗指导、疗效评估等具有良好价值。

CPET 能够鉴别 HCM 的病理性肥厚和其他原因导致的生理性肥厚，如运动员心肌肥厚等。即使早期无症状的 HCM 患者，CEPT 核心指标如 peakVO_2、AT、氧脉搏、峰值运动负荷、峰值收缩压及峰值心率等也均较正常对照组显著降低。而左心室生理性肥厚的运动员上述 CEPT 核心指标常会超过正常对照组，显著高于 HCM 患者。利用 CPET 可以明确是否为 HCM 所致的心肌肥厚。

多数 HCM 患者会出现心功能和运动能力降低。CPET 可用于评估心功能降低程度，还可以评估运动功能受损严重程度及探究运动功能降低的原因。HCM 患者运动功能降低的病理生理机制很复杂，包括左心室舒张功能降低、左心室流出道梗阻、变时功能不全及外周肌肉功能变化等，CPET 可以帮助临床医师探究 HCM 患者运动能力下降的主要原因，给予 HCM 患者更有针对性的有效治疗，改善 HCM 患者的心功能和运动能力。

目前认为个体化运动训练是对 HCM 患者有效的治疗方式，且能够提高患者体力和生活质量，但运动有引起 HCM 发生心力衰竭、恶性心律失常甚至猝死的风险。如何选用合适的运动试验评估患者病情很关键。有研究表明，CPET 在试验过程中能够及时提示并防控严重并发症，在运动试验期间发生严重心律失常并发症（如持续性室性心动过速或心室颤动）的风险非常低（0.2%），因而 CPET 是评估 HCM 患者病情和运动能力的一种安全、客观的方法。

CPET 可以评估治疗方案的疗效，杨京华等应用 CPET 对室间隔酒精消融治疗前后 HCM 患者进行评估，治疗后 1 ～ 3 个月行 CPET，与治疗前相比，运动时间、最大功率、

$peakVO_2$ 及占预计值百分比、氧脉搏均明显增加，VE/VCO_2、心功能分级、静息左心室流速梯度（LVOG）下降。6 ～ 12 个月后再行 CPET，心功能分级进一步改善，其他各项指标也略有改善，但与治疗后 1 ～ 3 个月相比差异均未达统计学意义 。

（二）心肺运动试验在肥厚型心肌病预后评估中的价值

2012 年和 2016 年欧洲心血管预防和康复协会与美国心脏协会的联合声明将 CPET 的应用范围扩展到了 HCM 患者的危险分层、预后评估和管理，表 6–17 是 CPET 指导的 HCM 诊断和预后分型。

表 6–17　疑诊或确诊肥厚型心肌病患者的诊断和预后分层

内容	数值		
主要 CPET、变量	VE/VCO_2 斜率	$peakVO_2$[a] 占预计值百分比	ET 中峰值 $P_{ET}CO_2$[b]
	通气功能通气功能分级 Ⅰ 级 VE/VCO_2 斜率＜ 30.0	≥ 100% 预计值	＞ 37mmHg
	通气功能分级 Ⅱ 级 VE/VCO_2 斜率 30.0 ～ 35.9	75% ～ 99% 预计值	36 ～ 30mmHg
	通气功能分级 Ⅲ 级 VE/VCO_2 斜率 36.0 ～ 44.9	50% ～ 75% 预计值	29 ～ 20mmHg
	通气功能分级 Ⅳ 级 VE/VCO_2 斜率 ≥ 45.0	＜ 50% 预计值	＜ 20mmHg
标准 ET 变量	血流动力学	ECG	
	ET 时收缩压升高	在 ET 和（或）恢复期间，没有持续的心律失常、异位搏动和（或）ST 段改变	
	ET 时收缩压反应平缓	在 ET 和（或）恢复期间有节律改变、异位搏动和（或）ST 段改变，没有导致试验终止	
	ET 时收缩压下降	在 ET 和（或）恢复期间有节律改变、异位搏动和（或）ST 段改变，导致试验终止	

说明：进行性增高的 VE/VCO_2 斜率，较低的 $peakVO_2$ 占预计值百分比和峰值 $P_{ET}CO_2$ 说明 HCM 病情更严重—— CPET 变量从黄色区域进展到橙色区域和红色区域提示肺动脉压升高的可能性增加。

黄色区域和红色区域血流动力学和 ECG 反应预示心源性猝死的风险增加。

注：VE/VCO_2 斜率 . 二氧化碳通气当量斜率；$peakVO_2$. 峰值摄氧量；$P_{ET}CO_2$. 潮气末二氧化碳分压；CPET. 心肺运动试验；ECG. 心电图；ET. 运动试验。

a. 峰值 RER 至少达 1.00 或试验因血流动力学或 ECG 运动反应异常而终止时，$peakVO_2$ 才能视为有效，百分比预计范围来自 Wasserman 公式；b. 峰值 $P_{ET}CO_2$ 在渐进性运动试验的次极量水平即可获得，通常在 AT 后立即到达

五、肥厚型心肌病运动处方制订

虽然许多研究证实了 HCM 患者个体化运动训练的获益，但在临床实践中，许多临床医师和患者过多关注运动可能带来的风险，因而患者被告知或者主观意愿采用静息或少动生活方式。一项研究表明，与年龄匹配的健康对照组相比，HCM 患者从事中、高强度工作和娱乐活动明显减少，甚至超过 50% 的 HCM 患者不符合最低体育活动指南。然而，HCM 患者并不能避免与生活方式相关的心脏代谢疾病，缺乏运动和肥胖等成为 HCM 患者面临的另一危害健康的重要因素。在久坐的 HCM 患者中，缺乏运动和相关的运动能力降低及 peakVO_2 显著降低导致的心血管事件风险远远高于运动本身带来的风险。因此，为 HCM 患者制订个体化科学运动训练方案是正确的临床策略。RESET–HCM 研究是对 HCM 患者进行运动训练的随机对照研究，研究中将 136 例 HCM 患者随机分为自主活动组和运动训练组，结果发现运动训练组患者的活动耐量明显提高，心率储备从 50% 增加到 85%。运动训练未增加患者死亡、心搏骤停、ICD 治疗、室性心动过速、心房颤动、室上性心动过速、晕厥和肌肉骨骼损伤的发生率，未引起左心室室壁厚度和左心室功能、心肌瘢痕体积的变化。REST–HCM 研究为 HCM 患者的运动带来了希望，研究中的干预措施是非手术方法提高运动耐量和生活质量的良好方法，且未发现不良反应。

目前缺乏对 HCM 患者进行的运动训练安全性和获益的宣教，即使理念正确的临床医师，也常缺乏与患者有效沟通，因而患者很少获得关于维持 HCM 人群整体功能和健康的最佳体力活动的指导。运动处方制订和执行是运动训练落地的良好方式。本部分针对 HCM 患者的特点简单介绍运动处方制订（表 6-18）。

表 6–18　肥厚型心肌病的运动训练原则推荐

	有氧运动	抗阻运动	柔韧性运动
频率	3 ～ 5 天 / 周	2 天 / 周，隔天进行	≥ 2 ～ 3 天 / 周，每天做效果最好
强度	低到中等强度运动 30% ～ 75% peakVO_2 或达到 20% ～ 60% HRR 或达到 AT 值前 1 分钟心率 REP 8 ～ 13	低到中等强度 强度为 1– RM 的 20% ～ 50%	达到拉紧或轻度不适感
时间	20 ～ 50 分钟，可一次完成，也可分次完成	1 ～ 3 组；锻炼 8 ～ 10 个全身大肌肉群的不同动作	静态拉伸保持 10 ～ 20 秒，每个动作重复 ≥ 4 次
方式	健步走、慢跑、游泳和骑自行车等运动类型	选择患者使用起来安全、舒适的设备	重点关注四肢和腰部主要关节静态和动态拉伸，考虑 PNF

1. 综合评估　运动处方制订前要进行详细的综合评估，包括临床情况（一般情况 + 心血管专科评估）、心理评估、体能测试和运动负荷试验等，因 HCM 患者的特殊性，建议运动负荷试验选用 CPET，能够对患者心肺功能和整体功能做出科学评估并进行运动风险分层。

2. 运动处方制订　运动处方包括有氧运动训练、抗阻训练、呼吸肌训练、平衡训练和柔韧性训练。有氧运动处方依据 CPET 结果制订。运动处方遵循 FITT 原则制订。

（惠海鹏）

第七节　心脏瓣膜疾病

心脏瓣膜疾病（valvular heart disease，VHD）心肺运动试验（CPET）的临床价值在众多循证医学与临床实践中已得到证实，其综合分析了患者在运动过程中实时心电图、血压、血流动力学、呼吸气体交换、主观症状等变化情况，准确定量评估患者心肺适能，描述生理系统运动反应，判断运动受限的病理生理机制，更有助于根据心肺功能参数做出临床决策，目前 CPET 被认为是评价心肺功能的金标准。2016 年 EACPR/AHA 特定患者人群 CPET 数据评估建议科学声明于 2012 年基础上做出更新，首次将 CPET 在心脏瓣膜疾病的临床应用写入专家共识。

一、心脏瓣膜疾病心肺运动试验的特点和变化

正常的左右瓣膜功能对有氧运动表现至关重要。心脏瓣膜中的任何一个出现疾病或功能障碍都可能对心肺功能产生重大影响。心脏瓣膜疾病常见的两个病理现象是反流压升高（如肺动脉高压）和心排血量（cardiac output，CO）减少。CPET 可能在心脏瓣膜疾病的各个阶段都体现出有价值，特别是通过评估通气效率衡量肺血流状态和通过评估有氧能力评价心排血量。VE/VCO_2 斜率通常用来评价通气效率，其在检测肺动脉压升高时起重要作用。而鉴于肺动脉高压通常继发于左侧心脏瓣膜疾病，对于此类患者，VE/VCO_2 斜率评估可能特别有意义。

对于无症状严重主动脉瓣狭窄患者，欧洲心脏病学会 / 欧洲心胸外科协会的指南认为与静息时相比，运动期间症状的发展或运动期间血压下降提示需进行主动脉瓣置换术（推荐级别是Ⅰ类和Ⅱ a 类，证据 C 级）。Levy 等针对无症状严重主动脉瓣狭窄患者的研究证明，具有异常运动反应的患者中可见 VE/VCO_2 斜率升高和 peakVO_2 下降，并随后多需接受主动脉瓣置换。另一项研究发现，在无症状严重主动脉瓣狭窄患者中，升高的 VE/VCO_2 斜率是失代偿性心力衰竭和死亡的重要预测指标。

二尖瓣瓣膜疾病或功能障碍与 CPET 监测指标之间的关系也被广泛研究。Izumo 等将心力衰竭患者分为伴有和不伴有运动诱导二尖瓣反流（mitral regurgitation，MR）两组。运动诱导 MR 组的试验对象具有较低的 peakVO_2 和较高的 VE/VCO_2 斜率。Tanabe 等在有症

状 MR 组手术前后 2 ～ 4 天进行 CPET，发现与健康对照组相比，有症状 MR 组的 peakVO_2 显著降低，VE/VCO_2 斜率显著升高。虽然 MR 手术不能立即提高 peakVO_2，但能显著降低 VE/VCO_2 斜率。但是，手术后 MR 组的 VE/VCO_2 斜率仍显著高于健康组。Banning 等在试验中也同样观察到手术可以使二尖瓣狭窄患者的 VE/VCO_2 斜率显著降低，且虽然即刻 peakVO_2 没有明显改善，但在随访 10 周时可发现 VO_2 显著提高。

DeMeester 等研究发现，与健康对照组相比，轻度至中度肺动脉狭窄组的 peakVO_2 显著降低，VE/VCO_2 斜率显著升高。Chowdhury 等评估了混合型肺动脉瓣疾病患者在进行瓣膜置换术前后 CPET 指标的变化，术后 6 个月患者的 VE/VCO_2 斜率显著降低，但 peakVO_2 没有变化。

二、心肺运动试验评估心脏瓣膜疾病 / 瓣膜功能异常

目前的证据表明（表 6-19），通气效率（即 VE/VCO_2 斜率）可能是评估心脏瓣膜疾病严重程度、预后和手术后改善的一个重要指标。peakVO_2 也是评价心脏瓣膜疾病心排血量及有氧运动能力损害程度的指标。peakVO_2 术后较长时间可能有所改善，peakVO_2 似乎不是手术后立即改善的敏感指标。我们建议按照通气功能分级系统对 VE/VCO_2 斜率进行分级，VE/VCO_2 斜率＜ 30 为正常范围，若超出正常范围，则更高的数值代表瓣膜疾病更严重，预后更差。瓣膜疾病患者的 peakVO_2 变化范围较大，因此，可采用 Weber 分级系统、Wasserman 等提出的预测方程评价心脏瓣膜疾病患者的 peakVO_2。

表 6-19　CPET 评估心脏瓣膜疾病 / 瓣膜功能异常

内容	数值		
主要 CPET 变量	VE/VCO_2 斜率	peakVO_2[a]	peakVO_2 占预计值百分比[b, c]
	通气功能分级 Ⅰ 级 VE/VCO_2 斜率＜ 30.0	Weber 分级 A 级 peakVO_2 ＞ 20.0ml/（min・kg）	≥ 100% 预计值
	通气功能分级 Ⅱ 级 VE/VCO_2 斜率 30.0 ～ 35.9	Weber 分级 B 级 peakVO_2 16.0 ～ 20.0ml/（min・kg）	75% ～ 99% 预计值
	通气功能分级 Ⅲ 级 VE/VCO_2 斜率 36.0 ～ 44.9	Weber 分级 C 级 peakVO_2 10.0 ～ 15.9ml/（min・kg）	50% ～ 75% 预计值
	通气功能分级 Ⅳ 级 VE/VCO_2 斜率 ≥ 45.0	peakVO_2 ＜ 10ml/（min・kg）	＜ 50% 预计值

续表

内容	数值	
标准 ET 变量	血流动力学	ECG
	ET 时收缩压升高	在 ET 和（或）恢复期间，没有持续的心律失常、异位搏动和（或）ST 段改变
	ET 时收缩压反应平缓	在 ET 和（或）恢复期间有节律改变、异位搏动和（或）ST 段改变，没有导致试验终止
	ET 时收缩压下降	在 ET 和（或）恢复期间有节律改变、异位搏动和（或）ST 段改变，导致试验终止
试验终止原因	下肢肌肉无力	心绞痛或呼吸困难

说明：所有变量处于绿色区域：预后良好。CPET 和标准 ET 得分位于红 / 黄 / 橙色区域提示预后进行性恶化。CPET 和标准 ET 得分位于红 / 黄 / 橙色区域强烈提示需考虑更为积极的医学管理和外科手术治疗。

注：CPET. 心肺运动试验；ET. 运动试验；VE/VCO_2 斜率 . 二氧化碳通气当量斜率；peakVO_2. 峰值摄氧量。

a. 峰值 RER 至少达 1.00 或者试验因血流动力学或心电图运动反应异常而终止时，peakVO_2 才能视为有效；b. 若 peakVO_2 处于 Weber A 级，计算预计值百分比并将其纳入说明中；c. 应用 Wasserman 公式和 Hansen 公式

收缩压也是重要的考虑因素，因为 CPET 期间收缩压下降对未来心排血量提升的临界阈值具有提示作用。心脏瓣膜疾病所致的功能受损程度可以通过在收缩压下降时的 VO_2 和运动负荷强度进行了解和评估。任何心电图的异常均是提示整体心功能不全的指标。CPET 中若出现了导致 CPET 停止的心绞痛或呼吸困难，也提示心脏瓣膜疾病存在异常反应。

三、心肺运动试验在心脏瓣膜疾病中的应用

（一）心肺运动试验在主动脉瓣病变的应用

1.CPET 与主动脉瓣狭窄　主动脉瓣狭窄（aortic stenosis，AS）的常见病因为老年心脏瓣膜钙化，目前 CPET 在心脏瓣膜疾病中 AS 的临床研究最广。对于明确因瓣膜狭窄而出现症状的重度 AS 患者（主动脉瓣口面积＜ $1cm^2$ 或主动脉瓣口面积指数≤ $0.6cm^2/m^2$），2017 年 AHA/ACC 指南建议需积极手术干预（Ⅰ、B）。然而，确定患者是否有 AS 症状通常是复杂和模棱两可的，因为呼吸困难、心绞痛并非特异性临床表现，当 AS 是患者症状的罪魁祸首时，潜在的病理生理学通常包括在运动期间不能维持持续增加的心脏每搏输出量。van Le 等认为 CPET 通过在 AS 患者中测定心肺参数，包括 peakVO_2 和峰值氧脉搏，能很好地反映心排血量和每搏输出量，对症状性重度 AS 患者手术做出有价值的临床指导。对比 AS 患者的传统检测方法如常规运动试验、运动应激超声心动图等，Domanski 等认为 CPET 对 AS 患者的临床决策更可靠，且其同时具备安全性高、可行性强、重复性好的特点。Levy 等在一项前瞻性临床研究中，对 43 例无症状或可疑症状的重度 AS 患者进行 CPET 随访，发现 VE/VCO_2 斜率＞ 34 和 peakVO_2 ≤ 14ml/（min・kg）是瓣膜置换的独立预测因子。在

另一项研究中，Dominguez-Rodriguez 等对 35 例无症状的重度 AS 患者进行 6 个月的随访（观察主要不良心血管事件），认为 VE/VCO_2 斜率升高是这部分患者失代偿性心力衰竭或死亡率升高的重要预测因子。但这两项研究都是小样本临床试验，需要更大规模的研究来确认 CPET 在 AS 患者中的临床运用价值。

2.CPET 与主动脉瓣反流　主动脉瓣反流（aortic regurgitation，AR）最常见的病因是瓣膜退行性病变，其约占西方国家 AR 潜在病因的 2/3。对于严重有症状的慢性 AR 患者，2017 年 AHA/ACC 指南同样建议需要积极手术治疗（Ⅰ、B）。中度至重度慢性 AR 患者，为保持较长稳定期且无临床症状，心脏将发生适应性变化，包括左心室舒张末期容积增加、心室顺应性增加、左心室肥厚等。Broch 等在一项针对慢性中度至重度无症状 AR 且无手术指征的患者进行 CPET 的研究中表明，这部分患者最大运动能力和 peakVO_2 与左心室舒张末期容积有明显的正相关性，说明早期的心室重构是适应性变化，CPET 在主动脉瓣手术时机的选择上能表现出一定的参考价值，可避免不必要的手术干预和相关并发症；同时该学者认为在对慢性无症状 AR 患者的随访中，若出现最大运动能力和 peakVO_2 在随访中较前轻度减弱的情况，则提示心功能可能有早期受损表现，需积极手术干预，但目前尚无指南推荐。在 AR 瓣膜置换术后进行 CPET 评估心功能的研究中，通过（49 ± 15）个月的随访发现患者术后 peakVO_2 并未得到明显改善，但 CPET 有助于 AR 患者瓣膜置换术后身体活动需求的评估，为这部分患者做出精准心脏康复训练计划。

（二）心肺运动试验在二尖瓣病变的应用

1.CPET 与二尖瓣狭窄　目前风湿性二尖瓣狭窄（mitral stenosis，MS）发病率在中国已逐渐下降，瓣膜退行性病变已是 MS 的主要病因。临床上评估 MS 程度最常用的是经胸超声心动图，但 MS 患者临床症状并不总是与超声心动图数据相符，Omedè 等认为 CPET 能为这部分患者提供客观准确的临床信息，同时在 43 例临床症状与超声心动图数据不相符的 MS 患者中，Omedè 发现 peakVO_2 大于最大预计值的 70% 的 MS 患者，其跨瓣压差和肺动脉压相对偏低。风湿性疾病是多系统疾病，而心脏瓣膜受损是其中一部分，Laufer-Perl 等在运用 CPET 探索风湿性 MS 患者运动受限原因时，发现瓣膜功能受损越严重，患者运动峰值心率反应（心脏变时功能不全）与 peakVO_2（心脏每搏输出量）越差，心功能受损程度越重，但其并不是导致患者运动能力下降的唯一因素，除了瓣膜狭窄程度外，肺限制性受损也是重要原因。CPET 可用于评估 MS 患者经皮球囊二尖瓣成形术（percutaneous balloon mitral valvuloplasty，PMBV）治疗后改善情况，研究表明接受 PMBV 治疗的 MS 患者术前与术后 5 天分别进行 CPET，发现 peakVO_2 从（1035 ± 392）ml/min 升至（1178 ± 373）ml/min（P=0.0001），AT 从（667 ± 286）ml/min 升至（772 ± 268）ml/min（P=0.006），峰值氧脉搏从（10.97 ± 6.10）ml/min 升至（12.24 ± 7.36）ml/min（P=0.001），可以看出经 PMBV 治疗后早期心功能都有明显改善，而未经 PMBV 治疗组的 MS 患者未观察到显著差异。目前 CPET 在 MS 的研究相对较少，相信不久的将来会出现更多相关研究。

2.CPET 与二尖瓣反流　二尖瓣反流（mitral regurgitation，MR）在心脏瓣膜疾病中是欧美国家需外科手术干预的第二常见疾病，根据发病原因，其常分为原发性 MR（如瓣膜退行性病变）与继发性 MR（如继发性扩张型心肌病或缺血性心肌病）。在对无症状中重度 MR 患者进行 CPET 检查时发现伴有 peakVO_2 降低与 VE/VCO_2 斜率升高的 MR 患者在运动时可出现肺动脉高压，认为运动介导的肺动脉高压是中重度无症状 MR 患者运动受限的原因。对于射血分数降低的心力衰竭患者，常伴有 MR，MR 在左心房产生容积和压力超负荷可进一步使左心室扩大，使其失去收缩储备，加重心力衰竭。在对慢性无症状 MR 患者进行外科手术干预时，Togna 等发现 47 例平均年龄为 48.5 岁的患者术后 6 ～ 12 个月的峰值氧脉搏较术前提高［（11.9 ± 3.2）ml/beat vs （11.1 ± 3.2）ml/beat，P=0.003］，提示术后患者心功能恢复。同时对于术前合并心律失常如心房颤动或心房扑动的慢性 MR 患者，Lee 等发现在术后 6 个月的随访中，恢复窦性心律者 peakVO_2 较术前明显改善［（23.2 ± 6.4）ml/（min · kg）vs （19.3 ± 5.9）ml/（min · kg），P=0.016］，而未恢复窦性心律者手术前后 peakVO_2 并无明显变化。

（三）心肺运动试验在肺动脉瓣相关疾病的应用

1.CPET 与肺动脉瓣狭窄　孤立的肺动脉瓣狭窄（pulmonary stenosis，PS）是常见的先天性心脏病。轻度 PS 自然演变多被认为是良性的，de Meester 等在对轻中度 PS 患者进行 CPET 以评估运动能力和血流动力时，通过与正常匹配受试者进行比较，发现两组最大运动负荷、peakVO_2、OUES 和 VE/VCO_2 斜率都有显著统计学差异。Müller 等在对比 46 例 PS 患者经皮肺动脉瓣植入术后 6 个月与术前运动能力时，发现 peakVO_2 显著改善，从平均值 27.2（18.9 ～ 34.0）ml/（min · kg）增加到 29.2（22.4 ～ 35.3）ml/（min · kg）（P ＜ 0.000 1）。

2.CPET 与肺动脉瓣反流　先天性心脏病如原发性瓣膜小叶异常、PS 球囊瓣膜成形术后引起的原发性肺动脉瓣反流（pulmonary valve regurgitation，PR）较后天性瓣膜病更为常见。法洛四联症（TOF）患者在外科手术治疗后普遍存在 PR，Meierhofer 等对 TOF 术后存在 PR 的患者进行了 CPET 检查，发现 peakVO_2 显著降低，占预计值（68.5 ± 14.4）%，同时根据 PR 反流严重程度分层，发现反流严重程度与 peakVO_2 呈明显负相关。对于 TOF 术后有 PR 的年轻无症状患者，CPET 对于再次手术干预 PR 的时间选择和危险分层均具有潜在临床价值。Legendre 等对 24 例平均年龄（27 ± 11）岁的 TOF 外科矫正术后合并 PR 的患者进行肺动脉瓣置换（pulmonary valve replacement，PVR），在平均随访（1.7 ± 1.3）年中，患者右心室容积明显减少，但 peakVO_2 较 PVR 术前并无明显改善。在对右心室流出道疾病进行手术矫正后多数患者会存在 PR，对 26 例此类患者 PVR 术前与术后同时进行了 CPET 检查，发现患者术后 peakVO_2 较术前并无明显改善，但在年龄＜ 25 岁的患者中，其右心室与左心室舒张末期容积比和 PR 反流分数显著下降，可以认为对这部分患者早期干预可能会保留运动能力，而 CPET 参数可作为右心室流出道修复后严重 PR 患者恶化的运动能力识别和需 PVR 干预的早期指标。从上述研究可以看出 RP 合并其他基础疾病进行手术干预后，在随访期间患者 peakVO_2 并未改善，但患者心脏结构状态却有明显改善，可以假设在更长时间的随访中患者运动心功能可能较前恢复，但需更多研究证实。

（四）心肺运动试验在三尖瓣病变的应用

三尖瓣反流（tricuspid regurgitation，TR）多继发于右心室压力超负荷后体积变大使三尖瓣相对关闭不全，而继发性 TR 的原因中感染性心内膜炎、风湿性心脏病、Ebstein 异常和先天性瓣膜发育异常也不占少数。Nakade 等对 TR 患者进行 CPET 时，发现 TR 反流量越大的患者，其 VE/VCO_2 值也偏大。Müller 等对 21 例 Ebstein 畸形导致 TR 的患者进行手术干预后，在 6 ～ 18 个月随访期间，发现手术前后患者 CPET 参数有明显改善，$peakVO_2$ 从术前预计值的 68.4% 增加到术后预计值的 77.3%（P=0.009），VE/VCO_2 斜率从术前 32.5 降至术后 29.3（P=0.001）。同样 Ibrahim 等在 27 例 Ebstein 畸形的重度 TR 患者中也得出相似的结论，随访（2.7 ± 1.5）年，发现术后患者运动量有明显改善，$peakVO_2$ 从术前预计值的 54% 增加到术后预计值的 66%（$P < 0.02$）。

四、心脏瓣膜疾病运动处方制订

关于心脏瓣膜疾病的运动研究很少，运动建议主要基于专家共识，应鼓励所有心脏瓣膜疾病患者每周至少进行 150 分钟的体力活动，辅以力量训练和改善平衡的运动，以避免久坐行为。运动处方应基于共同决策的原则，尤其是在支持心脏瓣膜疾病患者运动建议的证据有限的情况下。医师应该将客观的临床参数和现有的锻炼建议与个体患者的目标相平衡。

（一）评估

图 6-9 显示了心脏瓣膜疾病患者评估的流程图。

第一步：病史。充分了解患者的全面病史，特别强调潜在的原发性心脏瓣膜疾病诊断和既往干预。在详细了解心脏相关症状后，医师应确定患者的功能状态及当前运动的类型、频率和强度及患者的运动相关目标。

第二步：体格检查。应进行彻底的体格检查，包括观察结缔组织疾病的任何迹象。

第三步：基线成像。超声心动图仍然是心脏瓣膜疾病评估的基石，应遵循已发表的指南。在大多数患者中，超声心动图足以评估瓣膜病变的严重程度、其对心室大小和功能的影响及肺动脉高压症状。应使用标准方法测量主动脉直径，如果扩张，应连续测量，因为主动脉直径的增加率对风险分层很重要。此外，心脏 MRI 的作用越来越大，尤其是在超声心动图或更详细的心室大小 / 功能评估对瓣膜病变的量化有挑战的情况下。

第四步：运动试验。运动试验的重点是评估患者的功能能力、劳累症状、血流动力学（血压）对运动的反应，并识别运动诱发的心律失常或心肌缺血。运动试验应反映规定的运动强度。在运动试验期间检测到的任何异常都提示应进一步评估，如果需要，在患者重新进入评估之前进行适当的治疗或干预。CPET 是首选的研究方法，因为它能够更全面地评估血流动力学参数，并通过确定 AT 值更准确地进行运动强度分级，尤其是在心功能受损或接受 β 受体阻滞剂治疗的患者中。有些人可能需要负荷超声心动图检查，尤其是当症状和瓣膜疾病严重程度不一致时。应用负荷超声心动图可以判断瓣膜病变的严重程度、长期预后和监测频率。

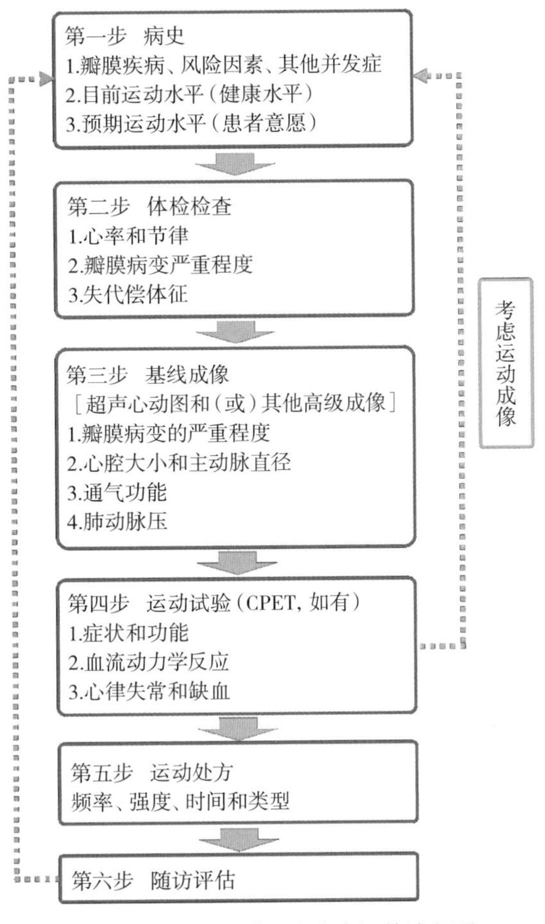

图 6-9 心脏瓣膜疾病患者评估流程图

第五步：运动处方。医师应根据 FITT 原则提供具体的处方，说明运动的频率、强度、时间和类型。处方应该提供有氧训练和力量训练的大纲，类似于表 6-20 所示。支持力量训练建议的证据有限，高强度 / 低重复次数（≥ 1-RM 的 70%）力量训练在增加肌肉力量方面更有效，有证据表明，与低强度 / 高重复次数力量训练相比，它可能具有较低的急性心血管需求。但是，负重和 Valsalva 动作练习可能会在严重狭窄病变的患者中诱发症状，在增加重量之前应考虑增加重复次数和组数。

表 6-20 心脏瓣膜疾病的 FITT 原则推荐

运动类型	有氧运动	抗阻训练
频次	3 ～ 5 天 / 周	2 ～ 3 天 / 周
时间	30 分钟	30 分钟
强度	低 / 中 / 高	肌肉耐力：30% ～ 50% 1 -RM，15 ～ 30 次重复 力量增益：＞ 50% 1 -RM，8 ～ 15 次重复

第六步：随访评估。重新评估的具体时间间隔取决于瓣膜病变的严重程度、运动量和

强度，以及患者是否参加娱乐或竞技运动。中度至重度瓣膜疾病、进行高强度运动的患者可能需要更频繁随访（6 ～ 12 个月）。新症状促使患者停止运动并重新评估。

（二）特定的瓣膜病变

心脏瓣膜疾病严重程度的分级基于几个公认的超声心动图参数。对于混合心脏瓣膜疾病，应遵循主要瓣膜病变的建议。图 6–10 总结了无症状心脏瓣膜疾病患者参与休闲运动的建议。这些建议遵循以下关键原则：①对轻度心脏瓣膜疾病患者没有限制；②与狭窄性病变相比，反流性病变的运动耐受性更好，因此中度至重度反流性心脏瓣膜疾病患者的运动强度可以较为宽泛；③应鼓励有症状、血流动力学参数异常或因心脏瓣膜疾病而心律失常的患者参加低强度运动或定期体育活动。

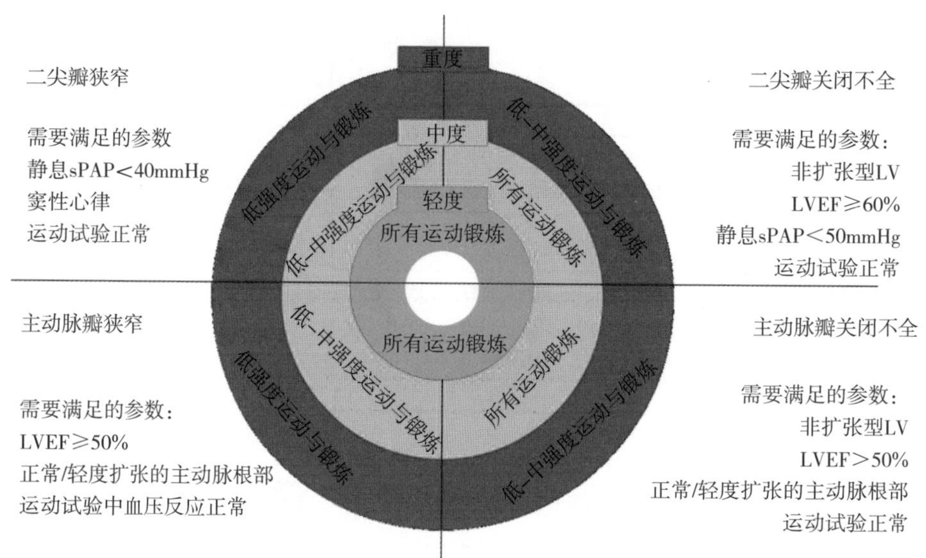

图 6–10　无症状心脏瓣膜疾病患者参与休闲运动的建议

根据心脏瓣膜疾病的严重程度，建议无症状患者参加运动和锻炼，分为轻度（绿）、中度（橙）、重度（红）。LV. 左心室；LVEF. 左室射血分数；sPAP. 肺动脉收缩压

（1）主动脉瓣反流（aortic regurgitation，AR）：导致左心室容量和压力负荷增加，并伴有进行性扩张和肥厚。AR 的血流动力学影响可能与大容量、高强度耐力运动的后遗症重叠，有时可能难以区分生理性和病理性，尤其是在 AR 严重程度可能被低估的偏心射流中。在运动型个体中，由于迷走神经张力增加及随后的心动过缓和舒张期延长，反流量可能增加。此外，等长运动与主动脉壁张力增加有关，并可能使 AR 恶化。相比之下，静态运动会导致前负荷减小，从而导致左心室反流量减少。

如果满足图 6–10 所示的参数，轻度或中度 AR 的无症状个体可以参加所有级别的运动和训练。CPET 有助于确认中度或重度 AR 患者的无症状状态和功能能力。负荷超声心动图可能有一定作用，因为在对最初无症状的重度 AR 患者进行中期随访期间发现收缩储备的缺乏与症状恶化和左心室功能恶化有关。如果重度 AR 患者左心室未扩张、左室射血分数（left ventricular ejection fraction，LVEF）保持＞ 50%、主动脉根部在正常范围内或轻度扩张、运动试验正常，则可以参加低中等强度的运动。对于左心室扩张、LVEF ≤ 50%、主动脉根部显著扩张或运动诱发心律失常的患者，则建议进行低强度运动。

（2）主动脉狭窄（AS）：增加左心室后负荷，导致左心室肥厚，增加心肌摄氧量和促进心肌纤维化。LVEF 和心排血量通常得到保留，但因存在流出道阻塞、冠状动脉灌注不足和室性心律失常而具有导致心源性猝死的风险。在中度和重度 AS 的无症状个体中，CPET 可以提供与运动中血流动力学反应、诱导性心肌缺血和心律失常相关的信息。随着运动强度的增加，收缩压（SBP）逐渐下降，或 SBP 增加≤ 20mmHg，表明患者的风险更高。即使在无症状个体进行正常运动试验的情况下，目前的建议也是保守的，建议中度 AS 患者进行低强度或中等强度运动，重度 AS 患者进行低强度运动（图 6–10）。

（3）二叶主动脉瓣（bicuspid aortic valve，BAV）：可能并发于 AS、AR 或主动脉病变。BAV 患者的主动脉根部直径在 5 年的随访期内逐渐增大，但运动员和非运动员之间没有显著差异。另一项关于患有 BAV 的运动员的研究显示，与患有 BAV 的久坐者相比，3 年内瓣膜疾病没有显著进展。在较长期的随访研究中，大多数患有 BAV 的运动员都有良性临床病程，根部扩张、瓣膜狭窄或反流的进展可能与运动无关。当升主动脉直径大于正常范围时，建议谨慎进行体育活动。在没有大动脉病变的情况下，BAV 患者的运动建议与三尖瓣和主动脉瓣功能障碍患者相同。

（4）二尖瓣反流（mitral regurgitation，MR）：在早期可导致左心室容量负荷增加及其伴随的左心室增大和偏心性肥厚，此时许多患者仍无症状，在失代偿前会出现进行性和不可逆转的结构和功能改变。有学者认为，与剧烈运动相关的每搏输出量增加可能会加剧左心室扩张和继发性 MR 的进展。影像学研究表明，在运动期间或负荷条件下发生其他变化时，继发性 MR 通常会变得更严重。大多数研究集中于 MR 与缺血性心脏病或心力衰竭的关系，这两种疾病都与运动限制有关。对原发性和继发性 MR 患者的研究表明，在超声心动图上定义为肺动脉收缩压（sPAP）≥ 60mmHg 的无症状个体中，运动诱发的肺动脉高压可以预测 MR 症状的发展、心脏病发病率和死亡率。

无症状的轻、中度 MR 患者，只要有良好的运动功能，左心室舒张末内径男性＜ 35mm/m^2，女性＜ 40mm/m^2，EF ≥ 60%，sPAP ＜ 50mmHg，运动中无复杂心律失常，均可参加所有运动项目。如果满足上述条件，重度 MR 患者可以参加低强度和中等强度的运动。应鼓励所有个体参加低强度运动或定期体育活动。接受长期抗凝治疗的心房颤动患者应避免接触或碰撞运动。

（5）二尖瓣脱垂（mitral valve prolapse，MVP）：是原发性 MR 最常见的原因，MVP 对乳头肌和邻近心肌的机械张力被认为是心肌瘢痕形成的原因，这可能容易导致潜在的危及生命的心律失常。除了 MR 的严重程度，目前的运动指导还考虑 MVP 患者心源性猝死风险增加的特定指标（表 6–21）。如果出现这些特征中的任何一种，建议避免高强度运动。无论瓣膜疾病严重程度如何，心律失常都是 MVP 的一个关键因素，对于希望从事高强度运动的患者，需进行 CPET 和心电监测。对于下壁 T 波倒置或有罕见、复杂的运动性室性心律失常迹象的患者，应考虑进行心脏 MRI 检查，以评估心肌纤维化是否影响到下壁或下侧壁。

表 6-21　二尖瓣脱垂（MVP）患者室性心律失常和心源性猝死风险增加的指标

项目	内容
临床病史	女性 晕厥 / 晕厥前期症状 MVP 或心源性猝死家族史
心电图	Q–T 间期延长 下壁 T 波倒置
室性心律失常	右束支传导阻滞下轴形态的室性期前收缩 右束支传导阻滞上轴形态的室性期前收缩（浦肯野 / 后内侧乳头肌起源） 具有多种形态的 QRS 波群 非持续性室性心动过速（NSVT）
超声心动图	双叶脱垂 二尖瓣环扩张 损害型整体纵向应变（GLS） 重度二尖瓣反流 左心室收缩功能障碍 Pickelhaube 征
心脏 MRI	左心室基底壁 – 下外侧壁纤维化 二尖瓣环分离

（6）二尖瓣狭窄（mitral stenosis，MS）：最常见的原因是风湿性心脏病。最近，二尖瓣环状钙化被认为是老年 MS 发病率增加的原因之一。MS 阻碍心室充盈，导致左心房扩张，易引起房性心律失常。随着时间的推移，肺血管重构导致肺动脉高压，因此，少数严重 MS 患者在运动中仍然没有真正的症状。sPAP 是指导运动最重要的参数之一。sPAP ＞ 40mmHg 的患者应避免参加中等或高强度的运动（图 6–10）。CPET 有助于提供患者在运动期间存在的心律失常及异常血流动力学反应的信息。

（7）三尖瓣反流（tricuspid regurgitation，TR）：最常见继发于左心疾病或肺动脉高压，运动指导主要基于其潜在的病因。中到重度 TR 的患病率随着年龄增长而增加，估计 70 岁以上女性发生率＞ 5%。一项在没有明显左心疾病的情况下评估中度和重度 TR 患者 CPET 参数的研究发现，与对照组相比，这些患者的每搏输出量和心率反应减少，从而损害了心排血量储备。根据目前的指导原则，无症状患者只要 sPAP ＜ 40mmHg，右心室扩张不明显，收缩功能保持不变，功能良好，运动试验无心律失常，均可参加各种运动。

（8）肺动脉瓣疾病：肺动脉瓣狭窄通常见于先天性心脏病。轻度狭窄（＜ 40mmHg）的个体可以参加所有运动，而中到重度狭窄者应避免参加高强度运动。无症状的肺动脉反流患者只要 sPAP ＜ 40mmHg，右心室扩张不明显，收缩功能保持不变，功能良好，运动试验无心律失常，都可以参加所有的运动和训练。

（马　梅　郑　阳）

第八节　心血管外科

一、心肺运动试验在心血管外科中的应用

心肺运动试验（CPET）首次被引入心脏病学时，主要用于因左心功能障碍所致左心衰竭的中年男性患者，由于供心资源的稀缺，必须对心脏移植接受者进行严格筛选，仔细衡量风险和获益，以筛选心脏移植的候选者，提高移植成功率。目前，CPET 的应用范围不断扩大，其除了在无症状和临床转诊人群中是全因死亡率的有力预测因子外，在接受心血管和非心血管手术的患者术前评估中也极具价值。

大部分心血管疾病患者通常伴有不同程度的心力衰竭，单纯的心电图、心脏超声等功能性检查难以准确判断其心力衰竭的程度。在心脏瓣膜手术中，对于重度瓣膜疾病患者，由于没有准确指标可以评估患者的功能状态，有时很难决定是否手术，而功能状态是一个重要的预测预后的因素，因为术前功能状态差的患者预后也比较差。对左房室瓣和主动脉瓣病变患者进行术前超声检查并不能准确地反映其功能状态，而 CPET 对此类患者则具有较大的优势。

大量的文献已经证明术前 CPET 可以准确评估围术期发生不良事件的风险，为手术的安全性提供重要的参考。通过术前评估，CPET 指标还能准确判断术后的长期预后并提供有价值的指导意见。

（一）心肺运动试验方案的选择

根据运动负荷递增的速率、阶梯之间的时间间期及运动总时间的不同，方案可有相当大的差异，而运动试验持续时间对疗效评价、摄氧量的精确估计及症状对运动的限制等具有相当大的影响。因此，测试方案的选择非常重要。美国心脏病学会（ACC）、美国心脏协会（AHA）和美国运动医学会（ACSM）公布的运动试验指南一致推荐试验方案应个体化，运动试验总的持续时间应保持在 8 ～ 12 分钟。

CPET 根据其特点分成许多种类，如使用的设备（运动平板、踏车）、功率大小（极量、亚极量和低水平等）、运动终点（症状限制性、靶心率等）、运动的部位（上肢、下肢功率计）等。由于踏车运动误差小，具有安全、方便、可精确计算功率、体重负重少等特点，临床 CPET 选用踏车的比例较高。总之，根据运动负荷递增速率、阶梯递增模式及运动总时间，选取的运动方式应该尽可能产生最大量的信息，并应该带有高度的可信度和可重复性以评价患者最大或接近最大的功能状况。临床上，需要根据患者的病史、基础疾病、运动能力及测试目的选择运动负荷方案。具体包括低水平运动试验、亚极量运动试验、症状限制性运动试验。

（二）围术期心肺运动试验协助决策

1. 心脏移植手术

（1）绝对适应证

1）血流动力学恶化。

2）难以治疗的心源性休克。

3）需要依赖静脉血管活性药物支持以维持器官灌注。

4）peakVO_2 ＜ 10ml/（min · kg），出现无氧代谢。

5）严重缺血症状导致持续发生的活动受限，且不能用 CABG 和 PCI 解决。

6）反复发作症状性恶性心律失常，所有治疗方法均难以奏效。

（2）相对适应证

1）活动严重受限，peakVO_2 11 ～ 14ml/（min · kg）或≤ 55% 预计值。

2）反复不稳定心肌缺血发作，不适合其他干预治疗。

3）反复发生非服药依从性不好所致的液体平衡紊乱或肾功能不全。

（3）不适宜的适应证：仅有左室射血分数低或 NYHA 心功能分级Ⅲ～Ⅳ级病史，但 peakVO_2 ＞ 15ml/（min · kg）和＞ 55% 预计值。

2. 其他心脏外科手术　CPET 在心血管外科手术临床决策的应用仍较少，但一些研究已对当前的数据进行了切分，为手术决策提供建议。VE/VCO_2 预测心肺手术后死亡风险的切点值为 34 ～ 35，在肺动脉瓣置换术研究中，术前 VE/VCO_2 较高的患者术后 30 天死亡风险升高 9%。peakVO_2 在心血管外科的应用已在一些研究中显示，对 569 例 CABG 术前进行 CPET 测试结果显示，术前 peakVO_2 低于 17.5ml/（min · kg）的患者，手术中死亡风险升高约 5.6 倍，术后 30 天死亡风险升高 4.6 倍。在 220 例进行肺动脉瓣置换术的患者中，术前 peakVO_2 小于 20ml/（min · kg）预测术后早期死亡的敏感度为 100%，患者术后死亡风险升高约 1.5 倍。未来，关于 CPET 在心血管外科的应用值得进一步探究。

二、心血管外科运动处方制订

心脏外科术后急性期康复治疗方案制订在询问症状及监测心电图、血压、心率、呼吸频率稳定后进行。术后康复按照床上训练、床旁训练及室内外步行进度施加负荷，达到标准后再进入下一训练阶段。如果可完成 30 ～ 200m 的步行负荷训练，则可进行 CPET 或其他代替性运动负荷试验，确定 AT，评价心功能，判断有无心律失常和缺血，然后制订运动处方。运动疗法以功率自行车等有氧运动为主，运动强度通过运动负荷试验评估决定。

（一）不能实施运动负荷试验时

严重失健患者或合并心力衰竭患者，术后早期并不能进行运动负荷试验。此时采用 Borg 评分 11 ～ 13 分（轻松至稍累）的强度，在严密的心电监护下开始步行训练，等身体状况好转后再进行早期运动负荷试验，制订定量运动处方。

（二）能实施心肺运动试验时

有氧运动的指标一般采用 AT。AT 是最大运动能力 50% ～ 65% 的运动强度，相当于 Borg 评分 11 ～ 13 分的水平。即使在 AT 水平，如果发现高血压、心肌缺血等，也应下调运动强度。AT 是通过运动负荷递增时 VE/VO_2 值、VE/VCO_2 值、$P_{ET}O_2$ 与 $P_{ET}CO_2$ 的关系，以及呼吸交换率（VCO_2/VO_2）的实时变化来决定的。因此术后进行试验时，达到 AT 时即结束试验，无须达到最大负荷，可减少有害事件发生的危险，确保术后早期运动负荷试验实施安全。

若在术后 2 周以后开始实施运动疗法，则最大运动负荷试验实施已相对容易，此时可按照最大摄氧量的 40% ～ 60% 制订处方的运动强度。实际应用运动强度时，与 AT 相同，窦性心律患者以选择的摄氧量对应的心率作为运动强度的指标。心房颤动患者在递增负荷中 AT 出现时或通过最大摄氧量计算出的运动强度，以该点一分钟前的工作量设定运动处方。

以心率制订运动处方时，应注意心率反应下降的患者。因术后 1 ～ 2 周副交感神经活性明显下降，交感神经活性亢进，许多患者表现出安静时心动加速，运动时心率下降的心率反应不全，心率变化相对于运动强度变化小，所以最好通过运动负荷试验测定出最大心率。

对于心脏移植后的患者，因神经被切除，心脏丧失自主神经支配，很难通过心率设定运动强度，因此以自我感知运动强度或 CPET 的结果设定运动强度。根据 CPET 结果设定运动强度时，以最大氧耗量的 40% ～ 60% 或 AT 水平为目标。

与有氧运动相比，抗阻运动可有效增加去脂体重、肌力、基础代谢。此外，其还可以改善骨量、胰岛素抵抗、脂质代谢、最大摄氧量、每搏输出量、心排血量。循环训练法虽能安全地增强肌力，却不能改善最大摄氧量。在心脏手术后，与等长运动相比，最好进行韵律性等速运动。

三、胸骨切开术后患者运动训练的注意事项

指南中心脏手术后运动疗法的 I 级 A 类证据表明，心肺运动可有效改善 CABG 术后患者的自觉症状和运动耐量，纠正冠状动脉危险因素。胸骨切开术后实施运动疗法的效果如下：①改善运动耐量；②改善自主神经活性；③改善冠状动脉危险因素；④改善心功能和末梢功能；⑤改善生活质量（quality of life，QOL）。关于胸骨切开术后患者运动训练的注意事项包括以下几点。

（一）运动开始前需确认

1. 无发热，炎症有改善倾向。
2. 无明显心包积液、胸腔积液。
3. 无新发心房扑动、心房颤动。
4. 血红蛋白正在改善，达到 80g/L 以上。

（二）运动类型

1. *有氧运动* 术后第 1 周开始的有氧运动应在保证不使感染加重、死亡率增加的基础上安全实施，可提高 CABG 的通畅率，无并发症时应尽早开始。能实施 CPET 时，紧握功率自行车的把手会增加胸骨负担，放开把手会比较危险，应当加强适度指导。

2. *抗阻运动* 一般术后 12 周内不应该进行高负荷设置和负重推举。上肢的抗阻运动在术后 3 个月胸骨愈合强固后进行，如坐姿推胸（坐位，双上肢向前方平推）和肩膀推举（坐位，双上肢向前上方推举）等抗阻训练。

3. *关节活动度训练（ROM 训练）* 心脏手术后因患者胸骨有纵切口，所以术后 3 个月内应避免上肢过度负荷对切口产生张力的活动。因为绝对安静可以促进手术伤口部位软组织愈合，所以应在避免伤口部位过度负荷的前提下，从术后早期开始进行减负下的 ROM

训练，扩大运动范围。

（三）运动强度

开胸手术后患者二期康复起始运动强度以 AT 左右的强度为宜，左心功能障碍的患者可适当降低强度，通常术后心率反应相对滞后，制订目标心率时应结合其他强度指标，如主观疲劳程度、功率负荷等。

（四）呼吸物理治疗

心脏手术后因胸骨纵切引起胸廓物理性和心理性运动受限，进行浅快呼气，使气短加重。手术第 2 天开始进行呼吸物理治疗，可预防呼吸系统并发症。但最近有研究指出，离床后使用器械的呼吸物理治疗不能影响血氧饱和度和呼吸功能，深呼吸的呼吸训练也不能影响胸廓活动度，从而采用一般的运动疗法即可。因此，除术前、术后有呼吸系统并发症的患者外，没有必要进行呼吸物理治疗，特别是预防性呼吸物理治疗。

（五）胸骨切开术后胸带的使用

胸带是肋骨骨折后为了限制胸廓运动而使用的。胸骨正中切开术后使用胸带的优点目前尚无相关研究。其可能会增加患者的安全感，或减轻咳嗽引起的疼痛，实际上仅为经验性应用。使用胸带降低胸廓的移动度，会降低肺活量，减少第 1 秒用力呼气量，增加肺部并发症的发病风险。此外，胸廓运动受限，运动时潮气量减少，生理无效腔增加。所以胸带仅对开胸术时肋骨骨折产生剧烈疼痛有效。

（六）注意事项

1. *冠状动脉旁路移植术（CABG）* 术后，根据有无残留狭窄病变制订运动处方非常重要。此外，桥血管有再次闭塞的可能，运动中需警惕出现心绞痛、心电图改变等运动不耐受症状。非体外循环冠状动脉旁路移植术（off pump coronary artery bypass，OPCAB）和体外循环（on pump）手术相比，手术侵袭性小，运动耐量减少程度小，术后恢复快。因此，术后早期可开始运动疗法，有些医疗机构术后第 3 ～ 7 天就进行 CPET，制订运动处方。

2. *瓣膜置换术* 风湿性心脏病的罹患时间长，可通过二尖瓣置换术改善血流动力学，但多数慢性心力衰竭患者，末梢功能显著下降，需长期进行康复治疗。二尖瓣反流行二尖瓣成形术的患者，通常比瓣膜置换术的患者年轻，心功能也好，可早期进行积极的运动治疗。

重度主动脉瓣狭窄是运动训练禁忌证，严重瓣膜狭窄和反流的患者禁止进行抗阻训练。主动脉瓣狭窄时，多数病例术前有左心室肥大，心功能较差，体力活动严重受限，此类患者运动强度应从低强度逐渐递增至中强度。瓣膜置换术后，因后负荷急剧下降，可出现左心室内径变小和心动过速。患者常使用 β 受体阻滞剂，制订运动处方时应充分考虑心率的变化。

3. *心脏移植* 心脏移植的患者可能出现对心脏供体的免疫排斥反应，感染风险高及长期心力衰竭与卧床导致的功能减退、焦虑等对制订运动处方是极大的挑战。移植术后的几个月内使用免疫抑制药物使肌肉力量减弱，肌萎缩是此类药物普遍不良反应。抗阻训练可减弱此类药物对肌肉的不良反应，降低患者活动受限、骨质疏松的风险。对于心脏移植术后患者，待病情稳定后，运动康复应尽快开始，防止并发症发生，训练内容以接近日常生活活动的训练为主，患者出院后即刻开始二期康复训练。运动测试推荐在术后 8 周时进行。

开胸手术后运动疗法可改善失健，提高日常生活活动能力，提高生活质量，进而改善预后。在康复医师和内科医师、外科医师密切合作及护士、物理治疗师的指导下，选择适时适当的运动疗法非常重要。而且，有必要进行包括药剂师、营养师在内的终身治疗和二级预防。近年来，老年患者的手术适应证有扩大倾向，合并高血压、糖尿病、慢性肾功能不全等患者也在增加，此外患者体力较差及根据临床路径早期出院困难的患者也在不断增加，因此有必要进行包括社会工作者、护师在内的综合性康复。

（郭　琪）

第九节　非心脏外科围术期

日益老龄化且伴有多种合并症的外科患者在围术期给医师带来挑战，高危患者的最佳围术期管理涉及多学科协作决策，基于可靠数据的准确术前风险分层对此过程至关重要。有研究表明，患者有氧运动能力的减退与术后并发症发病率和死亡率的增加有关。心肺运动试验（CPET）提供了对患者风险的个体化评估，其结果可用于预测术后发病率和死亡率。因此，CPET 可用于帮助医师进行治疗决策、将患者分流到适合的围术期护理环境、诊断意外并发症、术前优化医疗合并症，并指导进行个体化术前锻炼。

一、心肺运动试验在术前评估中的应用

随着医疗技术的发展，术前评估越来越注重合并症的功能影响和整体功能能力的评估，而不是单独评估某一种合并症。单器官功能的静态测试主要用于预测和评估心脏风险，特别是心脏缺血的风险。研究发现，心力衰竭比缺血更能预测术后发病率和死亡率。此外，术后非心脏并发症比心脏并发症更为常见。因此，准确预测术后所有领域的发病率是非常重要的。2022 年 ESC 非心脏手术患者心血管评估和管理指南提出要强调功能能力的重要性，建议使用客观测试评估功能能力。CPET 提供一种无创的、客观的、适合的功能能力衡量标准，是一种理想的术前评估工具。CPET 通过递增性运动监测增加的需氧量来评估心功能和肺功能障碍。需氧量增加也是大多数手术术后的主要特征之一。如果氧需求超过供应，则就会过渡到无氧代谢，导致机体出现进行性代谢性酸中毒。无氧代谢最终是不可持续的，如果氧供应得不到恢复，会导致器官功能障碍，无论氧需求是在运动期间还是在围术期，情况都是如此。

心肌缺血与心室功能障碍的关系很重要。功能性心肌损伤由 CPET 反应的特征性变化显示。心肌缺血有时可能导致心室功能障碍，两者同时存在会显著增加围术期风险。但是，12 导联心电图检测到的心肌缺血并不总是伴有心肌功能的变化。在这种情况下，这意味着局部缺血没有导致心功能障碍，所需承担的风险比存在功能障碍时小。在没有内科合并症的情况下，CPET 还能识别由老年退化导致的功能能力受损。与临床疾病不同的是，由于合并症或生活方式，外科手术患者通常相对久坐，这可能会导致机体功能下降。大量术前 CPET 文献表明，预测术后结果的是机体功能障碍的严重程度，而不是病因。

（一）心肺运动试验方案的选择

功率车比跑步机更适合用于术前测试，因为它可以精确地确定外部负荷，并且简单易行。基于安全方面的考虑，起初术前早期的 CPET 研究采用亚极量试验，现在已常规使用症状限制性试验。

（二）无氧阈

AT 是一种广泛使用的次极量或可持续运动能力的测量指标。该指标反映了糖酵解（无氧代谢）对整体代谢的贡献越来越大。乳酸增加是由于其通过糖酵解合成，超过其清除率导致相关代谢性酸中毒。在队列研究中，AT 比其他 CPET 变量更精确地预测了广泛外科专业的术后结果。

（三）峰值摄氧量

peakVO_2 被定义为在快速增量运动测试中达到的最高摄氧量。peakVO_2 可能受意志力的影响，因此可能无法反映患者的生理最大值。尽管如此，它在预测各种临床人群的预后方面具有相当大的临床实用性。peakVO_2 不应与 VO_{2max} 混淆，VO_{2max} 是受试者可达到的最大的 VO_2。VO_{2max} 定义为尽管功率进一步提高，但 VO_2 仍保持平稳的代谢速率。VO_{2max} 是生理上的最大终点。但是，并非所有受试者都能在 CPET 期间达到 VO_2 平台，这限制了其临床实用性。大型腹部手术和胸部手术的队列研究表明在围术期 peakVO_2 可以预测大多数患者的术后并发症和死亡率。

（四）二氧化碳通气当量斜率

VE/VCO_2 是气体交换效率的量度。它反映了通气与血流灌注是否匹配和生理性无效腔的变化。在一些（但不是所有）普通外科队列中，AT 值下的 VE/VCO_2 斜率可预测术后所有领域的发病率和死亡率。同样，在胸外科手术中， VE/VCO_2 斜率可以预测肺切除术后的发病率和死亡率。在一些研究中，VE/VCO_2 还可以预测术后肺部并发症。这可能是由于较高的 VE/VCO_2 斜率提示气体交换效率降低导致患者对术后肺不张或换气不足的耐受性降低，从而增加了对肺部并发症的易感性。

二、围术期的危险分层

CPET 作为风险分层工具的一个优点是它可以预测各种临床领域的术后并发症，而不是预测单一类型的并发症。CPET 用于量化围术期风险，从而指导手术决策。

1993 年，首次发表了关于使用 CPET 评估普通外科患者的文章。随后，超过 35 项队列研究证实了 CPET 变量与外科患者手术结果之间的联系。在大多数研究中，AT 值和 peakVO_2 均与预后相关。VE/VCO_2 斜率异常反映无效腔增加也与死亡率和发病率相关。术后发病率调查已被用于描述不同外科专科的几个病例队列中的并发症。

目前的文献已证实以下几类手术前给予 CPET 评估对其预后有着重要的提示作用，包括腹主动脉瘤修复术、根治性膀胱切除术、肝移植术、肝切除术、肺切除术、胃减容手术及结直肠手术。对于拟行外科手术治疗的肺癌患者，美国胸科医师学会已在临床实践指南中推荐将 CPET 用于风险评估。2014 年 ACC/AHA 非心脏手术患者围术期心血管的评估和管理指南也在行非心脏手术的患者围术期心血管评估及管理中将 CPET 作为Ⅱ b 类推荐。同时 2014 年 ACC/AHA 非心脏手术患者围术期心血管的评估和管理指南指出，若患者的心肺功能能力不详，且拟行的手术操作可能增加其心血管风险，进行 CPET 评估是非常必要的。

表 6–22 列举了术前风险评估推荐的 CPET 方法。但需要注意的是有效且可靠的 AT 并不是总能得到，在心力衰竭的患者中尤为多见。如果 AT 无法确定，为确保 CPET 的有效性，需保证患者的活动量已达到充分的水平，如 RER 峰值≥ 1.00，血流动力学、心电图和患者主观症状的评估也是提示预后的主要指标，因此也包含在此评估方法中。

表 6–22　术前风险评估

<table>
<tr><th>内容</th><th colspan="3">数值</th></tr>
<tr><td rowspan="5">主要 CPET 变量</td><td>VE/VCO_2 斜率</td><td>峰值 VO_2[a]</td><td>AT 时摄氧量</td></tr>
<tr><td>通气功能分级Ⅰ级
VE/VCO_2 斜率＜ 30.0</td><td>Weber 分级 A 级
峰值 VO_2 ＞ 20.0ml/（min · kg）</td><td rowspan="2">≥ 11.0ml/（min · kg）</td></tr>
<tr><td>通气功能分级Ⅱ级
VE/VCO_2 斜率 30.0 ～ 35.9</td><td>Weber 分级 B 级
峰值 $VO_2$16.0 ～ 20.0ml/（min · kg）</td></tr>
<tr><td>通气功能分级Ⅲ级
VE/VCO_2 斜率 36.0 ～ 44.9</td><td>Weber 分级 C 级
峰值 $VO_2$10.0 ～ 15.9ml/（min · kg）</td><td rowspan="2">＜ 11.0ml/（min · kg）</td></tr>
<tr><td>通气功能分级Ⅳ级
VE/VCO_2 斜率≥ 45.0</td><td>Weber 分级 D 级
峰值 VO_2 ＜ 10ml/（min · kg）</td></tr>
<tr><td rowspan="4">标准 ET 变量</td><td>血流动力学</td><td colspan="2">心电图</td></tr>
<tr><td>ET 时收缩压升高</td><td colspan="2">在 ET 和（或）恢复期间，没有持续的心律失常、异位搏动和（或）ST 段改变</td></tr>
<tr><td>运动时收缩压反应平缓</td><td colspan="2">在 ET 和（或）恢复期间有节律改变、异位搏动和（或）ST 段改变，没有导致试验终止</td></tr>
<tr><td>ET 时收缩压下降</td><td colspan="2">在 ET 和（或）恢复期间有节律改变、异位搏动和（或）ST 段改变，导致试验终止</td></tr>
<tr><td>终止试验的原因</td><td>下肢肌肉疲劳</td><td colspan="2">心绞痛或呼吸困难</td></tr>
<tr><td colspan="4">说明：所有变量处于绿色区域：预后良好并且围术期及术后发生并发症的风险低；CPET 和标准 ET 得分位于红 / 黄 / 橙色区域提示预后进行性恶化，且围术期及术后发生并发症的风险更高；所有变量处于红色区域提示主要不良事件或围术期 / 术后发生并发症的风险极高，并且远期预后差。</td></tr>
</table>

注：CPET. 心肺运动试验；ET. 运动试验；VE/VCO_2 斜率 . 二氧化碳通气当量斜率；VO_2. 摄氧量

a. 峰值 RER 至少达 1.00 或试验因血流动力学或心电图运动反应异常而终止时，峰值 VO_2 才能视为有效

三、外科与心肺运动试验协作决策

在多种合并症和老年手术人群中进行手术的决定是复杂的，需要来自外科医师、内科医师、重症监护医师、肿瘤医师、老年病医师和麻醉医师的多学科投入才能做出真正的协

作决策，此类决策应在共同决策过程中与患者合作做出。CPET 数据可通过对合并症和围术期风险进行个体化评估来促进这一过程。

尤其是癌症手术中，通常已经进行了一套复杂干预措施（如新辅助化疗、新辅助放化疗、免疫治疗等），这些干预措施之间的相互作用可能会改变每个患者每个治疗要素的风险获益。两项研究证实了新辅助化疗和新辅助放化疗对客观测量的身体健康状况及随后对手术结局的不利影响。在患者诊断健康状况不佳时，新辅助化疗的益处可能会被围术期因身体健康状况下降而产生的额外风险所抵消。越来越需要多学科团队帮助评估各种治疗方案对单个患者的风险和益处。

四、围术期心肺运动试验用于康复治疗

康复计划旨在改善健康状况，从而改善这些高危患者的预后。新辅助疗法的出现为在重大癌症手术之前训练患者提供了一个时间窗口，以前减少诊断和手术之间所需时间的压力使这种干预无法进行。初步数据证实了这种方法在腹部外科手术患者中的可行性。

利用客观测量的 CPET 变量个体化制订的高强度间歇训练计划已被成功地用于提高体能。在一项随机临床试验中，选择性主动脉瘤患者的监督运动训练已被证明可以改善预后。目前在临床试验数据库上注册的外科手术患者进行的运动涉及 30 多项正在进行的临床试验。需要进行进一步的研究以增进对术前运动干预的最佳类型、强度和持续时间的了解。

（王　磊　郑祥慧）

第十节　慢性阻塞性肺疾病

慢性阻塞性肺疾病（chronic obstructive pulmonary disease，COPD）是一种常见的、可以预防和治疗的异质性疾病，是由于长期接触有毒颗粒或气体而引起的气道和（或）肺泡异常，并受宿主因素（如肺发育异常）的影响，通常以气流受限及持续呼吸道症状为主要特征，严重的合并症会增加 COPD 患者的致残率和死亡率。2018 年大规模人群研究显示我国 COPD 患者已经超 1 亿人，约占全世界 COPD 患者人数的 25%。COPD 在我国已经成为仅次于高血压、糖尿病的第三大常见慢性病。呼吸困难和运动不耐受是 COPD 的常见症状，其主要累及肺，但随着病情的演变、进展也会累及其他器官，如心脏等。COPD 不仅影响患者心功能、肺功能等，也显著降低患者的运动能力和社会参与能力，严重影响患者生活质量。目前，运动耐力测试已被广泛应用于 COPD 患者的临床生理评估。

一、 慢性阻塞性肺疾病患者的心肺运动试验特点和变化

与 COPD 患者运动能力受损相关的 3 个最重要的机制是气体交换效率低下、肌肉失调和动态肺过度通气（图 6–11）。COPD 患者通常有缺氧、高碳酸血症、酸中毒、通气与血流灌注比值（V/Q）失调及 VD/VT 增加等表现，进一步导致气体交换效率低下，通气需求

增加。COPD 患者还容易出现肌肉疲劳、血流量减少、有氧 ATP 生成减少、乳酸酸中毒及因过量乳酸的碳酸氢盐缓冲而产生的额外 CO_2 负荷等表现。最后，动态肺过度通气的过程会导致呼吸做功增加、气道阻力变大、气流阻塞严重、无效腔通气增加和弹性回缩减少，进一步降低 COPD 患者输送氧气和负荷工作效率的能力。因此，COPD 患者在运动过程中会产生明显的运动受限和进行性呼吸困难等症状。

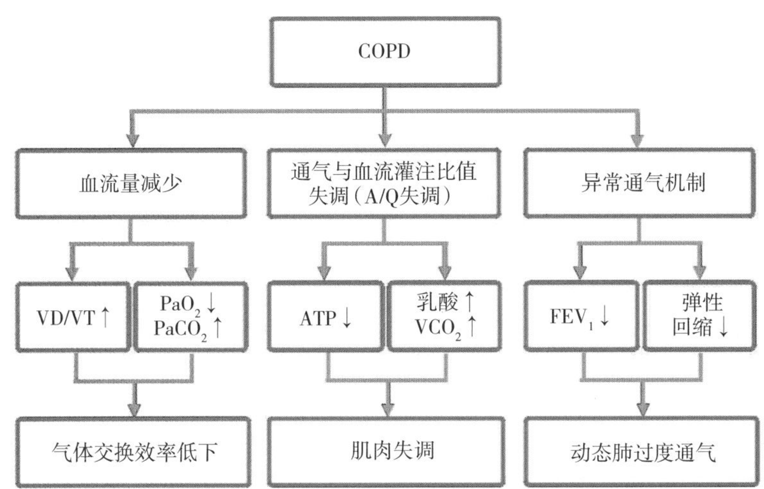

图 6–11　慢性阻塞性肺疾病（COPD）运动障碍的病理生理学研究

慢性阻塞性肺疾病中运动限制的 3 个最重要的机制是气体交换效率低下、肌肉失调、动态肺过度通气

VD/VT. 无效腔气量与潮气量比值；PaO_2. 动脉血氧分压；$PaCO_2$. 动脉二氧化碳分压，ATP. 三磷酸腺苷；VCO_2. 二氧化碳排出量；FEV_1. 第 1 秒用力呼气量

COPD 患者在 CPET 运动期间表现为呼气末肺容量（end expiratory lung volume，EELV）高于静息值，伴随着补吸气量（inspiratory reserve volume，IRV）急剧减少，peakVO_2 降低，AT 正常或降低。近年来，有研究发现，EELV 与肺总量（total lung capacity，TLC）的比值≥ 0.9，其是吸气功能受限的临界指标，可用于评估 COPD 患者的运动耐量和呼吸困难的严重程度。低氧血症、高碳酸血症和早期代谢性酸中毒是大多数 COPD 患者运动时的常见表现，在测试过程中可以观察到达到运动极限时患者的动脉血氧分压（PaO_2）下降，动脉二氧化碳分压（$PaCO_2$）增加，肺泡 – 动脉血氧分压差（$P_{A-a}O_2$）增加。COPD 患者的典型运动反应模式还包括快速吞咽呼吸、运动峰值时呼吸储备（breathing reserve，BR）降低等。此外，COPD 患者在到达 AT 值时的二氧化碳通气当量（VE/VCO_2）增加，VE–VCO_2 关系的峰值和斜率增加，都是通气效率低下的标志。VE/VCO_2 的最低值大于 34 是 COPD 患者因通气效率低下而导致运动受限的准确指标。另外，CPET 期间每次呼吸矩形面积比（rectangular area ratio，RAR）可以用来分析 CPET 过程中的流量波形。对于矩形框，从左上角到右下角的线将在该线的每一侧产生 0.5 的面积比。没有通气受限的健康人在休息时的 RAR 约为 0.6，在运动时约为 0.8，而有渐进性气流受限者，此值经常低于 0.5，这表明其呼气流量 – 容积曲线变成了凹形，图 6–12 为 COPD 患者在运动过程中的 RAR 动态变化。

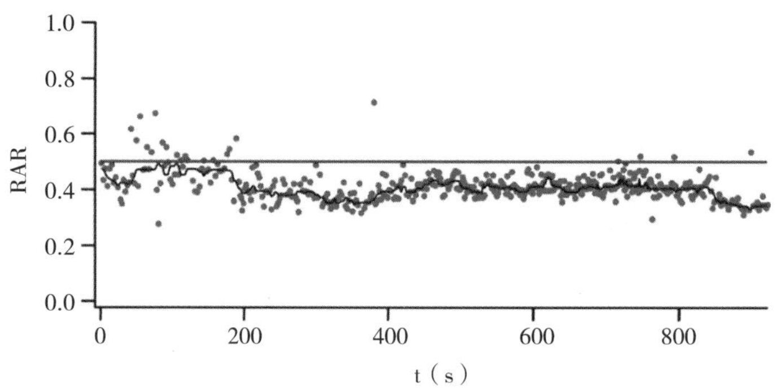

图 6-12　慢性阻塞性肺疾病（COPD）患者运动过程中呼吸矩形面积比（RAR）的动态变化

COPD 患者即使在静息时，RAR 值也始终为< 0.5，且随着运动进行，其低于 0.4，表明严重的气流阻塞与动态肺过度通气（吸气容量减少和呼气末肺容量增加）有关

总体来说，COPD 患者的 CPET 特点可归纳如下：peakVO_2 降低；AT 值正常或降低；EELV/TLC ≥ 0.9；VD/VT 增高；PaO_2 下降，$PaCO_2$ 增加，$P_{A-a}O_2$ 增加；运动过程中出现快速吞咽呼吸表现；运动达峰值时 BR 降低；AT 时 VE/VCO_2 升高；VE/VCO_2 的最低值> 34；VE-VCO_2 关系的峰值和斜率均增加；RAR < 0.5，呼气流量 - 容积曲线异常。

二、心肺运动试验对慢性阻塞性肺疾病预后的预测作用

目前，对 COPD 患者进行病情严重程度分级有两种方式，最普遍使用的是利用静态肺功能所测得的第 1 秒用力呼气量（FEV_1）占预计值的百分比（FEV_1% pred）这一指标进行分级。然而，考虑到 FEV_1% pred 只能判断机体气流受限的严重程度，而不能综合反映患者的运动耐力，无法全面评估患者病情，美国医学会根据 CPET 的指标每千克体重摄氧量（VO_2/kg）制定了运动状态下的肺功能补充分级标准，按 peakVO_2/kg > 25ml/（min · kg）、20 ～ 25ml/（min · kg）、15 ～ 20ml/（min · kg）、< 15ml/（min · kg）分为轻、中、重、极重 4 级（表 6-23）。另外有研究发现，CPET 中出现不同程度的呼气气流受限时，在运动过程中进行潮气流量和容量的检测可以量化气流受限的严重程度，从而对病情严重程度进行分级。

多项研究发现，年龄和 peakVO_2/kg，而非 FEV_1，是 COPD 患者死亡率的两个最重要的独立预测因素，peakVO_2 可预测 COPD 患者的不良事件，与心力衰竭患者一样，peakVO_2/kg < 10ml/（min · kg）预示着预后特别差。由此可见，CPET 参数可以为 COPD 患者提供更好的预后评估（表 6-24）。VE/VCO_2 也是评估 COPD 患者预后的重要指标之一。有研究发现，异常增加的 VE/VCO_2 最低点是全因死亡率和呼吸系统死亡率的独立预测因子。当异常增高的 VE/VCO_2 最低点和较低的深吸气量（inspiratory capacity，IC）与 TLC 比值相结合时，能更加准确地预测死亡率。对于轻度至中度 COPD 患者来说，心血管疾病是比呼吸衰竭更为普遍的死亡原因。心率恢复为运动高峰时和恢复期 1 分钟时的心率之差，心率恢复< 14 次 / 分是 COPD 患者死亡率的独立预测因子。此外，Yoshimura 等研究也发现，$PaO_2/\Delta VO_2$（ΔVO_2 是指运动峰值时的 VO_2 与休息时的 VO_2 之差）和最大负

荷运动期间酸中毒的进展都与较差的生活质量相关。最后，在 Tojo 等早期对 COPD 患者的研究中发现，运动峰值时低氧血症的严重程度与生存率呈负相关。若运动过程中观察到潮气流量容积环（exTv 环）的表现呈呼气气流受限，则提示患者在接下来的 4 年内发生不良事件的风险极高。

表 6–23　慢性阻塞性肺疾病肺功能分级

严重程度	GOLD 分级（FEV_1%pred）	CPET 补充分级（peakVO_2/kg）
轻度	FEV_1% pred ≥ 80%	peakVO_2 /kg ≥ 25ml/（min · kg）
中度	50% ≤ FEV_1% pred < 80%	20ml/（min · kg）≤ peakVO_2 /kg < 25ml/（min · kg）
重度	30% ≤ FEV_1% pred < 50%	15ml/（min · kg）≤ peakVO_2/kg < 20ml/（min · kg）
极重度	FEV_1% pred < 30%	peakVO_2/kg < 15ml/（min · kg）

注：GOLD. 慢性阻塞性肺疾病全球创议；FEV_1% pred. 第 1 秒用力呼气量占预计值的百分比；VO_2/kg. 每千克体重摄氧量

表 6–24　基于 CPET 指标的慢性阻塞性肺疾病预后分层

<table>
<tr><th>内容</th><th colspan="4">数值</th></tr>
<tr><td rowspan="5">主要 CPET 变量</td><td>VE/VCO_2 斜率</td><td>峰值 VO_2 [a]</td><td colspan="2">$P_{ET}CO_2$</td></tr>
<tr><td>通气功能分级 Ⅰ 级
VE/VCO_2 斜率 < 30.0</td><td>Weber 分级 A 级
峰值 VO_2 > 20.0ml/（min · kg）</td><td rowspan="2" colspan="2">静息 $P_{ET}CO_2$ ≥ 33.0mmHg；运动试验中增加 3 ～ 8mmHg</td></tr>
<tr><td>通气功能分级 Ⅱ 级
VE/VCO_2 斜率 30.0 ～ 35.9</td><td>Weber 分级 B 级
峰值 $VO_2$16.0 ～ 20.0ml/（min · kg）</td></tr>
<tr><td>通气功能分级 Ⅲ 级
VE/VCO_2 斜率 36.0 ～ 44.9</td><td>Weber 分级 C 级
峰值 $VO_2$10.0 ～ 15.9ml/（min · kg）</td><td rowspan="2" colspan="2">静息 $P_{ET}CO_2$ < 33.0mmHg；运动试验中增加 < 3mmHg</td></tr>
<tr><td>通气功能分级 Ⅳ 级
VE/VCO_2 斜率 ≥ 45.0</td><td>Weber 分级 D 级
峰值 VO_2 < 10.0ml/（min · kg）</td></tr>
<tr><td>呼气流量 – 容积曲线</td><td>exTv 环：正常</td><td colspan="3">exTv 环：呼气气流受限</td></tr>
<tr><td rowspan="2">标准 ET 变量</td><td>血流动力学</td><td>心电图</td><td>心率恢复</td><td>SpO_2</td></tr>
<tr><td>ET 时收缩压升高</td><td>在 ET 和（或）恢复期间，没有持续的心律失常、异位搏动和（或）ST 段改变</td><td>1 分钟心率恢复 > 12 次</td><td>SpO_2 较基线无改变</td></tr>
</table>

续表

	血流动力学	心电图	心率恢复	SpO_2
标准 ET 变量	ET 时收缩压反应平缓	在 ET 和（或）恢复期间有节律改变、异位搏动和（或）ST 段改变，没有导致试验终止	1 分钟心率恢复 ≤ 12 次	SpO_2 较基线下降＞ 5%
	ET 时收缩压下降	在 ET 和（或）恢复期间有节律改变、异位搏动和（或）ST 段改变，导致试验终止		

说明：所有变量处于绿色区域提示未来 1 ～ 4 年病情预后良好；CPET 和标准 ET 得分位于红 / 黄 / 橙色区域提示预后进行性恶化；运动期间呼气受限提示呼吸肌疲劳导致运动受限；当 VE/VCO_2 斜率和 $P_{ET}CO_2$ 得分位于红色区域时继发性肺动脉高压发生率增大。

注：CPET. 心肺运动试验；ET. 运动试验；$P_{ET}CO_2$. 潮气末二氧化碳分压；SpO_2. 经皮动脉血氧饱和度；VE/VCO_2. 二氧化碳通气当量；VO_2. 摄氧量。

a. 峰值 RER 至少达到 1.00 或者试验因血流动力学异常或心电图运动反应异常而终止时，峰值 VO_2 才能视为有效

三、慢性阻塞性肺疾病运动处方制订

慢性阻塞性肺疾病全球创议（global initiative for chronic obstructive lung disease，GOLD）推荐肺康复治疗适用于大部分 COPD 患者，可有效改善中至重度患者的呼吸困难症状和生活质量。COPD 患者肺康复治疗的主要内容包括运动训练、机体营养支持、肺康复健康教育、患者心理和行为干预及肺康复治疗的效果评价等。其中，运动疗法在肺康复中占据主要地位，可改善疾病导致的通气受限、气体交换异常、外周肌肉功能失调及心功能不全等运动耐受不良表现，并提高生活质量。Barreiro 等发表的 COPD 患者肌肉功能障碍的评估和治疗指南强调，无论 COPD 患者的肺功能下降程度如何，都会对他们的肌肉功能和肌肉质量产生负面影响（证据等级：Ⅰ A）。因此，COPD 患者肌肉功能运动评估是运动处方制订的前提，需贯穿整个康复治疗周期，是探究功能受限原因、评价康复疗效和制订康复计划的重要依据。

（一）耐力训练

肺康复耐力训练旨在提高 COPD 患者日常活动中的有氧能力，直接改善外周肌肉功能，使肌肉处于良好的状态，提高心肺的适应性。连续和间歇性训练是 COPD 患者常用的运动方案，连续耐力训练和间歇耐力训练方案见表 6–25。对重度 COPD 患者和存在严重气流受限者，间歇耐力训练可能是较优选择。间歇耐力训练为短时间（1 ～ 2 分钟）内的高强度运动（最大运动量的 80% ～ 120%）与休息或低强度运动交替进行，可帮助患者实现较大强度运动，且呼吸困难较轻和疲劳感较少，有利于降低通气压力及运动过程中肺的过度充

盈率，增加运动总时长。间歇耐力训练的适应人群主要包括 FEV_1% pred 低于 40%、峰值功率低于预计值的 60%，运动中血氧饱和度小于 85%，恒定功率测试中连续运动时间少于 10 分钟，以及在持续耐力训练中出现严重呼吸困难的患者。间歇训练模式推荐门诊康复每周 3 ～ 4 次，每次 30 ～ 90 分钟，采用 30 秒运动训练与 20 ～ 40 秒的运动间歇相结合的方式，建议患者在运动间歇采用缩唇呼吸以增加潮气量，降低呼吸频率。居家康复推荐患者增加日常实践活动（如爬楼梯、爬坡或散步），训练时间以 15 秒为限，休息时间为 15 秒。肺康复的标准耐力训练是有氧运动，是轻中度 COPD 患者的首选训练方式。有氧运动是由全身大肌群参与的周期性、动力性活动，它主要是使心、肺得到有效的刺激，从而提高心肺功能。功率自行车和步行训练是最常见的耐力训练方式。

表 6–25　COPD 患者连续耐力训练和间歇耐力训练推荐方案

项目	持续耐力训练	间歇耐力训练
频率	每周 3 ～ 4 天	每周 3 ～ 4 天
类型	连续	间歇模式：运动 30 秒，休息 30 秒，或运动 20 秒，休息 40 秒
强度	初始强度为 60% ～ 70% 最大功率，根据耐受程度以 5% ～ 10% 轻度递增，直至达到最大功率的 80% ～ 90%	初始的 3 ～ 4 次训练课程中，强度为 80% ～ 100% 最大功率，根据耐受程度以 5% ～ 10% 轻度递增，直至达到最大功率的 150%
持续时间	起始 3 ～ 4 次训练，运动时间为 10 ～ 15 分钟，然后逐步增加至 30 ～ 40 分钟	初始的 3 ～ 4 次训练课程中，运动时间为 15 ～ 20 分钟，然后达到运动与休息的总时间为 40 ～ 60 分钟
主观用力程度	10 级 Borg 主观用力量表达到 4 ～ 6 分	10 级 Borg 主观用力量表达到 4 ～ 6 分
呼吸技术	建议缩唇呼吸和呼气正压设备预防动态过度通气及减少呼吸频率	建议缩唇呼吸和呼气正压设备预防动态过度通气及减少呼吸频率

（二）有氧运动处方

高强度、低强度训练皆对 COPD 患者带来临床益处，但相较而言，高强度训练的生理获益更明显，风险也更高，需根据患者情况个性化选择运动强度。高强度（60% ～ 80% 最大功率）的运动可以使生理功能大幅提高，是指南最常推荐的运动强度，而低强度（30% ～ 40% 最大功率）的运动可以缓解症状，提高健康相关生活质量，加强日常生活中的体力活动能力（表 6–26）。

（三）抗阻运动处方

外周肌群功能障碍和肌无力是 COPD 患者运动不耐受的常见原因。众多临床试验表明，对于由于呼吸困难无法承担训练强度及完成训练任务的 COPD 患者或 COPD 加重期的急性患者，抗阻运动训练就是最佳选择，力量训练引起的呼吸困难相对较轻，比有氧运动训练更易耐受（表 6–26）。

表 6-26　COPD 患者的运动训练原则推荐

	有氧运动	抗阻运动	柔韧性运动
频率	至少 3 ～ 5 天 / 周	2 ～ 3 天 / 周	≥ 2 ～ 3 天 / 周，每天做效果最好
强度	中等到较大强度（50% ～ 80% 峰值功率或 10 级 Borg 主观用力量表 4 ～ 6 分）	力量：无力量训练习惯者用 60% ～ 70% 1-RM；有习惯者≥ 80% 1-RM	达到拉紧或轻度不适感
时间	能耐受的情况下，中等到较大强度运动 20 ～ 60min/d，如果不能达到，可累计完成，每持续运动≥ 20 分钟后进行低强度活动或休息间歇	力量：2 ～ 4 组；8 ～ 12 次重复 耐力：≤ 2 组，15 ～ 20 次重复	静态拉伸保持 10 ～ 30 秒，每个动作重复 2 ～ 4 次
方式	常规有氧运动，包括步行、跑步机、功率自行车和上肢功率车	器械、自由负重或自身体重运动	静态、动态和（或）PNF

（四）其他训练方式

运动训练项目除了肌肉耐力训练和抗阻训练外，部分指南还推荐了神经肌肉电刺激疗法、呼吸肌训练等。

1. *神经肌肉电刺激疗法*（neuromuscular electrical stimulation，NMES）　是一种用于治疗 COPD 患者失用性肌萎缩的康复技术，适用于因活动不便或不能参加传统肺康复训练的 COPD 患者，其可选择刺激的目标肌群多是大腿和小腿部肌肉，通过肌肉收缩改善患者的肌肉强度和运动能力。

2. *呼吸肌训练*　COPD 患者长期存在系统性炎症反应，表现为营养不良及机体耗能过多而引起的呼吸肌功能障碍。呼吸肌训练旨在改变呼吸肌的募集率，改善肺通气和呼吸做功，提高呼吸肌性能，可以通过缩唇呼吸、暗示呼吸、缓慢呼吸、膈肌体外起搏器等方法提升吸气肌肌力及耐力，最终弱化患者呼吸受阻的问题，提升运动水平，进一步提升患者的生活质量及运动素养。

四、运动训练的注意事项

1. 肺康复中执行运动训练计划需要警惕发生低氧血症。COPD 患者常会发生运动性低氧血症，SpO_2 应保持在 88% ～ 90% 或以上。当患者 SpO_2 ≤ 88% 时，应补充氧气。对于重度 COPD 患者，可通过无创通气辅助运动训练。氧疗应用较为复杂，或只适用于医疗单位中的肺康复。

2. 肺康复中执行运动训练计划需要注意循序渐进。COPD 患者开始运动时，需从较小的运动量开始；从小强度到大强度，从间歇短时间训练逐渐过渡为持续性长时程训练。初期康复训练需在医务人员指导与监督下进行，警惕不良反应事件发生。

3. 运动前应进行充分准备活动，增加关节的柔韧性和灵活度，使肌肉和关节以最佳状态投入到运动中，减少运动损伤。运动过程中，需将呼吸技巧与运动相结合，对于因呼吸费力而日常生活不能自理的患者需进行节能训练，如走路时控制吸呼比、借助助行器行走等，以此降低活动摄氧量、减轻呼吸困难症状和对他人的生活依赖。运动后需进行拉伸，放松肌肉，减少肌肉疲劳。

4. 肺康复中执行运动训练计划，需要注意提高依从性。COPD 患者肺康复运动治疗退出率高达 33.3%，总体依从性较差。在实际应用中，需要根据患者个体情况选择及调整肺康复的运动形式，以保证患者安全和运动效果，减少退出率。COPD 患者运动治疗形式可以是多样化的，在医院与在家中或社区运动效果无差异，若患者在家中或社区能保证安全及运动强度，则应鼓励患者在家中或附近社区进行运动。也可选择患者熟悉或感兴趣的方式，如利用游戏程序或虚拟现实技术提高患者依从性。

5. 肺康复中执行运动训练计划需要重视及时评估和方案调整。运动评估贯穿整个康复治疗周期，是探究功能受限原因、评价康复疗效和制订康复计划的重要依据。COPD 患者需经过全面的心肺功能检查及运动耐力评估后，根据个人情况，选择专业化、个性化的运动康复训练方法。运动训练过程中建立“回顾—评估—调整”的长期管理流程，根据患者病情变化及时对运动训练计划进行审查与修正。

（魏　全）

第十一节　冠状动脉微血管疾病

缺血性心脏病患者数量庞大，其中约 70% 的患者有缺血证据，冠状动脉造影却没有阳性发现。然而冠状动脉造影只能检测到约 5% 的冠状动脉血管树，95% 的冠状动脉微血管在冠状动脉造影检查中并不能被看见，导致一定数量的患者被漏诊或误诊，患者反复就医，但是相关诊断及治疗明显不足，导致患者生活质量严重下降。冠状动脉微血管疾病（coronary microvascular disease，CMVD）的概念因此被提出。

CMVD 又称 X 综合征（syndrome X）、微血管性心绞痛（microvascular angina）、微血管功能异常（microvascular dysfunction），是指在多种致病因素作用下，冠状前小动脉和微小动脉的结构和（或）功能异常所致的劳力性心绞痛或心肌缺血客观证据的临床综合征。CMVD 与冠状动脉微血管平滑肌细胞肥厚、胶原沉积、管腔缩小等结构异常和血管舒张异常、微血管缩窄、微血管栓塞形成等血管功能异常密切相关。

目前关于 CMVD 的诊断：可以通过心肌灌注直接反映及冠状动脉血流储备间接反映冠状动脉微血管功能。正电子发射计算机体层显像、心脏磁共振早期钆增强成像、心肌核素显像等技术可以直接灌注心肌，检测微血管灌注情况；经胸超声心动图冠状动脉血流显像、选择性冠状动脉造影、冠状动脉内多普勒血流导丝技术等手段通过腺苷、双嘧达莫、乙酰胆碱等血管活性药物反映冠状动脉血流储备，间接反映冠状动脉微血管功能。在临床中以上评价手段因为有创、价格高、有放射性等使用率较低，CMVD 患者的诊断率不高。

心肺运动试验（CPET）在心电图运动负荷试验的同时实时监测气体交换，客观评价心肺储备功能和运动耐力，广泛应用于冠心病患者的筛查、诊断、评估严重程度与预后、指导心脏康复等方面。近年来我们在利用CPET对CMVD进行诊断和指导治疗方面积累了一定经验。

一、微循环障碍患者的心肺运动试验特点和变化

Alberto等纳入了31名CMVD患者和30名健康对照者进行CPET，所有参与者进行疲劳自评问卷。研究发现CMVD组患者peakVO_2［（20.5 ± 5.2）ml/（min · kg）］较健康对照组［（30.3 ± 5.8）ml/（min · kg）］明显降低（P=0.001）；CMVD组无氧阈摄氧量［（15.1 ± 3.4）ml/（min · kg）］较健康组［（19.4 ± 3.7）ml/（min · kg）］明显下降（$P < 0.001$）；同样CMVD组代谢当量（5.8 ± 2.1）较健康组（9.7 ± 1.7）降低。在疲劳状态方面，低疲劳评分CMVD患者的peakVO_2明显高于高疲劳评分CMVD患者［（23.5 ± 4.8）ml/（min · kg）vs（16.9 ± 3）ml/（min · kg），$P < 0.001$］。此外，与高疲劳评分CMVD患者相比，低疲劳评分患者在运动测试中获得的代谢当量也显著更高（6.6 ± 1.8 vs 4.9 ± 2.2，$P < 0.001$）。该研究发现，CMVD患者的peakVO_2明显受损，特别是在运动时出现疲劳的患者，提示可以通过CPET初步筛查CMVD。

Chaudhr等进行了一项前瞻性队列研究，纳入208例CMVD患者、116例健康受试者，统一进行踏车CPET。研究发现，与健康组相比非梗阻性冠心病患者在晚期运动中平均peakVO_2（96.7% ± 0.8% vs 76.6% ± 2.1%，$P < 0.05$）和心率反应（–4.6% ± 4% vs 105% ± 13%，$P < 0.05$）显著降低。该研究表明CPET中尤其ΔHR/ΔWR斜率参数显著提高了检测冠状动脉造影证实的治疗不足动脉粥样硬化的敏感度，由于敏感度增加，与负荷心电图相比，用ΔHR/ΔWR斜率分析重新分类为异常的研究百分比在有症状的正常冠状动脉类别中从10%增加到55%。表明CPET在CMVD心肌缺血诊断和治疗疗效评估中发挥作用。

Bechsgaard等研究纳入27例CMVD患者和22名健康对照者，采用踏车CPET观察患者运动能力。研究发现，CMVD组患者peakVO_2［17.3ml/（min · kg）］较正常对照组［27.3ml/（min · kg）］明显降低（P=0.001），peakVO_2/HR百分比较对照组降低15%（P = 0.033），峰值HR（145次/分）较正常对照组（163次/分）降低18次/分（P = 0.031），HR储备（61次/分）较对照组（87次/分）减少26次/分（$P < 0.001$），和运动后1分钟HR恢复值（22次/分），较对照组（29次/分）显著降低（P=0.043），2分钟的HR恢复值（32次/分）较对照组（48次/分）显著降低（P=0.008）。研究表明，与对照组相比，CMVD患者运动能力显著降低，且CMVD与HR反应和HR恢复受损有关。

王彦新等研究观察分析50例CMVD患者CPET相应指标变化。研究纳入50例CMVD患者和50例健康对照者，发现CMVD组患者peakVO_2［（18.36 ± 1.17）ml/（min · kg）］、峰值VO_2/HR［（11.29 ± 2.56）ml/beat］、ΔVO_2/ΔWR［（8.42 ± 0.48ml）/（min · W）］较对照组peakVO_2［（22.78 ± 1.03）ml/（min · kg）］、峰值VO_2/HR［（14.21 ± 0.95）ml/beat］、ΔVO_2/ΔWR［（10.15 ± 0.12）ml/（min · W）］均降低，存在显著统计学差异（$P < 0.05$）。结果表明，CMVD患者在心功能尚可的情况下，运动耐量已出现下降，CPET用于诊断功

能性心肌缺血具有更高的特异度和敏感度。

Carvalho 等研究评价有氧运动训练对 CMVD 患者心肌灌注的影响。研究调查了 12 例 CMVD 患者，有心绞痛症状，冠状动脉造影正常。根据 CPET 结果进行中等强度有氧运动训练，每周 3 次，每次 1 小时，靶目标心率在 peakVO_2 的 60% ～ 85%，4 个月后患者 peak VO_2［（22.1 ± 6.2）ml/（min·kg）］与基线［（19.4 ± 4.8）ml/（min·kg］相比显著增加（P=0.01），代表心肌可逆性缺血程度的差值总积分（10.1 ± 8.8）较基线（2.8 ± 4.9）下降（P=0.008），生活质量评分改善，表明 CPET 指导下的有氧运动改善 CMVD 患者心肌灌注异常，增加体能，提高生活质量。

二、心肺运动试验指标在微循环障碍中的意义

peakVO_2，即峰值摄氧量，指在递增运动负荷试验中，受试者运动达上限时的每分摄氧量。正常状态下，peakVO_2 的变化反映心排血量、心脏储备功能、运动耐力的变化。peakVO_2 大于 20ml/（min·kg），实测值大于 85% 预计值为正常。以上研究均显示 CMVD 患者 peakVO_2 降低。Bechsgaard 等研究显示 CMVD 女性患者 peakVO_2 降低与心力衰竭患者［（17.8 ± 6.6）ml/（min·kg）］相当。说明在 CMVD 患者中射血分数和室壁运动无异常的情况下，CMVD 患者的心脏储备功能、运动耐力已降低。

VO_2/HR，即氧脉搏，是指心脏每一次搏动排出血液所能摄取的氧量。其反映了心脏每搏输氧能力，相当于每搏输出量和动 – 静脉氧含量差。实测值≥ 80% 预计值为正常。在未达最大运动耐量时，VO_2/HR 曲线提前呈水平或下降趋势，提示心脏泵血功能异常或外周血管低灌注或肌肉氧利用障碍。随着运动负荷增加，超过缺血功率阈值可导致每搏输出量减少，VO_2/HR 曲线逐渐扁平，峰值下降，VO_2/HR 反映每搏输出量对运动的反应。Chaudhry 等发现 CVMD 患者 VO_2/HR 斜率变缓。在 Bechsgaard 等的研究中，CMVD 患者 peakVO_2/HR 较对照组降低 15%。汤月霞等报道 CMVD 患者 peakVO_2/HR（10.6ml/beat）较预计值明显下降，且随着运动负荷增加，VO_2/HR 曲线在 AT 水平出现平台，提示 CVMD 患者可能出现运动性左心室功能障碍。

$\Delta VO_2/\Delta WR$，表示 VO_2 与功率的关系。$\Delta VO_2/\Delta WR$ 降低反映运动过程中氧输送能力减退，可见于心脏、周围动脉、肺部疾病或线粒体疾病，与心肌缺血相关，预示死亡风险增加。$\Delta VO_2/\Delta WR$ 的变化多发生于 AT 水平之上，其正常范围为（10.2 ± 1.0）ml/（min·W）。研究发现，CMVD 患者的 $\Delta VO_2/\Delta WR$ 显著降低，运动后期时 $\Delta VO_2/\Delta WR$ 斜率变缓并符合心肌缺血（伴或不伴心绞痛）心电图表现，反映运动过程中氧输送能力减退，对冠状动脉微循环缺血病变具有一定诊断价值。

心率储备（heart rate reserve，HRR），指峰值心率与安静心率的差值。心率储备降低在心血管疾病患者中很常见，是心血管事件的独立预测因素。校正的心率储备百分比 = 静息至峰值运动的心率变化 / 静息心率和年龄校正最大预测心率（220– 年龄）的差，其＜ 80% 为心脏变时性功能不全（chronotropic incompetence，CI），反映心脏不能对机体代谢需要发生适当心率反应。Bechsgaard 等研究显示，在达到最大运动耐受力时，CMVD 患者的峰

值心率与对照组相比显著降低，心率储备降低，37% 的 CMVD 患者存在 CI。

心率恢复指运动后心率恢复的速度。记录运动终止后 1 ～ 2 分钟的心率，计算其与运动中的峰值心率的差值，是评价自主神经功能常用的指标。运动恢复期 1 分钟心率恢复＜ 12 次 / 分，2 分钟心率恢复＜ 42 次 / 分为心率恢复异常的诊断标准。Bechsgaard 等研究显示 CMVD 患者 1 分钟和 2 分钟后的心率恢复显著降低，与 Kim 等研究一致，提示微血管性心绞痛患者自主神经调节功能不良，副交感神经再激活延迟，该临界值与全因死亡率相关。

三、运动处方

运动处方主要包括有氧运动、抗阻运动、柔韧性训练等（表 6–27）。临床上常用的确定运动强度的方式是无氧阈法，一般为最大运动能力的 40% ～ 60%，常通过 CPET 获得，随着运动能力的增强，可逐步给予 60% ～ 80% 的最大运动能力。但 CMVD 患者运动负荷试验中常伴有缺血表现，则应给予低于出现动态缺血的强度作为运动强度，为保证运动安全和有效，应将运动强度控制在有氧代谢和无新发缺血的范围内。如运动处方为 RAMP 递增方案，建议选择较出现 AT 或缺血阈时的强度低 10W 或心率低 10 次 / 分时的数值作为有氧运动的强度参数。

表 6–27　冠状动脉微血管疾病的运动训练原则推荐

	有氧运动	抗阻运动	柔韧性运动
频率	至少 3 天 / 周，≥ 5 天 / 周最佳	2 ～ 3 天 / 周，隔天进行	≥ 2 ～ 3 天 / 周，每天做效果最好
强度	进行过运动测试者，用 40% ～ 80% 的运动能力，用 HRR、VO_2R、peakVO_2 表示。未进行运动测试者，用坐位或站位 HR_{rest}+20 次 / 分到 HR_{rest}+30 次 / 分或 RPE 12 ～ 16 分（6 ～ 20 分）	在没有明显疲劳的情况下每个动作重复 10 ～ 15 次；RPE 11 ～ 13 分（6 ～ 20 分）或 40% ～ 60% 1–RM	达到拉紧或轻度不适感
时间	20 ～ 60 分钟	1 ～ 3 组；8 ～ 10 个锻炼全身大肌肉群的不同动作	静态拉伸保持 15 秒，每个动作重复次数≥ 4 次
方式	上肢功率车、上下肢（双功能）功率车、直立或卧式自行车、卧式踏步机、划船机、椭圆机、爬楼梯、跑步机、太极拳、八段锦等	选择患者使用安全、舒适的设备	重点关注四肢和腰部主要关节静态和动态拉伸，考虑 PNF

四、总结

CMVD 是多种因素导致冠状动脉前小动脉和小动脉的结构和（或）功能异常出现心脏功能改变的临床综合征。在心电图出现 ST 段压低之前，CPET 通过动态测量气体代谢指标及时识别缺血诱导的一过性左心室功能障碍，更早发现传统诊断方法尚无法检测到的 CMVD 病理生理变化。使用 CPET 连续评估能够更准确地量化心功能改善，制订运动处方。CPET 可能是诊断和治疗 CMVD 一种有价值的工具。目前国内外对 CPET 在 CMVD 领域的应用研究较少，有待进一步积累经验。

（丁荣晶）

第十二节　导致心血管疾病危险因素

一、糖尿病

糖尿病（diabetes mellitus，DM）是多病因引起的以慢性高血糖为特征的代谢性疾病，由于胰岛素分泌和（或）作用缺陷，致使碳水化合物、脂肪、蛋白质代谢紊乱，引起心脏、眼、肾、神经、血管等组织器官慢性进行性病变、功能减退及衰竭，甚至发生严重全身代谢紊乱，属慢性、终身性疾病。糖尿病康复治疗是运用综合措施，科学管理糖尿病，使糖尿病对机体的损害降到最低。

（一）糖尿病患者心肺运动试验的特点

1. *心肺耐力*　几项研究评估了 2 型糖尿病（type 2 diabetes mellitus，T2DM）受试者在运动时的心肺功能情况，与正常受试者相比，T2DM 患者运动能力明显降低，表现为代谢当量和 peakVO_2 减少。这些受试者没有临床明显的心血管疾病或明显的糖尿病并发症，T2DM 患者 peakVO_2 较同龄健康人减少 20% ～ 30% 。有氧代谢能力降低的决定因素可以从大型队列研究中推断出来，在一项前瞻性试验（5783 例超重 / 肥胖的 T2DM 受试者）中，有氧运动能力既 peakVO_2 的主要预测因素是年龄、体重指数（body mass index，BMI）、女性性别、非白种人种族、糖尿病持续时间、胰岛素使用和收缩压。相反，最近的一项研究发现，与非糖尿病患者相比，控制良好、相对年轻、病程不到 5 年、没有临床并发症或合并症的 T2DM 患者的 peakVO_2 没有差异。然而，在具有类似特征的 T2DM 女性中，在运动中观察到 $\Delta VO_2/\Delta WR$ 斜率降低。这些研究表明，虽然早期控制良好的 T2DM 可能没有表现出最大有氧能力的显著下降，但早期糖尿病对机体的相关影响可以通过降低外周氧转化的效率来表现。

简而言之，已确诊的 T2DM（＞ 5 年）与心肺功能受损有关，表现为运动耐量降低和 peakVO_2 降低 20% ～ 30%。值得注意的是，与精确匹配的对照组（也包括习惯性体力活动）相比，在 T2DM 受试者的一级亲属中观察到 peakVO_2 降低 12%，这表明遗传背景可能起作用。另外，观察到的 peakVO_2 降低与代谢控制不良和微血管并发症之间的关系明确指出了持续高血糖的病理生理作用。因为在 T2DM 患者中，参与氧输送和利用的各个系统都存在不同程度的功能损害，因此使 peakVO_2 降低的机制尚不清楚。

值得注意的是，在 T2DM 受试者中，运动量减少似乎是全因死亡率的预测因素。值得注意的是，在一大批 T2DM 受试者（*n*=2867）中，多变量分析显示获得的代谢当量，与全因死亡率之间几乎呈线性负相关，这在 50 ～ 65 岁年龄组中更为明显，每提高 1MET 与风险降低 27%，而在 65 岁以上年龄组为 16%。同样，运动耐力降低也可以预测心血管死亡率。在 609 例心电图负荷试验阴性的 T2DM 患者中，运动量＞ 85% 者发生心肌梗死、脑卒中或死亡的概率比运动能力低于或等于85%者低48%。在一个相似的退伍军人队列中，在对混杂因素（年龄、种族、测试年份、BMI、心血管疾病的存在和心血管风险因素）进行广泛调整后，运动测试中代谢当量＜ 5 的糖尿病患者死于心血管事件的可能性比代谢当量≥ 5 的患者高 70%。

2. *亚极量运动能力与摄氧量动力学*　摄氧量动力学（VO_2 kinetics）是指 VO_2 从安静或空载负荷运动状态进入指定强度运动状态，以及运动后恢复状态的动态过程。某些研究发现 T2DM 患者的运动耐力异常出现在不剧烈的运动时（如亚极量运动）。评估亚极量运动耐力的关键指标是 VO_2 kinetics，即评估恒定功率运动开始后 VO_2 适应性增加速率的指标。VO_2 kinetics 较慢表明心肺气体交换、心肌有氧代谢、氧输送或综合因素受损。

为了理解如何计算 VO_2 kinetics，应首先理解运动开始时 VO_2 kinetics 反应的 3 个阶段（图 6–13）。第 1 阶段，随着心排血量和肺血流量增加，肺换气在最初 15 ～ 20 秒突然增加（cardio–dynamic 阶段或第 1 阶段）。第 1 阶段（通常为 20 ～ 40 秒）循环延迟结束后，VO_2 呈指数增长（第 2 阶段），反映出肌肉摄氧量增加，因为机体通过提高组织摄氧和增加血流以满足运动需求。第 2 阶段，是 VO_2 kinetics 的主要组成部分，用时间常数（tau2）描述，反映达到 VO_2 增加约 63% 的时间。当肌肉 VO_2 和肺气体交换达到稳定状态时，第 2 阶段结束。第 3 阶段是低于乳酸阈值的运动期间的稳态 VO_2。

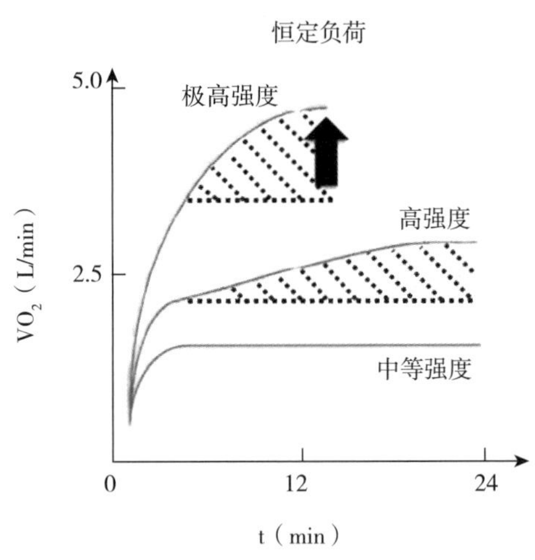

图 6–13　不同强度下的摄氧量动力学

健康人 VO_2 kinetics 受限可能与组织血流分布不均导致氧运输或有氧代谢障碍有关。引起氧运输障碍的疾病如心血管疾病发生时，机体向运动肌肉运送氧的能力障碍导致 VO_2 kinetics 受限，因此其可直接反映氧运输能力受损。由于氧运输的影响因素包括心排血量下降和（或）运动肌肉局部血流分布不均，因此 VO_2 kinetics 是评估心血管系统能否运输足够的氧满足运动肌肉需求的有效指标。心血管疾病的运动反应异常，第 2 阶段 VO_2 kinetics 时间常数延长，该指标对肺换气、心排血量、血流再分布、氧弥散和组织氧消耗率的变化敏感。

为了评估 T2DM VO_2 kinetics 损伤的潜在原因，某研究对 11 例 T2DM 患者和 11 例健康久坐的受试者进行了 VO_2 kinetics 测试，并使用近红外光谱测量骨骼肌氧合，目的是研究在运动时肌肉水平相对于氧摄取的氧运输变化。发现 T2DM 患者运动开始后，VO_2 kinetics 减慢。表明与健康人相比，T2DM 患者运动开始时，肌肉氧运输相对于摄取氧可能出现短暂的不平衡，这与运动时肌肉微血管血流量较正常增加幅度少有关。有趣的是，T2DM 患者与对照组相比，心率反应性没有差异，这表明中等强度运动时运动障碍可能更多地由限制氧输送的外周因素而不是中枢因素导致。

（二）运动处方的制订

T2DM 患者心血管疾病风险高于非糖尿病患者，包括冠心病、脑卒中和外周动脉疾病。因此，通过运动训练降低 T2DM 患者心血管疾病发病风险尤其重要。运动训练可改善血压和血脂异常、心肺适能和胰岛素抵抗 / 血糖控制，这些因素与心血管疾病发病率和死亡率相关。快走或其他中等强度的体育活动每周累计≥ 150 分钟即可使患者获益，因此 T2DM 患者可以灵活地选择各种中等强度的体育活动以改善糖尿病。

运动疗法是糖尿病基本治疗手段之一，特别是 T2DM 和糖耐量降低者，治疗必用。运动锻炼可增加肌肉和脂肪细胞膜上葡萄糖载体数量，可以提高肌肉和脂肪胰岛素受体后功能，增强外周组织对胰岛素的敏感性，减轻胰岛素抵抗，降低血糖，另外通过增加胰岛素受体数量和结合力，改善机体对胰岛素的利用能力。运动锻炼还有利于加速脂肪分解，降低血胆固醇和低密度脂蛋白浓度，提高高密度脂蛋白浓度，纠正脂代谢功能紊乱，选择性减少腹腔脂肪，减轻体重，改善胰岛素敏感性。此外，运动对调节心理状态、防治并发症有很大作用。运动治疗通常按运动处方进行，具体内容包括运动方式、运动强度、运动时间、运动频率及注意事项（表 6–28）。

1. *运动方式* 以有氧运动为主，有氧运动有利于糖代谢和脂肪分解，降低血糖。适合糖尿病患者的运动方式有步行、慢跑、游泳、功率自行车、有氧操，适当的球类活动如乒乓球、羽毛球，以及太极拳等，可以根据患者的喜好和环境条件选择 1 或 2 种。代表性的有氧运动为步行，其为增加身体活动量首选方法。有研究证明，抗阻运动可增加肌肉重量，减少体脂量，增加胰岛素敏感性，建议在运动处方中适当加入抗阻训练内容，但注意避免加重心血管系统和骨关节系统负担，保证运动安全。

2. *运动强度* 运动增加胰岛素敏感性，但高强度运动使胰岛素拮抗激素分泌增加，导致血糖进一步升高，同时体内过氧化脂质增多，机体处于氧化应激状态，加重原有并发症器官损害。

一般认为，运动强度达 40% ～ 60% VO_{2max} 时，才能改善代谢和心血管功能，运动强度过低达不到治疗效果，运动强度过大，无氧代谢比重增加，治疗作用低且心血管负荷重，应避免。有效运动锻炼范围内，运动强度大小与心率快慢呈线性关系，运动靶心率常被作为评定运动强度大小指标。靶心率最好通过运动试验获得，即以运动试验中最大心率的 60% ～ 80% 作为靶心率，有自主神经损害或心血管并发症及应用 β 受体阻滞剂时，心率可能不能正确反映运动强度，临床上可使用主观疲劳程度计分（rating of perceived exertion，RPE）。运动强度也可用代谢当量（metabolic equivalents，MET）、摄氧量（oxygen consumption， VO_2 ）表示。

表 6-28 糖尿病的运动训练原则推荐

	有氧运动	抗阻运动	柔韧性运动
频率	每周 3 ～ 7 天	每周至少在不连续的 2 天进行，最好 3 天	≥ 2 ～ 3 天 / 周
强度	中等强度（40% ～ 59% VO_2R 或 RPE 11 ～ 12 分）至较大强度（60% ～ 80% VO_2R 或 RPE 14 ～ 17 分）	中等（50% ～ 69% 1-RM）至较大强度（70% ～ 85% 1-RM）	拉伸至感觉紧张或轻度不适感
时间	T1DM：中等强度 150 分钟 / 周，或较大强度 75 分钟 / 周，或两者结合 T2DM：中等至较大强度 150 分钟 / 周	进行至少 8 ～ 10 种不同动作的练习，每组 10 ～ 15 次，重复 1 ～ 3 组，达到接近疲劳的状态；随着训练的推进可进行每组 8 ～ 10 次，重复 1 ～ 3 组	静态拉伸 10 ～ 30 秒，每个动作重复 2 ～ 4 次
方式	持续性的、有节奏的、动员大肌肉群的运动（如步行、骑车、游泳）	器械练习或自由力量练习器	静态、动态拉伸和（或）PNF

注：1-RM. 1 次最大重复重量；RPE. 主观疲劳程度计分；VO_2R. 储备摄氧量

目标活动强度是中等强度（最大心率 50% ～ 60%，RPE 11 ～ 12 分，3 ～ 4MET）。运动强度越强，糖化血红蛋白（HbA1c）越低，直到 VO_{2max} 的 75% 均有降糖效果，因此在考虑风险的基础上推荐实施中等强度运动或较强运动（较强：最大心率 60% ～ 70%，RPE 12 ～ 13 分，5 ～ 6MET）。中等强度为自我感觉较轻松，可边讲话边运动。较强运动时说话变得费力。日常生活中，步行消耗能量占大部分，如果用步行来补充运动量，可通过计步器评估身体活动量。糖尿病患者的活动目标为中等强度，每天至少比平时多走 2000 步（20 分钟）以增加活动量。每天进行相当于 8000 ～ 10 000 步的活动量。活动量小的患者从增加 2000 步开始，逐渐增加。

3. *运动时间和运动频率* 根据肌肉能量代谢特点，每次运动时间推荐 10 分钟以上，以后逐步增加至 30 ～ 40 分钟。如果患者每次完成目标运动量有困难，可以计算 1 周的活动量，以时间平均值尽量达成目标。运动的降糖作用不仅在运动时存在，而且运动结束后可持续 24 ～ 48 小时。因此，每周应进行 3 次以上的运动。如果运动量小，身体条件较好，每次运动后不觉疲劳，可以坚持每天 1 次。空腹时、活动量大时，使用降糖药的患者可能发生低血糖，不建议空腹运动。餐后 1 ～ 2 小时运动，可降低餐后血糖。因此建议餐后适当增加身体活动量。如果没有禁忌证，则推荐抗阻运动每周 2 ～ 3 次。有下肢关节痛的患者，可进行水中运动，利用浮力减轻膝关节负担，提高运动量。强负荷的抗阻运动可引起血压急剧上升，需要慎重。

（三）注意事项

1. 运动训练的注意事项

（1）糖尿病运动非一般健身锻炼，要求在餐后进行，对于未口服降糖药和使用胰岛素治疗的患者，餐前运动没有低血糖的危险。原则上运动疗法在严格控制饮食基础上进行，以达到最佳治疗效果。

（2）T2DM 患者不应间隔 2 天以上不进行有氧运动，否则运动改善胰岛素活性的作用会降低。

（3）循序渐进地提高抗阻运动强度可有效预防糖尿病患者的关节损伤。

（4）联合运动时，在有氧运动前先完成抗阻运动可能会降低 1 型糖尿病（type 1 diabetes mellitus，T1DM）患者低血糖的风险。

（5）建议各种类型糖尿病患者均进行柔韧性训练。

（6）潜在的并发症可能不适合进行某些类型的活动。

（7）准备和整理运动主要作用于循环系统和运动系统。预防心脏、肌肉骨骼等运动性损伤，防止摔倒，使运动疗法更易实施。另外静力性肌肉牵伸可以增加肌纤维的柔韧性、延展性和温度，避免肌肉损伤。

（8）定期测量体重、体脂、肌力，检测血糖和血脂等代谢指标，评价运动疗法效果。

2. 其他注意事项

（1）运动性低血糖：一般以静脉血血糖浓度低于 2.8mmol/L（50mg/dl）作为低血糖标准。糖尿病患者血糖水平低于 3.9mmol/L 即定义为低血糖，是进行急性运动的相对禁忌证。血糖保证大脑能量供应，胰岛素具有降糖作用，胰高血糖素、儿茶酚胺等拮抗激素具有升高血糖作用，两者保持平衡，血糖控制在 3.9 ～ 8.3mmol/L（70 ～ 150mg/dl）。饮食量（碳水化合物）过少，运动量大，或使用胰岛素或口服降糖药时，患者可能出现低血糖。运动时血糖水平可能急速下降，即使血糖水平大于 3.9mmol/L，也可能会出现低血糖症状。

运动性低血糖发生常与运动前血糖水平偏低、胰岛素用量大、运动时间与药物作用高峰重叠、运动强度过大或运动时间过长和空腹运动有关。其多表现为冷汗、焦虑、心悸、面色苍白等自主神经症状，严重者出现中枢神经症状，如头痛、嗜睡、烦躁、行为异常等，继续进展可出现痉挛、意识障碍等，最终出现低血糖性昏迷。

运动性低血糖处理对策：使用胰岛素或口服降糖药的患者，运动中、运动当天或第 2 天可能出现低血糖，应监测血糖，适时补充食物。为防止低血糖，建议餐后 1 ～ 2 小时运动，运动量大时，运动前胰岛素减量，运动前、中、后适当补充食物。补充的食物应以碳水化合物为主，如运动中出现低血糖，则饮用糖水、饮料等。此外，为运动前预防低血糖或运动后防止低血糖可食用饼干、点心等。选择好胰岛素注射部位，原则上选择腹部脐旁 2cm 范围。避免药物作用高峰期运动。胰岛素用量的具体方案：应由主管医师和患者商量后决定。表 6-29 为美国糖尿病学会（ADH）T1DM 患者运动餐前胰岛素减量指南。

表 6-29　美国糖尿病学会 1 型糖尿病（T1DM）患者运动餐前胰岛素减量指南

运动强度（$\%VO_{2max}$）	胰岛素减量（%）	
	运动 30 分钟	运动 60 分钟
25	25	50
50	50	75
75	75	-

（2）血糖控制欠佳：血糖控制欠佳的 T1DM 患者应注意高血糖伴或不伴酮症。血糖过高的患者（如血糖≥ 16.7mmol/L）若感觉良好，且尿酮体或血酮体阴性，可以进行中等强度运动，但需密切监测血糖，血糖下降前应避免较大强度运动，并保证适当的饮水量。血糖较高且酮体阳性时应暂缓运动。建议 T1DM 患者血糖≥ 13.9mmol/L 时，在运动前检测尿酮体。

（3）糖尿病并发症患者运动安排：有糖尿病并发症的患者，只要组织器官损伤不严重，在运动适应证范围内，可根据并发症情况选择合适运动。表 6-30 为糖尿病并发症患者运动方式选择表，表 6-31 为糖尿病主要合并症运动处方简表。

表 6-30　糖尿病并发症患者运动方式选择表

并发症	运动方式选择
外周血管病（下肢跛行）	上肢运动，游泳
周围神经病变	上肢运动、游泳、功率自行车
下肢及足部溃疡	上肢运动、躯干运动、下肢垫上运动
截肢后	上肢运动、垫上运动
视网膜病变	步行、功率自行车
视网膜术后	避免等长运动和上肢运动

表 6-31　糖尿病主要合并症运动处方简表

合并症	强度	时间	频率	方式
冠心病	低	20 ～ 45 分钟	3 ～ 4 天 / 周	太极拳、步行、自行车
心肌病	低	20 ～ 45 分钟	3 ～ 4 天 / 周	太极拳、步行、自行车
高血压	低、中	≥ 30 分钟	＞ 4 天 / 周	太极拳、步行、瑜伽
闭塞性动脉硬化症	中	≥ 30 分钟	每天 1 次	躯干和非受累肢体牵伸运动、手摇车
慢性阻塞性肺疾病	中	≥ 30 分钟	2 ～ 5 天 / 周	有氧运动 + 抗阻运动

糖尿病伴视网膜病变的患者存在玻璃体出血的风险，避免急速升高血压的活动可以使出血风险降到最低。所有严重非增生性和增殖性糖尿病视网膜病变的患者，应避免较大强度有氧运动和抗阻训练、跳跃、撞击性运动、低头运动和 Valsalva 动作。

糖尿病伴周围神经病变的患者应采取正确的足部防护措施，预防足部溃疡，所有患者每天都应进行足部检查以便及时发现和治疗早期的溃疡。

应鼓励糖尿病伴肾脏病变的患者进行有氧运动和抗阻训练，以改善肾病患者身体功能能力和提高生活质量，若患者有氧能力和肌肉功能下降，应从少量低强度运动逐步开始。

二、脂代谢异常

脂代谢异常是动脉粥样硬化性心血管疾病（atherosclerotic cardiovascular disease，ASCVD）的一项重要危险因素，降脂治疗是预防和降低 ASCVD 的重要措施之一。总胆固醇（total cholesterol，TC）每降低 0.6mmol/L，40 岁人群 ASCVD 风险可降低 54%，80 岁人群也可降低 19%；低密度脂蛋白胆固醇（low density lipoprotein-cholesterol，LDL-C）降低 1mmol/L，ASCVD 风险降低 55%。

近 30 年来，我国人群血脂水平逐步升高，血脂异常患病率显著增加。《中国居民营养与慢性病状况报告（2015 年）》显示，我国成人血脂异常总体患病率高达 40%，这将导致 2010 ～ 2030 年我国心血管病事件约增加 920 万；我国儿童及青少年高胆固醇血症患病率也明显升高，预示未来我国成人血脂异常患病及相关疾病负担将继续加重。

越来越多的研究显示，运动可以显著改善心血管疾病的预后。Kokkinos 等研究显示，运动耐力高的人群（＞ 9MET）10 年死亡风险是运动耐力低下人群（＜ 5MET）的 30%；运动联合他汀类药物治疗，可以显著降低这一风险，较单纯药物或单纯运动治疗都更加有效。运动对血脂的效应受多种因素影响，如运动类型、运动量和运动强度等，而且不同疾病人群对运动的反应也不相同。

（一）心肺运动试验的特点

首先需要指出，从心肺运动试验（CPET）的测评指标角度来看，脂代谢异常本身并无特殊表现；代谢综合征或肥胖人群多合并血脂代谢异常，这类人群的 CPET 可有一些异常表现，具体表现可参见相关章节。对于脂代谢异常人群，我们可以根据 CPET 测评结果评价分析不同运动对血脂成分的影响，有助于为患者制订最适宜的个体化运动处方。

1. *心肺耐力（cardiorespiratory fitness，CRF）与血脂*　总体而言，CRF 越高，HDL 水平越高，TG 水平越低。梅奥医学中心通过 38 659 例健康人群纵向研究的横断分析发现，以 CPET 测评中最大代谢当量比较，CRF 最高组（12.9MET）人群的代谢综合征发生率、高脂血症占比、TC 和 TG 水平显著低于而 HDL-C 水平显著高于 CRF 最低组（8.2MET）；经年龄、BMI、体力活动、吸烟、酗酒、高血压、糖尿病、高脂血症及冠心病家族史等因素校正后，CRF 仍与 TG 呈负相关、与 HDL-C 呈正相关（$P < 0.001$）。因此，提高 CRF 也是调节血脂代谢的策略和目标之一。

2. *脂肪氧化*　碳水化合物和脂肪氧化是人体两个主要能量来源，两种能量动员主要取决于运动强度。总体来说，碳水化合物的氧化随运动量增加而增加，而脂肪氧化只在低中强度运动下增加，高强度运动时反而显著降低。Ⅰ型肌纤维又称氧化性肌纤维，线粒体密度相对高、脂肪颗粒多，在低强度运动状态下可直接利用脂肪酸氧化获得能量。运动中的脂肪氧化能力与代谢适应性（metabolic flexibility）、胰岛素敏感性及代谢危险因素均相关。

脂肪氧化可以通过脂肪氧化率评估，24 小时脂肪氧化率很难测定，但可以通过运动试验测定最大脂肪氧化率（maximal fat oxidation rate，FO_{max}），后者与24小时脂肪氧化率呈正相关。无运动习惯、无心肾疾病的代谢综合征人群，基线FO_{max}约为（0.31±0.10）g/min。健康运动员的FO_{max}平均为（0.60±0.07）g/min，出现在64%±4%最大摄氧量（VO_{2max}），或者74%±3%最大心率（HR_{max}）；FO_{max}区间（FO_{max} zone），即FO_{max}附近10%的范围，出现在55%～72% VO_{2max}，或68%～79% HR_{max}。当运动强度超过89%±3% VO_{2max}或92%±1% HR_{max}时，可以忽略脂肪氧化的供能。

常规CPET可间接评估脂肪供能情况，一般脂类消耗供能的峰值出现在接近AT时，AT之后脂肪供能很快降至可以忽略不计。这一脂类供能峰值的测定有助于减脂人群个体化运动处方的制订。虽然脂肪供能占比在低中强度有氧运动时相对较高，但此时总能量消耗偏低，因此需要更长时间的运动才能动员更多的脂肪消耗。

（二）运动处方的制订

对于血脂正常的健康人群，以维持低水平的LDL-C和TG、升高HDL-C为目的，建议采用中高强度有氧运动（70%～80%心率储备）联合低中强度（50% 1-RM）的抗阻运动，每周5次，每次至少30分钟。对于高脂血症人群，建议在上述一般人群锻炼的基础上，逐渐增加运动强度（有氧运动85%心率储备、抗阻训练75%～85% 1-RM），以达到降低LDL-C、TC、TG及升高HDL-C的目的。对于合并运动受限的高脂血症人群，如活动障碍、老年人群，则不宜设定具体强度目标，建议尽可能增加有氧活动，联合中等强度的抗阻训练（50%～75% 1-RM），以循环方式维持中等强度运动，达到改善血脂的目的（表6-32）。运动干预应采取循序渐进的原则，运动新手或既往以静坐为主要生活方式的人群，宜从中等强度有氧锻炼开始，增加运动量时先从增加锻炼时长开始。

表6-32　脂代谢紊乱的运动训练原则推荐

	有氧运动	抗阻运动	柔韧性运动
频率	每周≥5天使能量消耗最大化	2～3天/周	≥2～3天/周
强度	40%～75% VO_2R或HRR	中等（50%～69% 1-RM）至较大强度（70%～85% 1-RM）以增加肌肉力量；＜50% 1-RM以改善肌肉耐力	拉伸至感觉紧张或轻度不适
时间	30～60min/d以促进或维持减重，推荐50～60min/d或更长时间	进行至少8～10种不同动作的练习；肌肉力量：每组8～10次，重复2～4组；肌肉耐力：每组12～20次，重复≤2组	静态拉伸10～30秒，每个动作重复2～4次
类型	持续性的、有节奏的、动员大肌肉群的运动（如步行、骑车、游泳）	器械练习和（或）自由力量练习器	静态拉伸、动态拉伸和（或）PNF

注：VO_2R. 摄氧量储备；HRR. 心率储备；1-RM. 1次最大重复重量

（三）运动训练注意事项

1. *运动安全性*　任何运动训练都以保证安全为前提，上述运动康复建议大部分是建立在相对正常人群的研究基础上的。对于 ASCVD 患者，必须紧密结合患者的临床情况，如合并的慢性病、目前有无缺血、心功能或心律失常相关症状及基础活动水平等，综合评估患者的运动康复安全性、运动监护必要性及运动注意事项，给出个体化运动处方。心血管疾病患者的心肺耐力大多有不同程度的下降，运动具有一定的风险，建议先进行运动负荷试验，充分评估其安全性和运动耐力后，再科学制订运动处方。

2. *注重饮食与生活方式调整*　饮食和生活方式调整是血脂代谢异常干预的基础措施；无论是否选择药物调脂治疗，都必须坚持控制饮食和改善生活方式。饮食调整可以参考我国或欧美学会关于血脂管理的指南或共识。

超重或肥胖患者血脂代谢紊乱更加严重，体重是最重要的影响因素。一项代谢综合征人群的有氧运动干预研究显示，运动显著提高 CRF（16%），降低代谢综合征评分（50%）；但进一步分析显示，CRF 改善并不是代谢综合征 Z 评分改善的预测因素，而体重降低（2%）才是代谢综合征改善的显著预测指标。这一结果提示，联合体重管理，运动训练可以在改善 CRF 基础上更好地改善血脂代谢。ASCAD 患者运动研究显示，单纯运动干预可以获得与低热量饮食联合运动干预相似的临床获益，包括提高 peakVO_2、降低 TC 水平和炎症活性，但联合饮食控制可使体重和内脏脂肪降低更显著。

3. *运动的依从性和持续性*　提高运动的依从性和持续性是 ASCVD 患者从运动康复中长期获益的关键。短期效应研究显示，运动训练产生的空腹血脂改善不仅出现在末次训练后的 24 小时内，还可以持续至末次训练后的 15 天，大运动量带来的 HDL 改善效应在运动 15 天后还持续存在。一项关于每年运动时间对维持运动调脂效应的评价研究显示，代谢综合征 Z 评分在每年 4 个月的运动训练后均降低，但停止运动的 7.5 个月后又恢复至原基础水平，这一结果提示，建立长期规律的运动习惯是运动获益长期持续的关键。

总之，规律运动有助于提高和维持 HDL-C、降低 LDL 和 TG 水平，基础血脂异常人群效果更显著。血脂水平与有氧运动量呈剂量 - 效应关系，增加有氧运动的热量消耗，无论是增加强度还是延长锻炼时间，都有助于改善血脂成分。HDL-C 的改善与运动量的多少呈线性相关，而 LDL-C 和 TG 的降低更有赖于较高强度的运动训练。抗阻运动中，增加抗阻运动量（增加训练次数或重复动作次数）比增加强度（增加抗阻重量而维持低重复次数）可以更有效改善血脂成分。抗阻训练可以作为有氧运动的替代或单独选择，但高强度抗阻训练的调脂效果并不优于中等强度抗阻训练。在中高强度的有氧运动基础上联合中等强度的抗阻训练，对调脂效果有一定补充或加强作用；联合锻炼对其他系统的生理和心理效应可让患者有更多健康获益。

三、高血压

血压和心血管事件风险相关，并独立于其他危险因素。40 ～ 70 岁的个体，血压为 115/75 ～ 185/115mmHg，收缩压每增加 20mmHg，或舒张压每增加 10mmHg，心血管疾病风险就增加 1 倍。因此高血压治疗的主要目标是降低 CVD 发病率、死亡率及肾脏疾病的发病率。

生活方式改变是抗高血压治疗的基石，包括体育锻炼、体重控制、控制高血压饮食（增加水果、蔬菜摄入，饮用饱和脂肪和总脂肪含量低的乳制品，低脂饮食）、低钠饮食、控制酒精摄入量。因此执行高血压运动处方的同时，其余生活方式的同步改善是至关重要的。

高血压不是运动测试的指征，但心肺运动评估中血压的反应有助于制订运动处方。即使安静血压得到有效控制，高血压患者也可能会出现运动时异常血压反应。因此，我们在高血压患者行心肺运动试验及运动前，有一些注意事项值得重视：①全面评估高血压合并的其他心血管疾病的危险因素、靶器官损害的情况和临床并发症非常重要，如高血压合并冠心病，则心肺运动试验测试及运动处方的制订需要同时考虑冠心病的因素。②评估前血压最好能控制在理想的水平即 140/90mmHg 以下，心率控制在 80 次 / 分以下；如血压未有效控制，应先咨询医师是否在参与运动训练计划前进行运动测试。③高血压 2 级以上（收缩压≥ 160mmHg 或舒张压≥ 100mmHg）或伴有靶器官损害在血压未得到有效控制前不应进行运动及运动测试。④为了制订有效的运动处方而进行的心肺运动试验，建议患者常规服用降压药物。⑤心肺运动试验前，我们不需要像平板运动试验那样必须停用 β 受体阻滞剂，但我们需要知道服用 β 受体阻滞剂后，在心肺运动试验中患者的心率反应会减弱；服用利尿剂治疗的患者可能会出现低钾血症和其他电解质紊乱、心律失常或运动试验假阳性等。

（一）心肺运动试验的特点

1. 高血压　尤其是合并代谢综合征的患者，由于腹型肥胖，会导致肺功能轻度下降。

2. 心率反应　递增负荷运动的正常心率反应是随着负荷增加心率以每代谢当量约 10 次 / 分的速率增加。服用 β 受体阻滞剂的患者最大心率会降低。运动后的恢复中，心率大多能在 1 分钟内降低至少 12 次，提示副交感神经系统反应正常。心脏变时指数［（HR_{max}–HR_{rest}）/（$HR_{max\ pred}$–HR_{rest}）］通常为 0.8（正常＞ 0.8），＜ 0.8 提示交感神经兴奋。

3. 血压反应

（1）正常的收缩压对运动的反应是随着运动负荷增加以每代谢当量约为 10mmHg 的速率增加。收缩压（systolic pressure，SBP）＞ 250mmHg 是终止试验的一个相对指征（国内一般是 SBP ＞ 220mmHg）。运动中男性 SBP ≥ 210mmHg、女性 SBP ≥ 190mmHg 被认为血压反应过大。

（2）在运动试验期间舒张压（diastolic blood pressure，DBP）通常没有变化或略有下降。DBP 增加＞ 10mmHg，在服用降压药物的同时，需要积极倡导改善生活方式。

（3）对于肥胖导致的青中年高血压患者，运动前虽然血压控制良好，运动后血压会过度升高，大多是饮食摄入盐量过高，未积极配合生活方式改善所致。

4. 循环指标　青中年高血压患者运动试验时，氧脉搏和 peakVO_2 比较高，会随功率增加而增加，$\Delta VO_2/\Delta WR$ 一般能达到正常；但 VO_2 不能达到峰值，大多是缺乏运动所致。

5. 呼吸指标　正常情况下，随着运动量增加，通气量逐渐升高。

青中年高血压患者大多每分通气量（minute ventilation，VE）可以达到正常值（≤ 80% MVV）；呼吸储备（BR）（MVV –最大负荷运动 VE）有的为（38 ± 22）L/min，在正常范围内，有的会升高。

6. 气体交换指标　通气效率 VE/VCO_2 在 20 ～ 30 的正常范围；气体交换指标氧当量（VE/VO_2）和二氧化碳当量（VE/VCO_2）一般也在正常范围。

（二）运动处方的制订

高血压患者进行适当运动强度、持续时间和运动量的规律有氧运动可提高运动能力，并使安静时的 SBP 和 DBP 下降 5 ～ 7mmHg，并降低次大强度运动中的血压。参加规律有氧运动可逆转高血压患者的心室壁厚度及左心室重量，可降低高血压前期个体的左心室厚度。高血压患者应重视有氧运动，某些研究报道单独进行中等强度有氧运动可以降低血压。

1. 高血压患者运动后会有显著获益，但医师在制订运动处方时也需要格外注意以下情况。

（1）需要结合根据受试者的血压控制水平、运动过程中血压的反应、近期降压药的使用情况、其他靶器官受累情况、其他禁忌证及年龄。

（2）高血压患者多为超重或肥胖状态，所以运动处方制订的同时，我们要控制能量摄入，控制体重增长。

（3）安静状态下药物控制良好的高血压患者有时会在相对低的运动强度时出现血压和心率的过度反应。我们需要根据这种运动中的高反应，调整降压药后，再制订运动处方。

（4）高血压患者多为超重或肥胖状态，有的患者运动试验时的心功能较低，这些患者运动处方的制订，建议先从有氧运动开始。随着体重管理成功，心功能改善，2 周或 1 个月后再加入抗阻运动和柔韧性运动，遵循循序渐进的原则，会大大提高高血压患者的积极性和参与性。

2. 表 6–33 是高血压患者运动时的 FITT 原则推荐，可根据患者的实际情况进行调整。

表 6–33　高血压的 FITT 原则推荐

	有氧运动	抗阻运动	柔韧性运动
频率	5 ～ 7 天 / 周	2 ～ 3 天 / 周	≥ 2 ～ 3 天 / 周
强度	中等强度（40% ～ 59% VO_2R 或 HRR）；RPE12 ～ 13 分（6 ～ 20 分）	60% ～ 70% 1–RM，可逐渐递增至 80% 1–RM；至较大强度（70% ～ 85% 1–RM）以增加肌肉力量；50 %1–RM 以改善肌肉耐力	拉伸到感觉紧张或轻度不适
时间	累积或连续进行 30min/d 的运动；若需分次完成，每次运动不少于 10 分钟	动作的练习，肌肉力量：每组 8 ～ 10 次，重复 2 ～ 4 组；肌肉耐力：每组 12 ～ 20 次，重复≤ 2 组	静态拉伸 10 ～ 30 秒，每个动作重复 2 ～ 4 次
类型	持续性的、有节奏的、动员大肌肉群的运动(如步行、骑车、游泳等)	器械练习和（或）自由力量练习器	静态拉伸、动态拉伸和（或）PNF

注：1–RM. 1 次最大重复重量；RPE. 主观疲劳程度计分；VO_2R. 储备摄氧量

（1）MET–min：是用一项或多项体力活动的代谢当量乘以进行每项运动的时间，如某男性患者，每天进行 30 分钟的慢跑锻炼（跑步约 7MET），每周运动 3 天，那么他每周的总运动量为 7MET × 30 分钟 × 3 次 / 周 =630MET–min/W。推荐高血压患者的运动量每周至少 500 ～ 1000MET–min；每天不少于 7000 步可获得健康益处，可通过每天至少 2000 步开始逐渐达到这个目标。

（2）体重过大的高血压患者，尤其是向心性肥胖患者，刚开始抗阻运动时，注意尽量避免对膝关节有损伤风险的运动，如单关节运动（如肱二头肌向心训练、肱三头肌离心训练及股四头肌离心训练、小腿弯举、提踵）、多关节运动（如卧推、肩部推举、下拉、臂屈伸、俯卧挺身、仰卧起坐、蹬腿和深蹲）、核心肌群运动（如平板支撑和桥式）。成年人以 2 ～ 4 组提高肌肉力量和爆发力；仅 1 组练习也是有效的，尤其对老年人和初学者而言。

（3）静态拉伸是指缓慢地拉伸肌肉 / 韧带到某一位置后静止不动，保持一段时间（10 ～ 30 秒）；动态拉伸是指通过反复多次重复动作，使身体从一个体位逐步过渡到另一体位，同时逐步增加动作幅度和强度。

（三）运动训练注意事项

1. 运动时医师应确保患者 SBP ≤ 220mmHg 和（或）DBP ≤ 105mmHg。所以我们建议患者需要在服用降压药后，而且同时进餐后至少半小时至 1 小时以后才开始进行运动训练。

2. 在抗阻运动中大多数患者会出现吸气并屏息的动作（Valsalva 动作），这会导致血压过度升高、头晕甚至跌倒。因此，抗阻训练前康复师务必亲自教并监督患者学会，才可以让患者自行进行抗阻训练。

3. 虽然较大强度有氧运动并不是高血压患者的绝对禁忌证，但中等强度有氧运动的获益更理想。

4. 运动训练的同时，我们需要考虑运动对超重或肥胖患者关节的损伤，所以推荐选择对关节损伤小的运动，如骑车、游泳等。

5. 运动相关的血压下降独立于年龄。因此，在运动训练前，我们需要根据运动试验中的血压反应情况，对患者的药物进行调整，以及对患者的饮食及营养状况做相应的调整。

6. 降压药，如 β 受体阻滞剂、钙通道阻滞剂及血管扩张剂会引起运动后血压突然降低。因此运动后低血压也不容忽视，康复师要告知患者运动训练时一定要遵循运动三部曲的原则，运动后需要继续进行低强度的运动，并适当延长此整理运动的时间（5 ～ 10 分钟），避免运动后发生低血压。

7. 合并糖尿病的高血压患者，应用 β 受体阻滞剂，运动时会掩盖低血糖的发生及反应，因此运动训练时，康复师需要告知这部分患者出现低血糖时的症状（如头晕、眼花、黑矇、出汗、乏力等）。

8. 如果高血压患者运动中有心肌缺血表现，应参考伴有心肌缺血的心血管疾病患者的运动处方推荐意见。

四、超重和肥胖

全球人口的平均体重指数（BMI）正逐年增加。2016 年，超过 6.5 亿人存在肥胖问题，超重及肥胖患者常合并高血压、高血脂、高血糖，在心脏康复训练中属于特殊群体，占有心脏康复的比重较大。参照《中国成人超重和肥胖症预防控制指南》BMI < 18.5kg/m^2 为偏瘦、18.5 ～ 23.9kg/m^2 为正常、24.0 ～ 27.9kg/m^2 为超重、≥ 28kg/m^2 肥胖。世界卫生组织（WHO）对成人 BMI 的划分，BMI 在 35.0 ～ 39.9kg/m^2 为 2 级肥胖，BMI ≥ 40.0kg/m^2 为 3 级肥胖。不同级别的肥胖患者的心肺功能不同，随着 BMI 升高，心肺功能也随之下降。越来越多的研究证明超重和肥胖与心血管风险因素息息相关，科学评定超重与肥胖患者的运动功能十分重要，可以科学指导其规范减重及康复训练，以达到生理功能的最佳状态。心肺运动试验生理机制是在中枢神经系统调节下，由心肺偶联完成 O_2 和 CO_2 转运。试验中给予受试者一定负荷，对其气体代谢及心肺功能进行整体分析，从而有效评估整体的心肺功能及运动能力。运动强度取决于运动中心肺偶联的各个环节，包括呼吸运动、气体代谢、血液循环、心功能及运动中协同作用的肌肉等。心肺运动试验能有效评价受试者心肺功能及有氧运动能力，是评估人体动态心肺功能的综合方法。肥胖患者在进行心肺运动试验时可评估患者身体功能，预测劳动耐力，指导减重策略，评估手术风险。

（一）心肺运动试验的特点

体力活动是预防和治疗肥胖症的重要组成部分，但许多肥胖者由于劳力性呼吸困难而不经常参加锻炼。一些与肥胖相关的限制（休息和运动时）可能会导致劳力性呼吸困难，即使在没有合并症的情况下也是如此。心肺运动试验是一种很好的检测方法，可以在运动应激期间评估多个系统，以检查其他健康成年人发生劳力性呼吸困难的潜在原因。

1. 静息呼吸功能　肥胖早期对呼吸系统的影响主要表现为限制性通气功能障碍，其主要与胸壁脂肪化、肺血容量增加和胸廓受压相关。肥胖引起胸腹部脂肪组织异常堆积，膈肌和胸壁运动受限，胸廓和肺顺应性降低，肺功能试验补呼气量（expiratory reserve volume，ERV）、功能残气量（functional residual capacity，FRC）降低，因此康复检查需要重点关注肥胖患者呼吸相关指标。Jones 等研究表明，呼吸阻力与 BMI 呈负相关，BMI 每增加 5kg/m^2，FRC 降低 5% ～ 15%。呼气储备量减少可能会导致通气分配异常，加之肺活量降低，患者通常需要增加呼吸做功以满足因代谢增高而引起的氧耗增加和二氧化碳蓄积。增加呼吸做功无法满足代谢所需时，即出现肥胖低通气综合征（obesity hypoventilation syndrome，OHS）。因此肥胖患者在心肺运动试验中通常 VE、呼吸困难指数等指标变化更明显，尤其自我感觉呼吸困难评分数值会偏高。

Beuther 等研究表明，与正常体重者相比，超重或肥胖个体的哮喘发病率可增加 50%。这一阻塞性通气功能障碍与大量脂肪组织压迫小气道及脂肪组织向气道平滑肌渗透有关。因此，病态肥胖（BMI ≥ 40kg/m^2）患者在减重手术前可同时合并限制性和阻塞性通气功能障碍，导致术后低氧血症及其他呼吸系统并发症的风险显著增加。此外，研究表明，肥胖患者患急性呼吸窘迫综合征（acute respiratory distress syndrome，ARDS）的风险增加，其机制尚不明确，可能与肥胖导致的全身炎性因子分泌失衡有关。上述呼吸系统功能和器质性改变会增加肥胖患者围术期肺部并发症（如术后低氧血症、肺不张、肺部感染、哮喘）的风险，但目前并无确切证据表明 BMI 增高与患者术后呼吸系统并发症存在普遍相关性，只是在某些高危的手术类型中，肥胖患者的预后受到关注。Petrella 等研究表明，在接受肺切除术的肺癌患者中，

BMI ＞ 25kg/m^2 的患者发生呼吸系统并发症风险比 BMI ＜ 25kg/m^2 的患者高 53 倍。因此，肥胖患者在行心肺运动试验中可以预测肥胖患者肺功能改变及降低的趋势，要根据相关指标分层，我们期待未来肥胖患者可以进行系统化危险分层。

2. 运动能力　传统上，肥胖与心肺功能下降有关，这是通过心肺运动试验期间的 peak VO_2 衡量的。但是，对其他健康肥胖成年人的研究表明，大多数人没有表现出心肺功能减退。这种差异可能是由两个因素造成的。①研究发现，肥胖者的身体素质较低，无法进行日常生活活动和有氧运动。②人体体重对 VO_2 的误导性"正常化"［单位为 ml/（min · kg）］，根据美国运动医学会发布的指南，这会严重低估较重的个体，并将他们不恰当地归类为较差的心肺健康类别。相反，预测值（基于身高和估计的正常体重）可能是对心肺健康更公正的解释，特别是在肥胖人群中，因为心血管系统的能力与体重无关。因此，欧洲心血管预防和康复协会及美国心脏协会对心肺适应性解释的最新临床建议包括根据 Wasserman 和 Hansen 等预测公式报告 VO_2 占预计 VO_2 的百分比。在评估肥胖男性的心肺健康状况时，这个方程被证明是最好的，而评估肥胖女性的方程应该得到改进。

超重、肥胖者 VO_{2max}、每分通气量及氧脉搏的绝对值虽然高于正常体重者，但并不意味着超重、肥胖者的心肺功能或有氧运动水平高于正常体重者，应是机体克服过多脂肪引起的负荷导致消耗能量及氧量增多，同时表明多余的脂肪是影响超重、肥胖者心肺功能及摄氧能力重要因素，也表明超重、肥胖者的有氧运动能力较差。超重、肥胖者的胸腹部由大量脂肪沉积，膈肌被迫抬高，使膈肌及胸廓运动受限，也使呼吸运动及心脏舒张受限。心脏本身脂肪沉积可使心脏出现障碍，心肌收缩能力降低，每搏输出量下降，血流减慢。超重、肥胖者常出现气促、乏力等。同时肥胖者氧消耗量高于正常体重者。肥胖时呼吸运动及心排血量下降使 VO_{2max} 降低。肥胖者高血压患者增多，运动中血压显著升高及恢复期血压持续升高者均增多，在心肺运动试验需关注血压升高的幅度。不同情况下的肥胖患者在心肺运动试验检查时侧重点并不完全一样，表现形式也有不同。

（二）运动处方的制订

肥胖患者必须依靠运动来减重，在运动过程中，患者表现不同于常规患者，因为超重及肥胖是引起呼吸困难的独立影响因素，可引起不愉快情感体验及运动时呼吸困难。超重和肥胖个体运动处方原则上每周至少 150 分钟中等强度运动可以达到适度减重的效果（表 6-34）。如要达到减重≥ 5% 的效果，每周运动时间应达到 300 分钟，运动强度应为中高强度运动量或运动能量消耗达每周 2000kcal 及以上（证据等级 A，强推荐）；《2018 韩国肥胖研究学会肥胖管理指南》推荐超重/肥胖者的减重运动量为中等强度，每天 30 ～ 60 分钟，每周 5 天；2019 年《欧洲实践指南：初级医疗中成年人肥胖的管理》建议，肥胖者每周应至少进行 150 分钟的中等强度有氧运动，相当于速度 5 ～ 6km/h 的健步走；《ACSM 运动测试与运动处方指南》（第 9 版）建议，对于超重 / 肥胖的个体，至少应将中等强度的运动从每周 150 分钟（30min/d）逐渐增加到每周 300 分钟（60min/d）；《美国身体活动指南》建议，每周需要进行至少 300 分钟的中等强度运动以达到减重的目的。一项纳入 64 项随机对照研究的系统评价显示，运动与体重、身体成分的变化有显著的剂量 - 效应关系。每周运动时间超过 120 分钟，对身体成分有显著的改善作用（效应量为中等效应及以上）；且中等强度运动对 BMI、体脂含量和腰围的改善作用明显高于低强度和高强度运动。

表 6-34　超重和肥胖的 FITT 原则推荐

	有氧运动	抗阻运动	柔韧性运动
频率	每周≥ 5 天	2 ～ 3 天 / 周	≥ 2 ～ 3 天 / 周
强度	中等强度（40% ～ 59% VO_2R 或 HRR）起始，逐渐递增至较大强度（≥ 60% VO_2R 或 HRR）以获得更多健康受益	60% ～ 70%1-RM，可逐渐递增以增加肌力和肌肉量	拉伸至感觉紧张或轻度不适感
时间	30min/d（每周 150 分钟），逐渐增加至 60min/d 或不少于每周 250 ～ 300 分钟	每个主要肌群进行 2 ～ 4 组，每组重复 8 ～ 12 次的练习	静态拉伸 10 ～ 30 秒，每个动作重复 2 ～ 4 次
方式	持续性的、有节奏的、动员大肌肉群的运动（如步行、骑车、游泳）	器械练习和（或）自由力量练习器	静态、动态拉伸和（或）PNF

注：VO_2R. 摄氧量储备；HRR. 心率储备；1-RM. 1 次最大重复重量

（三）运动训练注意事项

肥胖患者减重及康复指导原则是增加运动总量或剂量，使患者在 3 ～ 6 个月达到所需的能量消耗阈值。鼓励患者参与心脏康复训练的时间不少于 3 个月，干预结束后继续锻炼非常重要。越来越多的医学证据证实了体育运动与健康状况之间的量效关系，推荐能量消耗为每周 1500 ～ 2200kcal。常规心脏康复训练中的运动量只能使体重减轻 1 ～ 2kg，但肥胖患者需要个体化减重训练。初始运动强度为 2 ～ 3MET，观察心率、血压及包括疲劳在内的其他生理反应。RPE 有助于确定患者对运动负荷的耐受性，建议范围为 11 ～ 13 分。另一个常用的起始点是静息心率 +20 ～ 30 次 / 分，应该注意代谢当量、心率、RPE，每一种方法均存在个体差异。运动中注意要循序渐进，早期可以短时多频次训练，逐渐加大运动强度及运动时间。运动过程中注意患者是否存在明显呼吸困难，是否存在通气过度或氧合下降，是否存在恶性心律失常及心绞痛，是否存在血压过高或血压明显下降。因此肥胖及减重患者要锻炼心肺功能的储备，着重观察运动应激的心肺反应；着重监测运动过程中的指标改变和个体感受；重点注意整体功能整合；着重关注数值本身及身体状况。

在运动处方制订过程中，一定同时要配合合理的饮食控制。肥胖及超重患者需要间歇性能量限制（intermittent energy restriction，IER），即按照一定规律在规定时期内禁食或给予有限能量摄入的饮食模式。多项研究发现，IER 不仅对于减重有效，而且对代谢性疾病也具有重要作用，可以改善代谢指标。目前常用的 IER 方式包括隔日禁食法、4 ∶ 3 或 5 ∶ 2 IER 等，饮食处方的合理调整有助于患者体重、BMI、体脂含量、腰围的改善。运动及饮食方案的双重调控有利于减重过程中的康复。

（陆　晓　李　真　李桂华　张　舒）

第 7 章

典型病例

病例 1　心肌缺血——ST-T 改变

一、临床表现

患者，女，43 岁，主诉胸痛 20 天。患者无明显诱因出现胸骨后疼痛，呈针扎样，持续 6 ～ 7 分钟。既往无高血压病史，发现糖尿病 20 天，无吸烟史。血清肌钙蛋白 I 及肌酸激酶同工酶未见异常。

二、运动表现

患者以 RAMP 方案进行症状限制性运动试验，持续监测心律、心率、血压和血氧饱和度等指标。患者因出现胸痛停止运动试验，运动后期及恢复期心电图显示Ⅱ、Ⅲ、aVF、V_4 ～ V_6 导联 ST 段水平压低 0.1 ～ 0.2mV，恢复期 8 分钟逐渐恢复（图 7–1）。

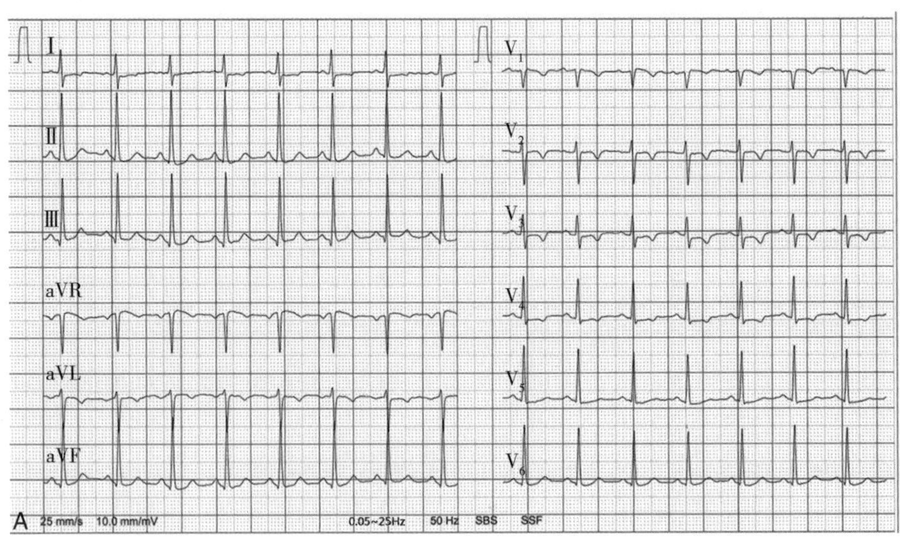

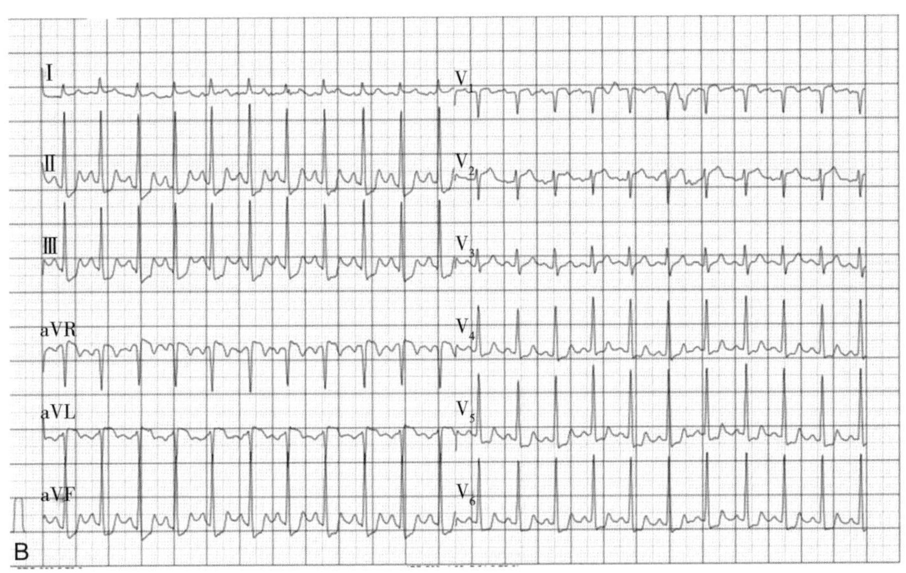

图 7–1 运动后期及恢复期心电图

心电图显示与基线相比，运动后Ⅱ、Ⅲ、aVF、V_4～V_6 导联 ST 段水平压低 0.1～0.2mV。A. 静息心电图；B. 恢复期心电图

三、报告解析

1. 肺功能检测　静态肺功能正常（表 7–1）。

表 7–1 部分呼吸功能数据

测量项目	预计值	实测值	实测值占预计值的百分比（%）
年龄（岁）		43	
性别		女	
身高（cm）		160	
体重（kg）		65	
FVC（L）	3.15	2.66	84
FEV_1（L）	2.65	2.33	88
FEV_1/FVC	81	89	110

2. 心肺指标分析　通过心肺运动试验报告可见患者运动至最大负荷时 RER 为 1.05，Borg 评分为 15～16 分，因胸痛停止试验，表示患者进行症状限制性心肺运动试验（图 7–2）。peakVO_2 为 22.3ml/（min · kg），占预计值的 89%，提示运动耐力正常。峰值氧脉搏为 9.1ml/beat，占预计值的 85%（图 7–3）。

	预计	静息	无氧阈	最大负荷	最大/预计	AT/Ref	恢复
Time .... h:mm:ss	-	0:04:50	0:07:20	0:09:10	-	-	0:11:10
Load ....W	124	15	77	127	102%	62%	-
VO_2 .... L/min	**1.63**	**0.63**	**1.07**	**1.45**	**89%**	**65%**	**1.27**
VO_2 /kg ....ml/kg/min	25.2	9.7	16.5	22.3	89%	65%	19.5
VCO_2 .... L/min	1.80	0.58	0.99	1.53	85%	55%	1.50
RER	**-**	**0.92**	**0.93**	**1.05**	**-**	**-**	**1.18**
METS	9.1	2.8	4.7	6.4	70%	52%	5.6
循环信息							
HR .... 次/分	**177**	**105**	**125**	**160**	**90%**	**71%**	**110**
O_2 pulse ....ml/beat	**10.6**	**6.0**	**8.6**	**9.1**	**85%**	**80%**	**11.5**
BPsys ....mmHg	-	129	184	179	-	-	168
BPdia .... mmHg	-	87	85	137	-	-	102
通气信息							
VE .... L/min	54.30	18.01	31.11	55.82	103%	57%	45.28
VT L	1.59	0.66	0.94	1.08	68%	59%	1.16
f-ergo .... 次/分	32	27	33	52	162%	103%	39
BR ....%	**-**	**78**	**62**	**32**	**-**	**-**	**44**
VD/VT	-	0.22	0.24	0.28	-	-	0.22
气体交换							
EQO_2	-	26	28	37	-	-	34
$EQCO_2$	-	29	30	35	-	-	29
$PETO_2$ ....mmHg	-	106.3	104.8	113.6	-	-	113.2
$PETCO_2$ ....mmHg	-	35.2	36.4	33.1	-	-	37.5
C.O. .... L/min	-	-	-	-	-	-	-
SV ....ml	-	-	-	-	-	-	-

VE/VCO_2 slope = 31.87

dVO_2/dWR = 8.45 ml/min/W

图 7-2　心肺运动试验数据

在运动后期，氧脉搏升高不显著（图 7-3 Wasserman 2），提示心功能受损

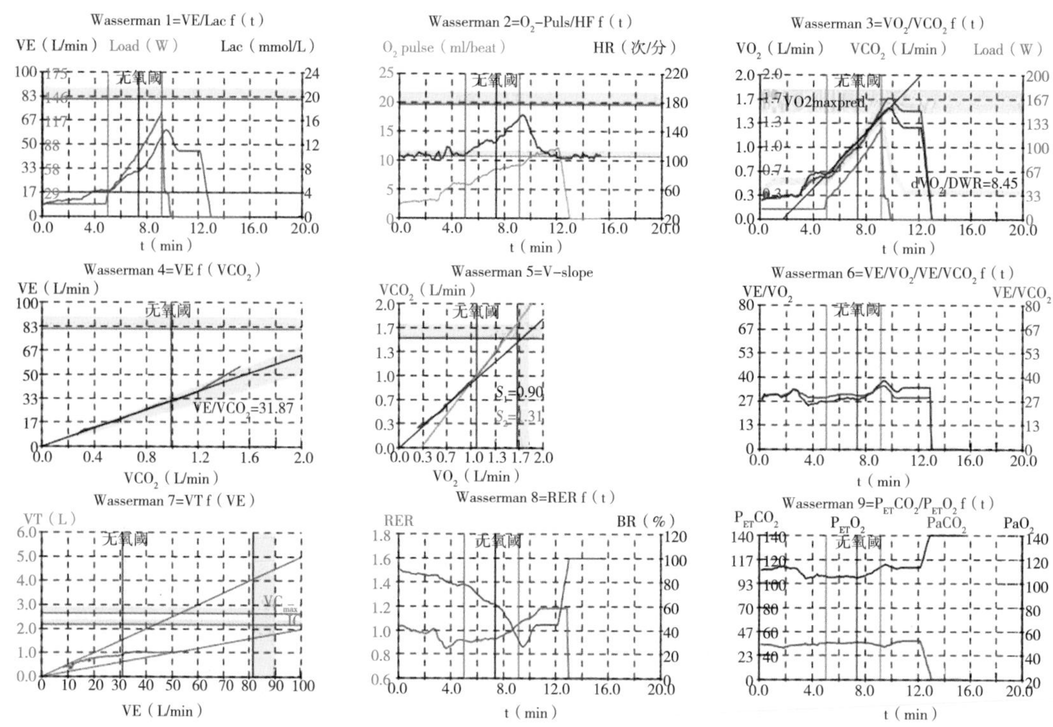

图 7- 3　心肺运动试验九宫图

图中的三条垂直实线分别表示负荷期开始、AT 和进入恢复期。在 Wasserman 2 中可见在超过无氧阈后氧脉搏升高不显著（以瑞士席勒运动心肺功能测试系统为例）

四、结论

1. 患者运动耐力正常。

2. 运动后期氧脉搏趋于出现平台，提示存在心功能受损。

3. 运动试验中出现心电图 ST 段压低伴胸痛，高度提示患者存在心肌缺血，建议行造影检查。

冠状动脉造影结果如图 7–4 所示，前降支近段狭窄 80% ，前降支中段狭窄 75%，回旋支狭窄 40%。

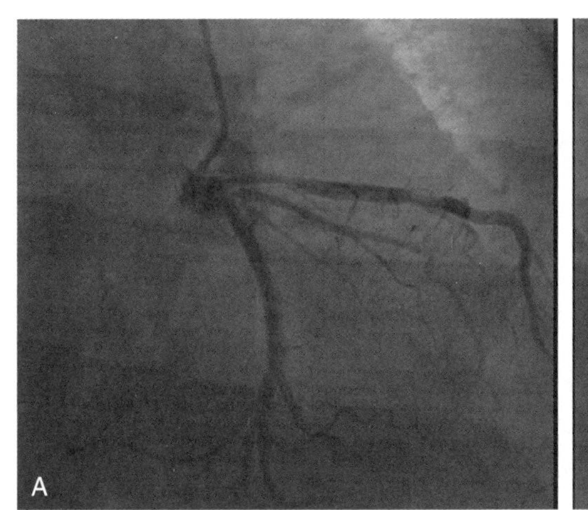

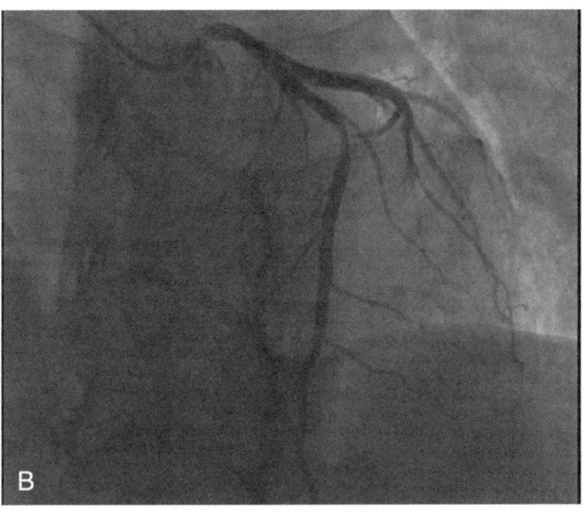

图 7–4　冠状动脉造影

（吴　健）

病例 2　心肌缺血——心律失常

一、临床表现

患者，男，52 岁，主诉“心前区不适伴乏力 3 天”，于劳累后出现，症状持续数分钟，休息后逐渐缓解，病程中发作 4 次。既往无高血压、糖尿病病史。血清肌钙蛋白 I 及肌酸激酶同工酶未见异常。

二、运动表现

患者以负荷期每分钟 17W 的功率速度，保持 60 转 / 分的转速进行症状限制性负荷踏车。持续监测心律、心率、血压和血氧饱和度等指标。患者因出现疲劳停止运动试验，进入恢复期后，心电图显示恢复期 1 分钟 54 秒开始出现频发的短阵室性心动过速，持续约 3 分钟（图 7–5）。

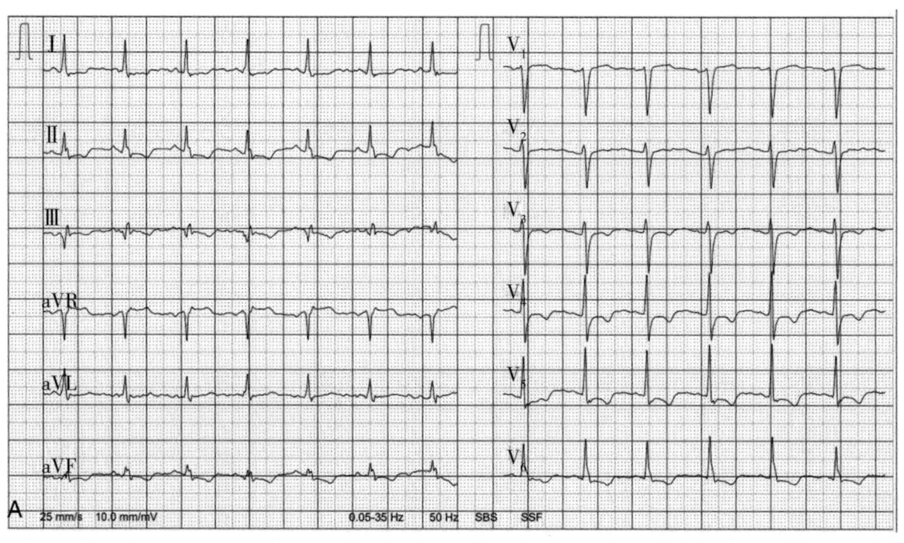

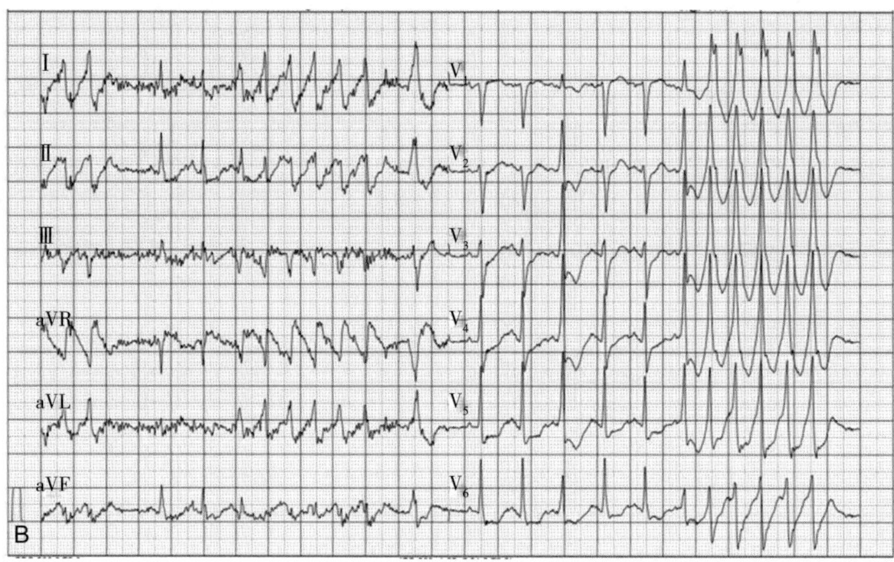

图 7–5 心电图显示恢复期出现室性心动过速

A. 基线心电图；B. 恢复期心电图

三、报告解析

1. 肺功能检测　静态肺功能正常（表 7–2）。

2. 心肺指标分析　通过心肺运动试验报告可见患者运动至最大负荷时 RER 为 1.12，Borg 评分为 17 ～ 18 分，因疲劳停止试验，表示患者已达极量运动（图 7–6）。peakVO_2 为 24.4ml/（min · kg），占预计值的 98%，提示运动耐力正常。峰值氧脉搏（O_2 pulse）为 14.3ml/beat，占预计值的 75%，提示氧脉搏降低（图 7-7）。

表 7-2　部分呼吸功能数据

测量项目	预计值	实测值	实测值占预计值的百分比（%）
年龄（岁）		52	
性别		男	
身高（cm）		162	
体重（kg）		90	
FVC（L）	3.78	3.67	97
FEV_1（L）	2.97	2.73	92
FEV_1/FVC	78	74	95
MVV（L/min）	104	101	98

	预计	静息	无氧阈	最大负荷	最大/预计	AT/Ref	恢复
Time .... h:mm:ss	-	0:06:00	0:09:10	0:13:50	-	-	0:15:50
Load .... W	176	-	50	129	73%	28%	-
VO_2 .... L/min	**2.25**	**0.53**	**1.13**	**2.19**	**98%**	**50%**	**1.09**
VO_2/kg .... ml/kg/min	25.0	5.9	12.6	24.4	98%	50%	12.1
VCO_2 .... L/min	2.47	0.45	0.94	2.46	99%	38%	1.55
RER	**-**	**0.84**	**0.83**	**1.12**	**-**	**-**	**1.42**
METS	10.2	1.7	3.6	7.0	68%	35%	3.4
循环信息							
HR .... 次/分	**151**	**85**	**110**	**153**	**101%**	**73%**	**170**
O_2 pulse .... ml/beat	**19.1**	**6.3**	**10.3**	**14.3**	**75%**	**54%**	**6.4**
BPsys .... mmHg	-	135	147	176	-	-	160
BPdia .... mmHg	-	89	97	100	-	-	91
通气信息							
VE .... L/min	91.77	15.02	29.62	74.89	82%	32%	48.07
VT L	2.30	0.74	1.30	2.29	99%	56%	1.79
f-ergo .... 次/分	31	20	23	33	107%	74%	27
BR .... %	**-**	**85**	**71**	**26**	**-**	**-**	**53**
VD/VT	-	-	-	-	-	-	-
气体交换							
EQO_2	-	26	25	33	-	-	43
$EQCO_2$	-	31	30	30	-	-	30
$PETO_2$ .... mmHg	-	106.3	102.7	116.4	-	-	123.4
$PETCO_2$ .... mmHg	-	34.8	37.2	37.2	-	-	37.4

dVO_2/dWR = 13.98 ml/min/W

VE/VCO_2 slope = 28.74

图 7-6　心肺运动试验数据

四、结论

1. 患者运动耐力正常。

2. 峰值氧脉搏占预计值的 75%，提示存在心功能受损。

3. 患者于恢复期出现频发的短阵室性心动过速，持续约 3 分钟，考虑患者存在心肌缺血，建议进一步进行冠状动脉造影检查。

冠状动脉造影结果如图 7-8 所示，右冠动脉中段 100% 闭塞，前降支中段狭窄 60%，心尖段狭窄 75%，第一对角支狭窄 60%，第二对角支狭窄 50%，回旋支远段狭窄 50%。

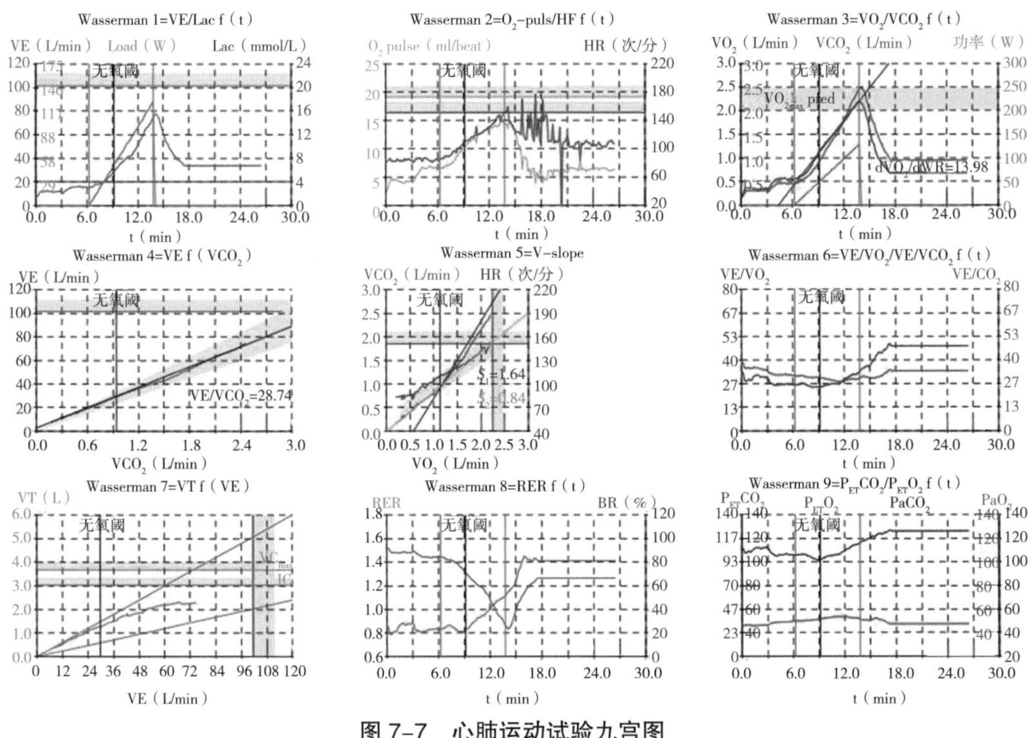

图 7-7　心肺运动试验九宫图

图中的三条垂直实线分别表示负荷期开始、AT 和进入恢复期（以瑞士席勒运动心肺功能测试系统为例）

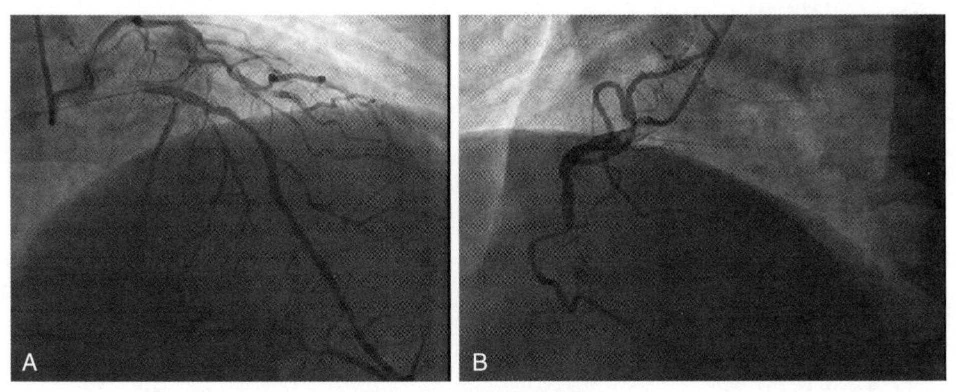

图 7-8　冠状动脉造影

（郑祥慧）

病例 3　心肌缺血——临界病变

一、临床表现

患者，女，65 岁，因“阵发性胸背部疼痛 1 年”入院。1 年多前患者于情绪激动后开始出现胸背部疼痛，当地医院诊断为急性心肌梗死，给予溶栓治疗，后至笔者所在医院行介入治疗。出院后偶有心前区不适感。现为复查再次入院。既往高血压病史多年。冠状动脉造影（CAG）：回旋支远段狭窄 75%，右冠状动脉远端狭窄 70%，TIMI 血流分级 3 级。常规口服双抗药物、降脂药及 β 受体阻滞剂等。

二、运动表现

患者以负荷期每分钟 9W 的功率速度，保持 60 转 / 分的转速进行症状限制性负荷踏车。持续监测心律、心率、血压和血氧饱和度等指标。患者因出现胸痛症状停止运动试验，心电图（ECG）显示运动后期及恢复期Ⅱ、Ⅲ、aVF、V_4 ~ V_6 导联 ST 段下斜型压低 0.10mV 以上（图 7–9）。

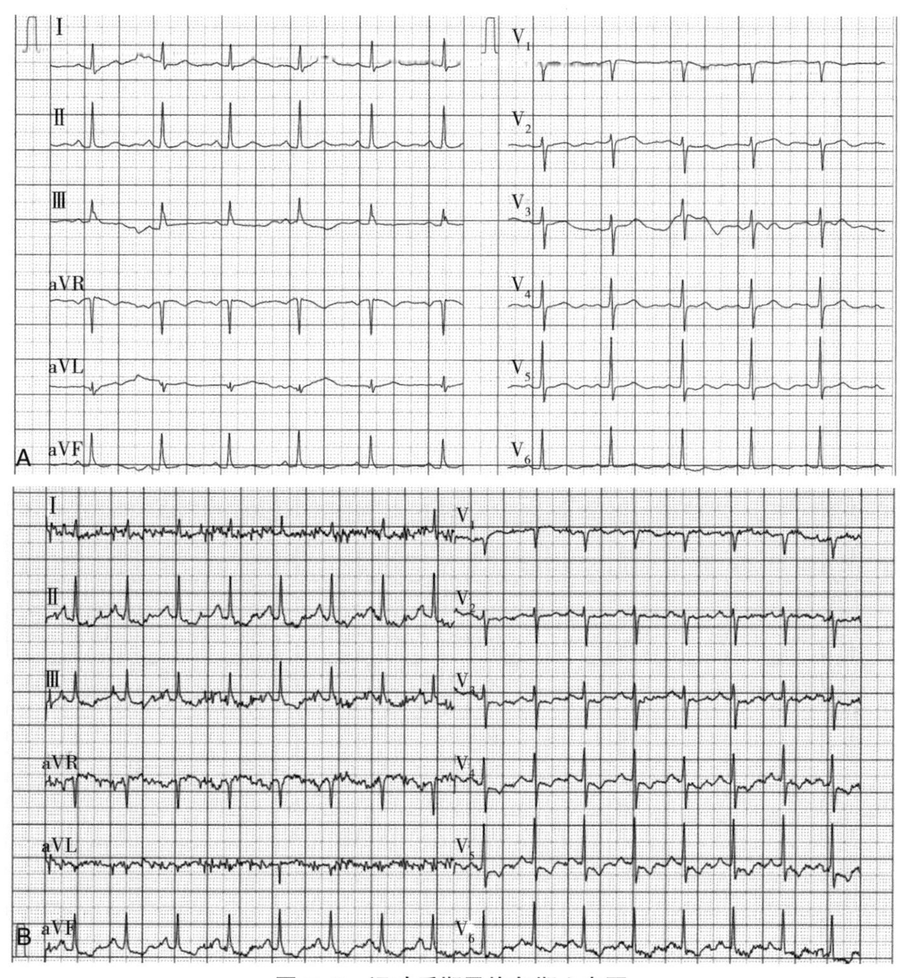

图 7–9　运动后期及恢复期心电图

心电图显示恢复期Ⅱ、Ⅲ、aVF、V_4 ~ V_6 导联 ST 段下斜型压低 0.10mV 以上。A. 静息心电图；B. 恢复期心电图

三、报告解析

1. 肺功能检测　静态肺功能正常（表 7–3）。

2. 心肺指标分析　通过心肺运动试验报告可见患者运动至最大负荷时 RER 为 1.07，Borg 评分为 15 ～ 16 分，因胸痛提前停止试验，表示患者为症状限制性运动（图 7–10）。peakVO_2 为 18.1ml/（min · kg），占预计值的 87%。峰值氧脉搏为 8.5ml/beat，占预计值的 98%，但因患者常年口服 β 受体阻滞剂，因此氧脉搏将高于其实际氧脉搏。

表 7-3　部分呼吸功能数据

测量项目	预计值	实测值	实测值占预计值的百分比（%）
年龄（岁）		65	
性别		女	
身高（cm）		157	
体重（kg）		57.5	
FVC（L）	2.48	2.01	81
FEV_1（L）	1.98	1.47	74
FEV_1/FVC	77	73	95

	预计	静息	无氧阈	最大负荷	最大/预计	AT/Ref	恢复
Time .... h:mm:ss	-	0:05:40	0:12:30	0:15:40	-	-	0:17:40
Load .... W	72	-	60	88	122%	83%	-
VO_2 .... L/min	**1.19**	**0.31**	**0.76**	**1.03**	**87%**	**64%**	**0.65**
VO_2 /kg .... ml/kg/min	20.8	5.4	13.3	18.1	87%	64%	11.4
VCO_2 .... L/min	1.30	0.28	0.69	1.10	84%	53%	0.87
RER	**-**	**0.90**	**0.91**	**1.07**	**-**	**-**	**1.33**
METS	6.2	1.6	3.8	5.2	83%	61%	3.3
循环信息							
HR .... 次/分	**135**	**74**	**100**	**121**	**90%**	**74%**	**103**
O_2 pulse .... ml/beat	**8.7**	**4.2**	**7.6**	**8.5**	**98%**	**87%**	**6.3**
BPsys .... mmHg	-	140	151	175	-	-	164
BPdia .... mmHg	-	75	79	90	-	-	84
通气信息							
VE .... L/min	38.12	12.18	25.25	38.00	100%	66%	29.44
VT L	1.47	0.65	0.91	1.01	69%	62%	0.81
f-ergo .... 次/分	30	19	28	38	125%	93%	36
BR .... %	**-**	**80**	**59**	**39**	**-**	**-**	**52**
VD/VT	-	-	-	-	-	-	-
气体交换							
EQO_2	-	36	31	35	-	-	43
$EQCO_2$	-	40	35	33	-	-	32
$PETO_2$ .... mmHg	-	115.3	109.7	114.2	-	-	120.9
$PETCO_2$ .... mmHg	-	27.7	32.5	34.8	-	-	34.9

dVO_2 /dWR = 8.91 ml/min/W

VE/VCO_2 slope = 32.33

图 7-10　心肺运动试验数据

在超过无氧阈后，氧脉搏未随运动强度增加而进一步升高，出现氧脉搏平台（图 7-11 Wasserman2），提示心功能受损。心率 $-VO_2$ 曲线关系未指向 VO_2 和 HR 的预测值的交点进一步证实患者目前心率增加减少。

四、结论

1. 患者运动耐力正常。

2. 患者存在氧脉搏平台和心电图缺血型 ST 段改变，同时伴有胸痛症状，高度提示患者存在运动诱发的心肌缺血，结合患者冠状动脉造影结果，提示患者回旋支远段狭窄 75% 的临界病变可引起心肌缺血性改变，建议进行 PCI 治疗。

患者于 PCI 治疗后再次行心肺运动试验检查，此次运动试验中氧脉搏平台较前改善，心电图及心肺功能指标未见明显异常（图 7-12）。

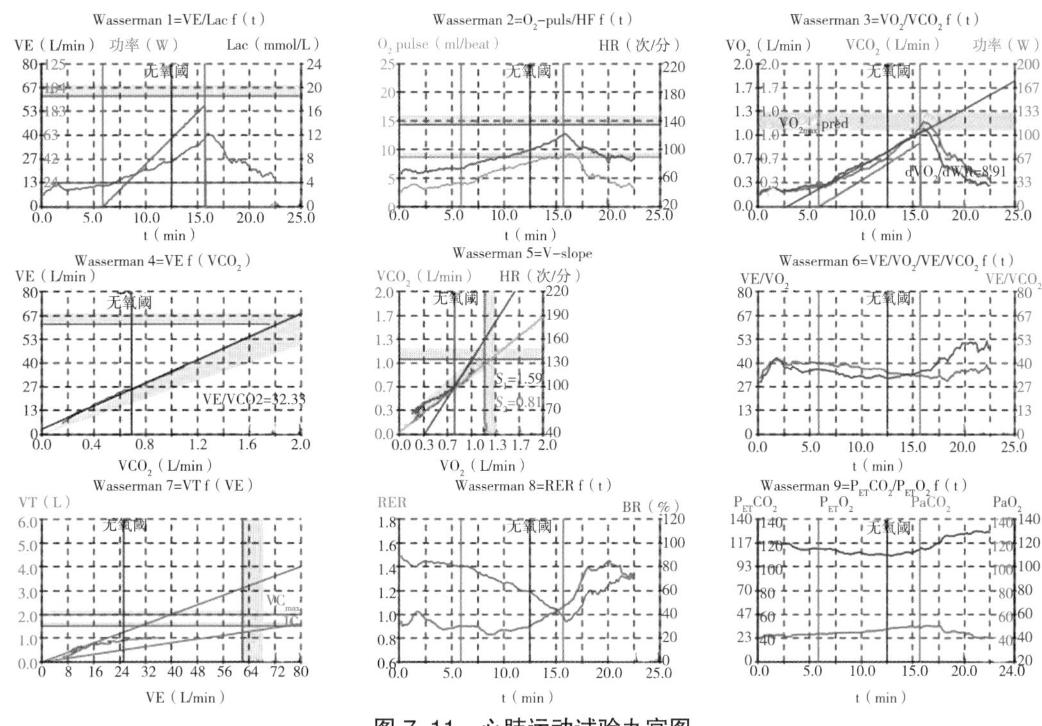

图 7-11 心肺运动试验九宫图

图中的三条垂直实线分别表示负荷期开始、AT 和进入恢复期。在 Wasserman 2 中可见在超过无氧阈后出现氧脉搏平台（以瑞士席勒运动心肺功能测试系统为例）

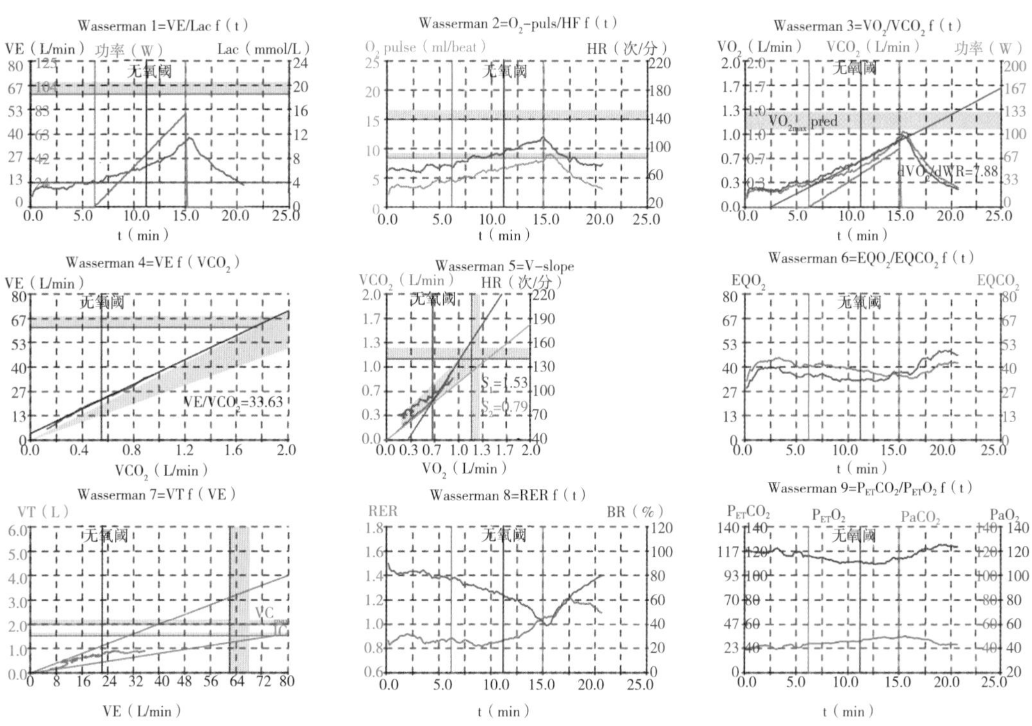

图 7-12 PCI 治疗后心肺运动试验九宫图

以瑞士席勒运动心肺功能测试系统为例

（王时宇）

病例 4　心肌缺血——冠状动脉痉挛

一、临床表现

患者，男，46 岁，主诉“发作性胸骨后疼痛 8 天，加重 1 天”。入院前 8 天无明显诱因出现胸骨后烧灼样疼痛，范围约手掌大小，伴心前区及左肩部放射性疼痛和咽部紧缩感，伴出汗、乏力、恶心，略感气短，症状持续约 1 分钟，于休息后逐渐缓解。入院前 1 天上述症状加重，性质较前剧烈。既往无高血压、糖尿病病史，有吸烟史。心脏超声：射血分数为 64%，左心室顺应性降低，余心内结构未见异常，左心功能正常。血清肌钙蛋白 I 及肌酸肌酶同工酶未见异常。冠状动脉造影：前降支中段狭窄 70%，TIMI 血流分级 3 级。

二、运动表现

患者以负荷期每分钟 20W 的功率速度，保持 60 转 / 分的转速进行症状限制性负荷踏车。持续监测心律、心率、血压和血氧饱和度等指标。患者因出现疲劳停止运动试验。恢复期出现 I 、aVL、V_2 ～ V_6 导联 ST 段抬高，伴有胸骨后烧灼样疼痛及咽部紧缩感，与以往症状相似，伴血压降低，给予对症处置后症状缓解，心电图恢复正常（图 7–13）。

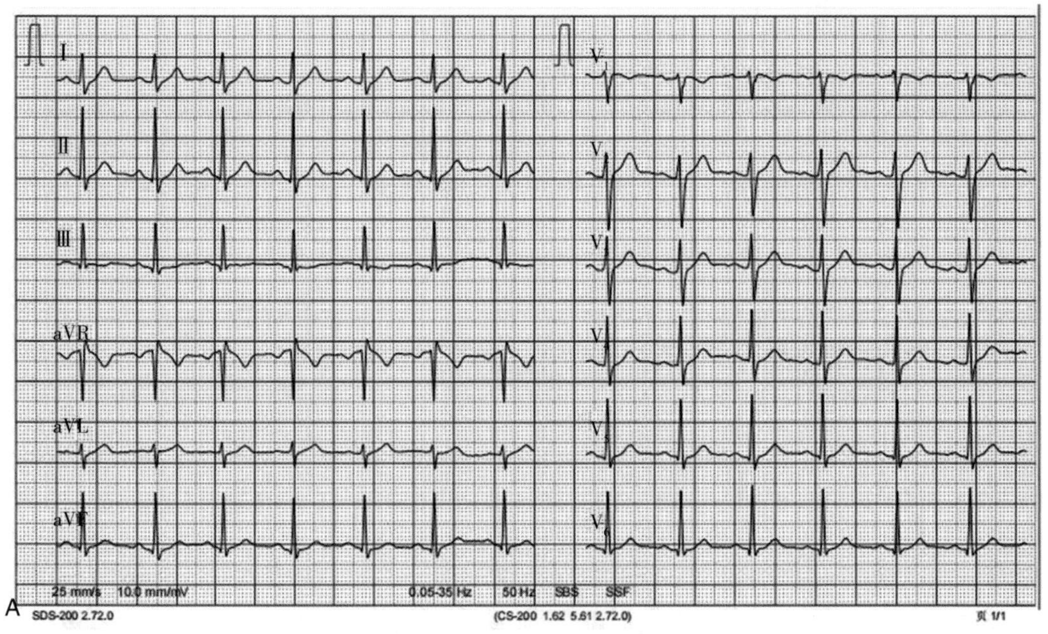

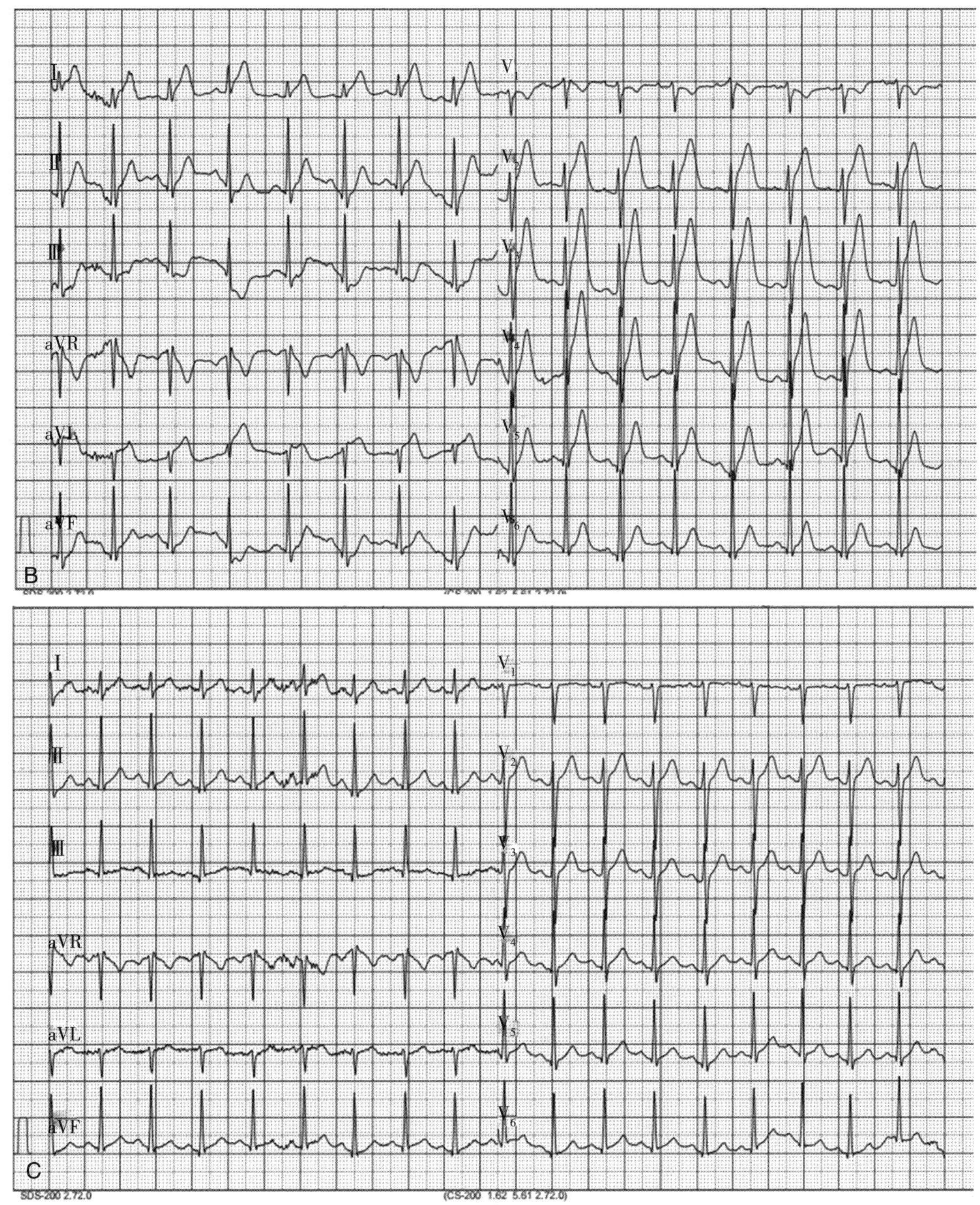

图 7–13　运动负荷试验中心电图

A. 静息心电图；B. Ⅰ、aVL、V_2 ～ V_6 导联 ST 段抬高；C. 对症处置后心电图

三、报告解析

1. 肺功能检测　静态肺功能正常（表 7–4）。

2. 心肺指标分析　通过心肺运动试验报告可见患者运动至最大负荷时 RER 为 1.17，Borg 评分为 17 ～ 18 分，因疲劳停止试验，表示患者已达极量运动（图 7–14）。peakVO_2 为 20.2ml/（min・kg），占预计值的 63%，提示运动耐力中度减退。峰值氧脉搏为 11.1ml/

beat，占预计值的 56%，提示氧脉搏降低（图 7–15）。

表 7–4　部分呼吸功能数据

测量项目	预计值	实测值	实测值占预计值的百分比（%）
年龄（岁）		46	
性别		男	
身高（cm）		184	
体重（kg）		90	
FVC（L）	5.29	4.84	92
FEV_1（L）	4.09	3.98	97
FEV_1/FVC	79	82	104
MVV（L/min）	143	153	107

	预计	静息	无氧阈	最大负荷	最大/预计	AT/Ref	恢复
Time .... h:mm:ss	-	0:05:50	0:10:30	0:15:10	-	-	0:17:10
Load .... W	204	-	90	183	90%	44%	-
VO_2 .... L/min	**2.88**	**0.52**	**0.97**	**1.81**	**63%**	**34%**	**0.85**
VO_2/kg .... ml/（kg·min）	32.0	5.8	10.8	20.2	63%	34%	9.4
VCO_2 .... L/min	3.17	0.50	0.87	2.13	67%	28%	1.24
RER	**-**	**0.97**	**0.90**	**1.17**	**-**	**-**	**1.46**
METS	11.1	1.7	3.1	5.8	52%	28%	2.7
循环信息							
HR .... 次/分	**157**	**93**	**114**	**164**	**104%**	**73%**	**117**
O_2 pulse .... ml/beat	**19.6**	**5.6**	**8.5**	**11.1**	**56%**	**43%**	**7.3**
BPsys .... mmHg	-	140	158	174	-	-	103
BPdia .... mmHg	-	100	94	112	-	-	68
通气信息							
VE .... L/min	98.30	16.21	26.73	65.00	66%	27%	53.85
VT L	2.87	1.01	1.45	2.66	93%	51%	1.62
f-ergo .... 次/分	29	16	18	24	85%	64%	33
BR .... %	**-**	**89**	**82**	**57**	**-**	**-**	**65**
VD/VT	-	-	-	-	-	-	-
气体交换							
EQO_2	-	30	27	35	-	-	61
$EQCO_2$	-	31	30	30	-	-	42
$PETO_2$ .... mmHg	-	110.0	106.3	116.5	-	-	129.4
$PETCO_2$ .... mmHg	-	35.0	36.6	36.4	-	-	27.1

dVO_2/dWR = 10.45 ml/min/W

VE/VCO_2 slope = 32.28

图 7–14　心肺运动试验数据

四、结论

1. 峰值氧脉搏占预计值的 56%，提示存在心功能受损。

2. 患者恢复期心电图出现一过性 ST 段抬高伴胸痛症状，用药后缓解，心电图恢复正常，高度提示患者出现冠状动脉痉挛。

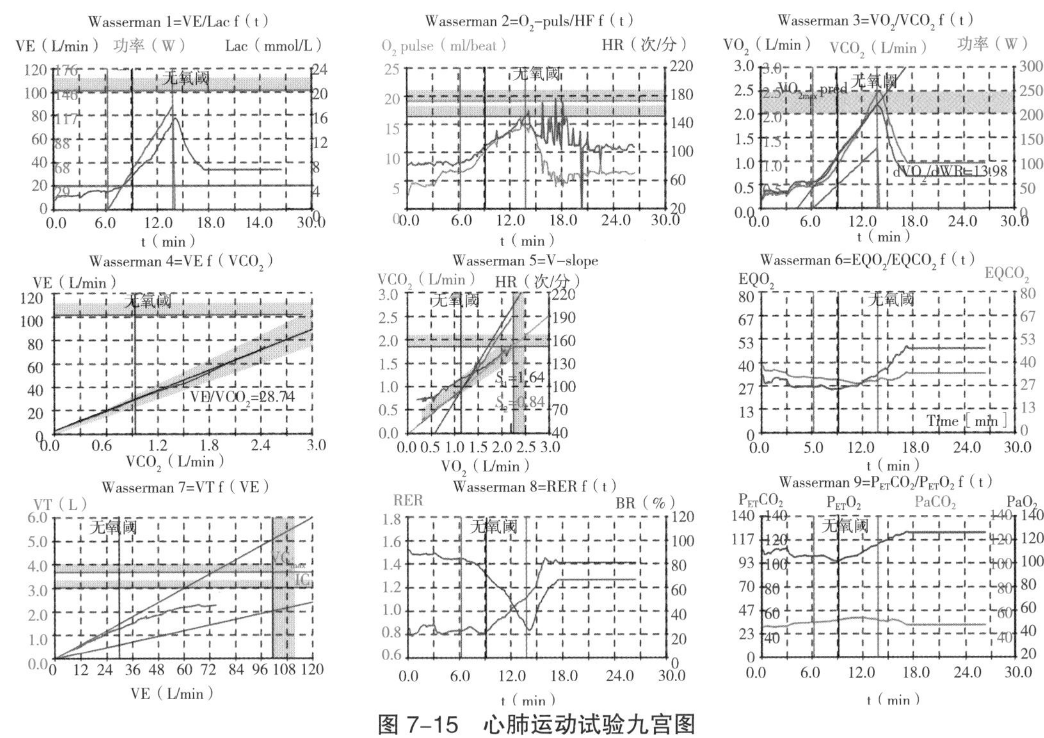

图 7-15 心肺运动试验九宫图

图中的三条垂直实线分别表示负荷期开始、AT 和进入恢复期（以瑞士席勒运动心肺功能测试系统为例）

（侯欣宇）

病例 5 慢性心力衰竭：振荡通气

一、临床表现

患者，男，67 岁，主诉“阵发性呼吸困难 2 个月，加重 2 天”。患者 2 个月前无明显诱因出现呼吸困难，休息数小时后缓解。患者反复发作，均于当地医院治疗。2 天前患者于感冒后上述症状再次发作，性质较前加重，伴头晕、乏力，双下肢水肿。既往有高血压病史 30 年，口服替米沙坦，血压控制良好，有腔隙性脑梗死 20 年。心脏超声：射血分数 35.5%，全心扩大，左心室壁向心收缩欠协调，运动幅度普遍降低，左心室双期功能降低，主动脉瓣轻度反流，二尖瓣中度反流，三尖瓣轻度反流。诊断为冠心病、缺血性心肌病、心功能不全、心功能Ⅲ级（NYHA 心功能分级）、高血压 3 级（极高危）。经系统治疗后，患者病情平稳。

二、运动表现

患者以负荷期每分钟 15W 的功率速度，保持 60 转 / 分的转速进行症状限制性负荷踏车。持续监测心律、心率、血压和血氧饱和度等指标。患者因出现双下肢疲劳及呼吸困难症状停止运动试验。静息心电图显示Ⅱ、Ⅲ、aVF、V_3 ～ V_6 导联 ST 段下斜型压低，运动中可见偶发室性期前收缩，未见明显 ST 段进一步压低（图 7-16）。

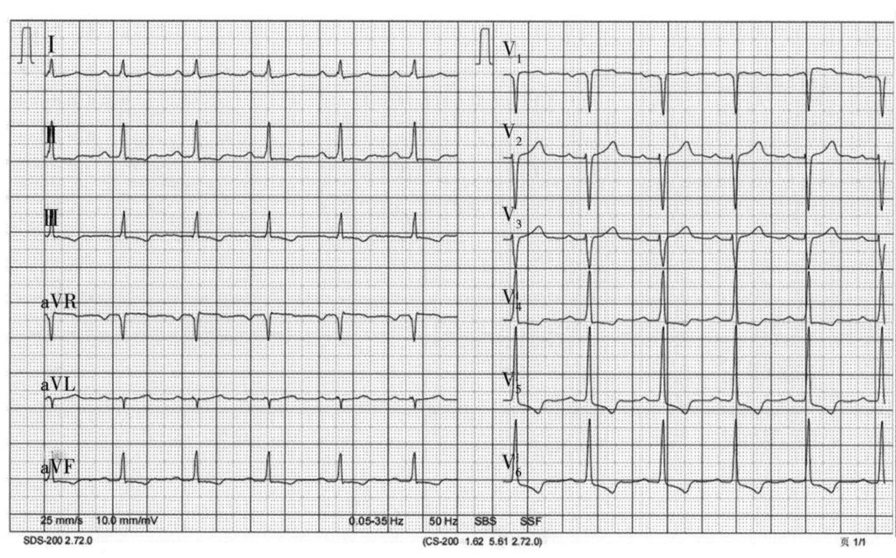

图 7–16　静息心电图

三、报告解析

1. 肺功能检测　静态肺功能正常（表 7–5）。

表 7–5　部分呼吸功能数据

测量项目	预计值	实测值	实测值占预计值百分比（%）
年龄（岁）		67	
性别		男	
身高（cm）		175	
体重（kg）		81	
FVC（L）	4.15	3.69	89
FEV_1（L）	3.09	3.03	98
FEV_1/FVC	75	82	109

2. 心肺指标分析　通过心肺运动试验报告可见患者运动至最大负荷时 RER 为 1.18，Borg 评分为 17 ～ 18 分，因双下肢疲劳及呼吸困难停止试验，表示患者为症状限制性运动且已尽较大努力（图 7–17）。peakVO_2 为 12.5ml/（min·kg），占预计值的 50%，AT 时 VO_2 为 9.0ml/（min·kg）。结合该受试者的 peakVO_2 和 AT 提示心功能为 Weber 分级 C 级。峰值氧脉搏为 10.4ml/beat，占预计值的 70%。患者目前常规口服 β 受体阻滞剂，试验所显示的氧脉搏应高于实际氧脉搏。该患者 BR 为 57%，提示患者呼吸困难症状为心源性而非肺源性。运动过程中患者血压未见明显上升，且在达最大负荷时其收缩压较无氧阈时降低约 10mmHg，提示患者心功能受损。

在图 7–18 Wasserman 1 中可观察到在静息期、热身期及负荷期时存在 EOV。因 EOV 存在，本病例中不能进行氧脉搏曲线及 VO_2/WR 斜率判断。Wasserman 5 中 HR–VO_2 曲线呈线性增加，但其未指向预计 VO_2 和预计心率的交点，心率增长较慢，提示患者目前服用β受体阻滞剂。VE/VCO_2 斜率为 42.53，通气功能分级为Ⅲ级，静息 $P_{ET}CO_2$ 较低，存在 EOV，但患者运动过程中血氧饱和度正常，考虑是左心衰竭导致肺血流淤滞。

	预计	静息	无氧阈	最大负荷	最大/预计	AT/Ref	恢复
Time .... h:mm:ss	-	0:05:50	0:10:30	0:12:20	-	-	0:14:20
Load .... W	150	-	66	94	63%	44%	-
VO_2 .... L/min	**2.02**	**0.48**	**0.73**	**1.01**	**50%**	**36%**	**0.67**
VO_2/kg .... ml/(kg·min)	25.0	6.0	9.0	12.5	50%	36%	8.3
VCO_2 .... L/min	2.22	0.53	0.73	1.20	54%	33%	0.84
RER	**-**	**1.11**	**1.01**	**1.18**	**-**	**-**	**1.25**
METS	7.9	1.7	2.6	3.6	45%	32%	2.4
循环信息							
HR .... 次/分	**138**	**74**	**86**	**97**	**70%**	**62%**	**82**
O_2 pulse .... ml/beat	**15.7**	**6.5**	**8.5**	**10.4**	**66%**	**54%**	**8.2**
BPsys .... mmHg	-	126	145	134	-	-	154
BPdia .... mmHg	-	84	87	94	-	-	84
通气信息							
VE .... L/min	67.91	23.44	26.81	45.53	67%	39%	30.67
VT L	2.53	0.89	0.93	1.26	50%	37%	0.83
f-ergo .... 次/分	28	26	29	36	129%	103%	37
BR .... %	**-**	**78**	**75**	**57**	**-**	**-**	**71**
VD/VT	-	-	-	-	-	-	-
气体交换							
EQO_2	-	46	35	43	-	-	43
$EQCO_2$	-	41	35	37	-	-	34
$PETO_2$ .... mmHg	-	121.4	111.2	119.4	-	-	120.4
$PETCO_2$ .... mmHg	-	28.7	35.2	32.8	-	-	33.6

dVO_2/dWR = 9.53 ml/min/W

VE/VCO_2 slope = 42.58

图 7-17　心肺运动试验数据

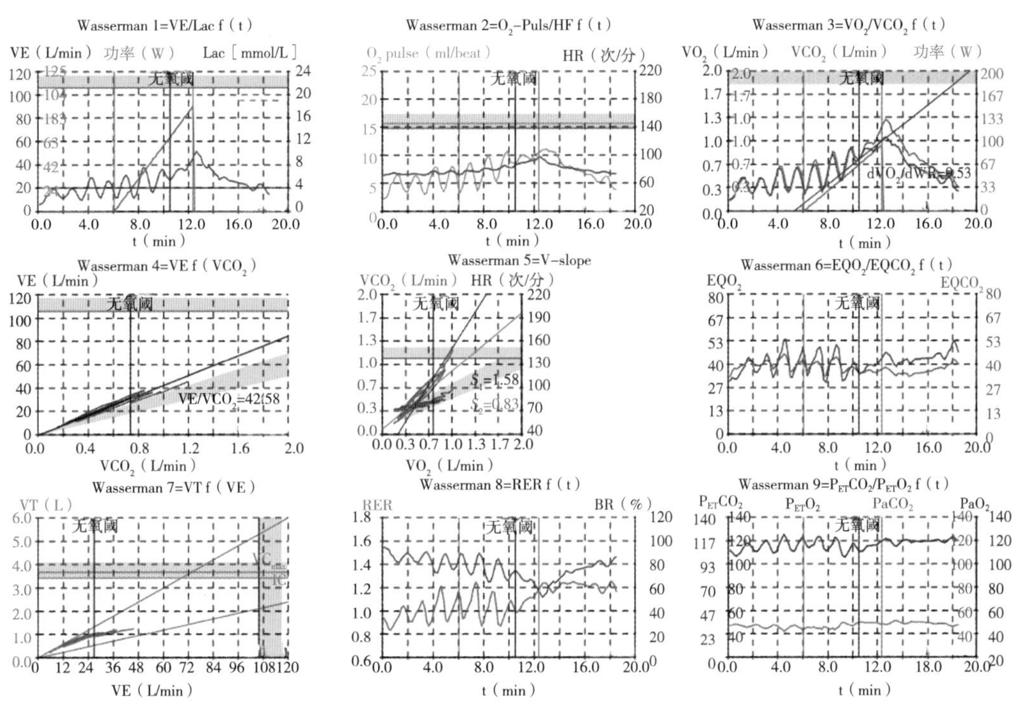

图 7-18　心肺运动试验九宫图

图中的三条垂直实线分别表示负荷期开始、AT 和进入恢复期。在 Wasserman 1 中可见 EOV（以瑞士席勒运动心肺功能测试系统为例）

四、结论

1. 患者运动耐力中度降低。

2.VE/VCO_2 斜率为 42.53（通气功能分级Ⅲ级），peakVO_2 为 12.5ml/（min·kg），AT 时 VO_2 为 9.0ml/（min·kg）（Weber 分级 C 级），存在 EOV，静息 $P_{ET}CO_2$ 降低，运动时收缩压下降，且终止试验原因为双下肢疲劳及呼吸困难，以上指标高度提示患者心功能差，预后差，应积极进行医疗干预及心脏康复。

（吴孝军）

病例 6　慢性心力衰竭：射血分数降低的心力衰竭

一、临床表现

患者，男，57 岁，主诉“运动时偶有心悸”。患者于 2020 年 6 月突发胸痛，提示急性心肌梗死，急诊行左前降支 PCI，术中见左前降支近段 100% 闭塞，左回旋支近段、中段有一处 50% 狭窄，右冠状动脉近段慢性完全闭塞，远端侧支形成。术后规律服用阿司匹林 + 替格瑞洛抗栓治疗，心脏超声：左心增大，左心室壁增厚，左心室壁节段性运动异常，左心功能降低，轻度二尖瓣反流，左室射血分数（LVEF）38%。高血压病史 10 余年。否认糖尿病病史。于 2021 年 5 月拟行心脏康复治疗前进行心肺运动试验。

二、运动表现

患者完成踏车运动负荷试验。采用 Ramp 方案，以 60 转 / 分的速度在无负荷状态下踏车 3 分钟。然后，患者以每分钟 10W 的递增速度进行负荷踏车，直至达到症状限制的最大负荷。在此期间，持续监测患者心电、血压、血氧饱和度等指标。患者因出现下肢疲劳、气急而停止运动试验，过程中无其他不适主诉。心电图静息：一度房室传导阻滞、陈旧性前壁心肌梗死、偶发室性期前收缩（平均约 1 次 / 分）。心电图在 0 负荷至负载 40W 期间，偶发室性期前收缩（平均约 5 次 / 分）。运动负载 40W 至峰值功率期间，频发室性期前收缩（平均约 23 次 / 分），部分伴有室性期前收缩成对及三联律（图 7–19）。

三、报告解析

1. 肺功能检测　中度限制性通气功能障碍，最大自主通气量（MVV）下降（表 7–6）。

2. 心肺指标分析　通过心肺运动试验报告可见患者运动至最大负荷时 RER 为 1.23，Borg 评分 18 ～ 19 分，表明本次心肺运动试验患者已尽最大努力达自身极量程度。peakVO_2/kg 明显降低，为 9.4ml/（min·kg），根据 Weber 分级，心功能评价为 Weber 分级 D 级（图 7–20）。

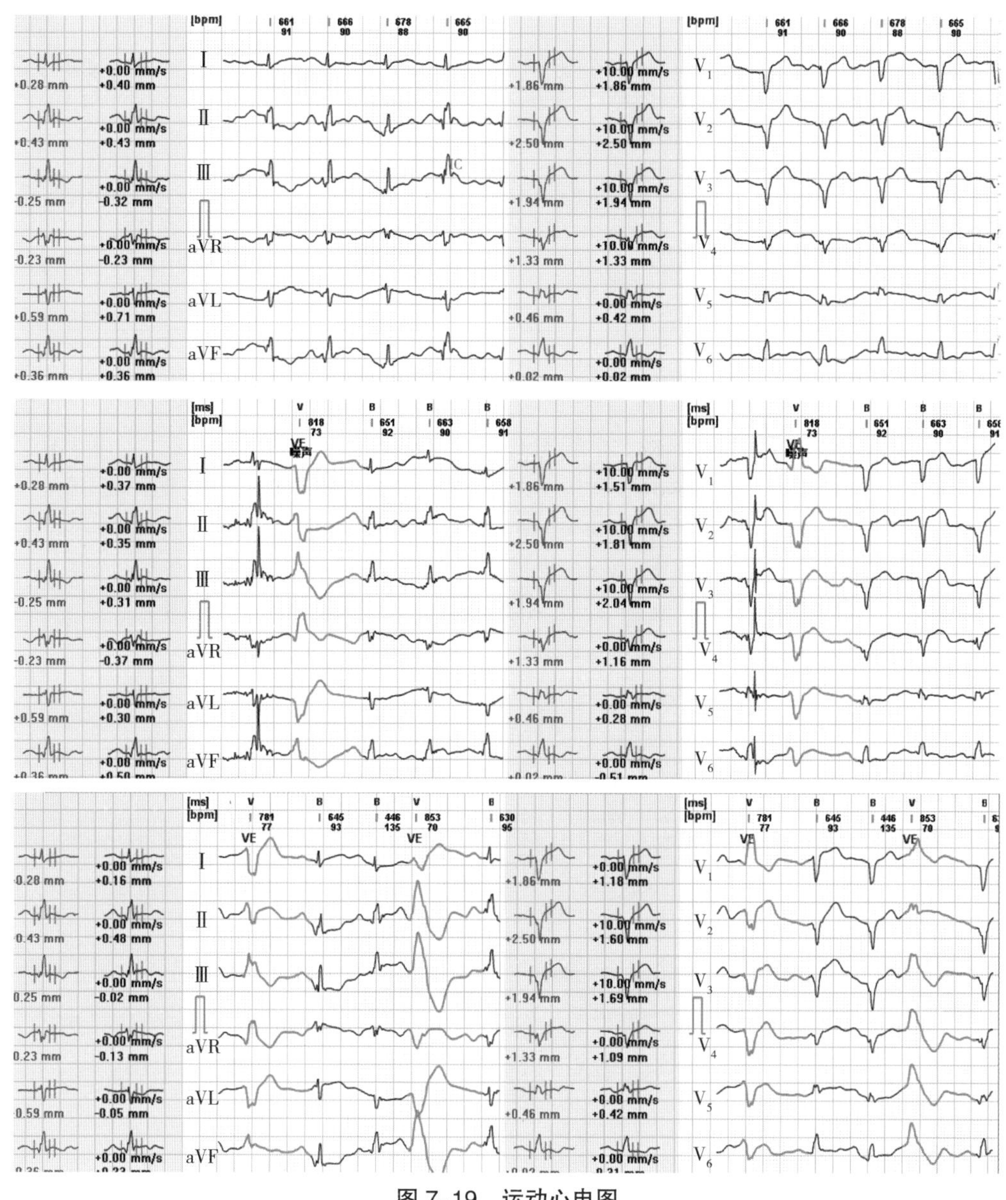

图 7-19 运动心电图

表 7-6 部分呼吸功能数据

测量项目	预计值	实测值	实测值占预计值百分比（%）
年龄（岁）		57	
性别		男	
身高（cm）		177	
体重（kg）		90	
FVC（L）	4.55	3.06	70.0
IC（L）	3.33	2.92	87.6
FEV_1（L）	3.47	2.35	67.8

续表

测量项目	预计值	实测值	实测值占预计值百分比（%）
FEV_1/FVC	76.95	76.81	99.8
MVV（L/min）	126.75	93.65	73.9
MEF75（L/s）	7.54	5.48	72.6
MEF50（L/s）	4.59	2.33	50.8
MEF25（L/s）	1.80	0.93	51.6

Summary		Time 2 min	Time 5 min	Resting	Ref.	VT1 Man. VT1	Max Watts	Pred	Max I %pred
Breath averaging 8 Breaths									
Time	min	02:00	05:00	02:57	06:00	08:48	13:09		
RER		0.85	0.95	0.92	0.97	0.96	1.23		
VO_2	L/min	0.254	0.475	0.306	0.442	0.605	0.850	2.401	35
VO_2/kg	ml/min/kg	2.8	5.3	3.4	4.9	6.7	9.4	26.7	35
MET		0.8	1.5	1.0	1.4	1.9	2.7		
VE	L/min	10	19	12	19	23	40	100	40
Load	W	0	0	0	0	28	71	168	42
Speed	km/h	0.0	0.0	0.0	0.0	0.0	0.0		
Elev.	%	0.0	0.0	0.0	0.0	0.0	0.0		

Summary		Resting	Ref.	VT1 Man. VT1	Max Watts	Pred	Max I %pred
Breath averaging 8 Breaths							
HR	次/分	78	90	95	122	163	75
Qtc	L/min	3.2	4.0	4.6	5.2		
SVc	ml	41	44	48	43		
HRR	次/分	85	73	68	41		
O_2/HR	ml	3.9	4.9	6.4	7.0	16.3	43
Psys	mmHg	106	92	97	126		
Pdia	mmHg	79	59	62	68		
Qtc	L/min	3.2	4.0	4.6	5.2		
SVc	ml	41	44	48	43		

Summary		Resting	Ref.	VT1 Man. VT1	Max Watts	Pred	Max I %pred
Breath averaging square mean 30 Breaths							
Time	min	02:57	06:00	08:48	12:48		
$PETCO_2$	mmHg	28.42	31.21	32.04	32.20		
$PECO_2$	mmHg	14.46	15.44	16.91	17.30		
$PETO_2$	mmHg	117.19	114.29	114.09	118.52		
PEO_2	mmHg	126.50	125.29	124.10	126.95		
Tidal volume-ex	L	0.723	0.857	0.942	1.284		
Rel. dead sp.-phys	%	0	0	0	0	19	0
Rel. dead sp.-et	%	24	29	25	27	19	144
Dead space-et	ml	176	246	239	350		
Dead space phys	ml	0	0	0	0		

图 7–20　心肺运动试验数据

通过心肺运动试验九宫图（图 7–21，按照由左到右，由上而下的顺序）可见，患者在静息状态下，存在振荡呼吸，但是在运动过程中无运动振荡通气。图 2 在运动负载 35W 左右时，无氧阈后，氧脉搏未随运动强度增加而进一步升高，趋于平台，代表此时 SV 已经出现下降，心脏收缩舒张的能力降低，而心率仍然上升，心率开始出现代偿，心脏负荷加重。图 2 中，恢复期心脏负荷降低，射血情况得到缓解，VO_2/HR 出现反升的情况，表现与左心室功能不全诊断一致。图 3 无氧阈后，运动至 60W 时，$\Delta VO_2/\Delta WR$ 斜率下降，VO_2 此时上升缓慢直至出现平台，此时动脉 – 静脉血氧分压差与每搏输出量的乘积过早达到最大值，表明存在氧运输的功能障碍。运动中的血压随着运动量增加而升高，但此患者随运动量增加反而下降，预示有严重的心功能障碍，循环功能差。图 4，二氧化碳通气当量的斜率增大，通气与血流灌注匹配差，通气效率差。二氧化碳通气当量在 AT 时增高约为 42，VD/VT 增高，而患者运动过程中血氧饱和度正常，排除“肺循环”异常，考虑还是左心衰竭导致肺血流淤滞，转运时间长。图 9，随着运动强度上升，到达 AT 时，$P_{ET}CO_2$ 增加幅度小，通气与血流灌注匹配差。

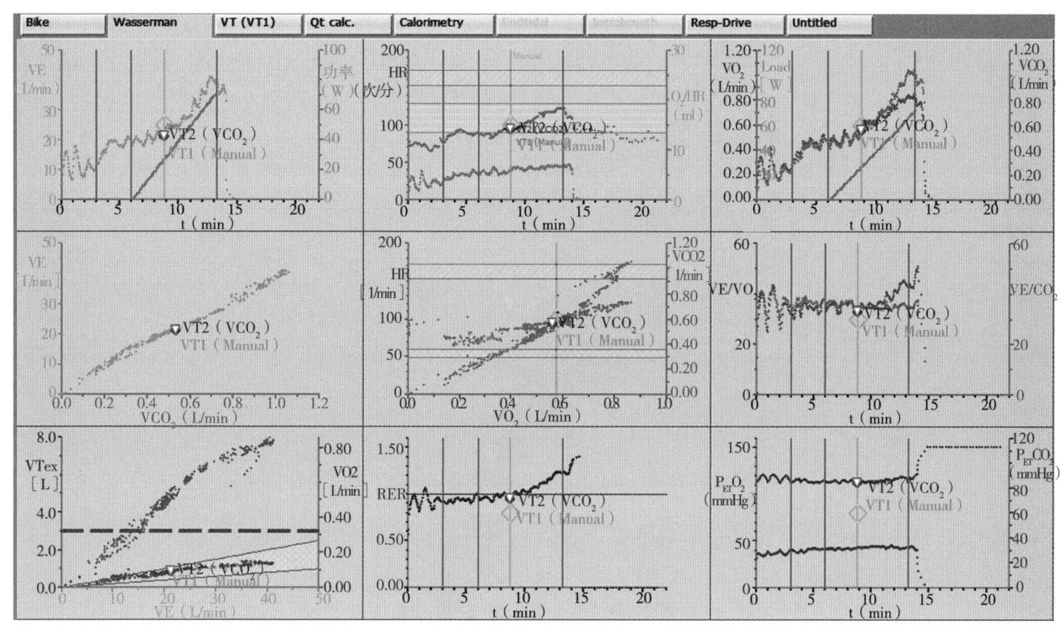

图 7-21　心肺运动试验九宫图

图中的四条垂直实线分别表示热身期开始、负荷期开始、AT 和进入恢复期

四、结论

1. 中度限制性通气功能障碍。

2. 患者运动耐受能力重度降低。

3. 运动试验后期心电图室性期前收缩明显增多，提示运动诱发室性期前收缩。

4. 提示氧运输功能障碍（心排血量不能随功率增加而增加）、氧利用功能障碍、心功能差，预后差，患者应积极行心脏康复以帮助改善。

（沈玉芹）

病例 7　心力衰竭伴心房颤动

一、临床表现

患者，男，57 岁，主诉“间断气短，伴咳嗽、咳痰 1 月余”。平卧位气短加重，无双下肢水肿，外院心电图显示心房颤动。既往有陈旧性脑梗死病史，未遗留脑梗死后遗症。否认高血压病史、糖尿病病史、冠心病病史。心脏超声：左心房壁厚 51mm，左心室壁厚 64mm，LVEF 44%，全心增大，左心室收缩功能降低。NT pro-BNP：1708pg/ml。

二、运动表现

患者以负荷期每分钟 20W 的速度递增功率，保持 60 转 / 分的速度进行症状限制性负荷踏车。持续监测心律、心率、血压和血氧饱和度等指标。患者因疲乏停止运动试验，心肺运动试验过程中无其他不适主诉。心电图显示运动中持续心房颤动，未见 ST–T 异常动态改变（图 7–22）。

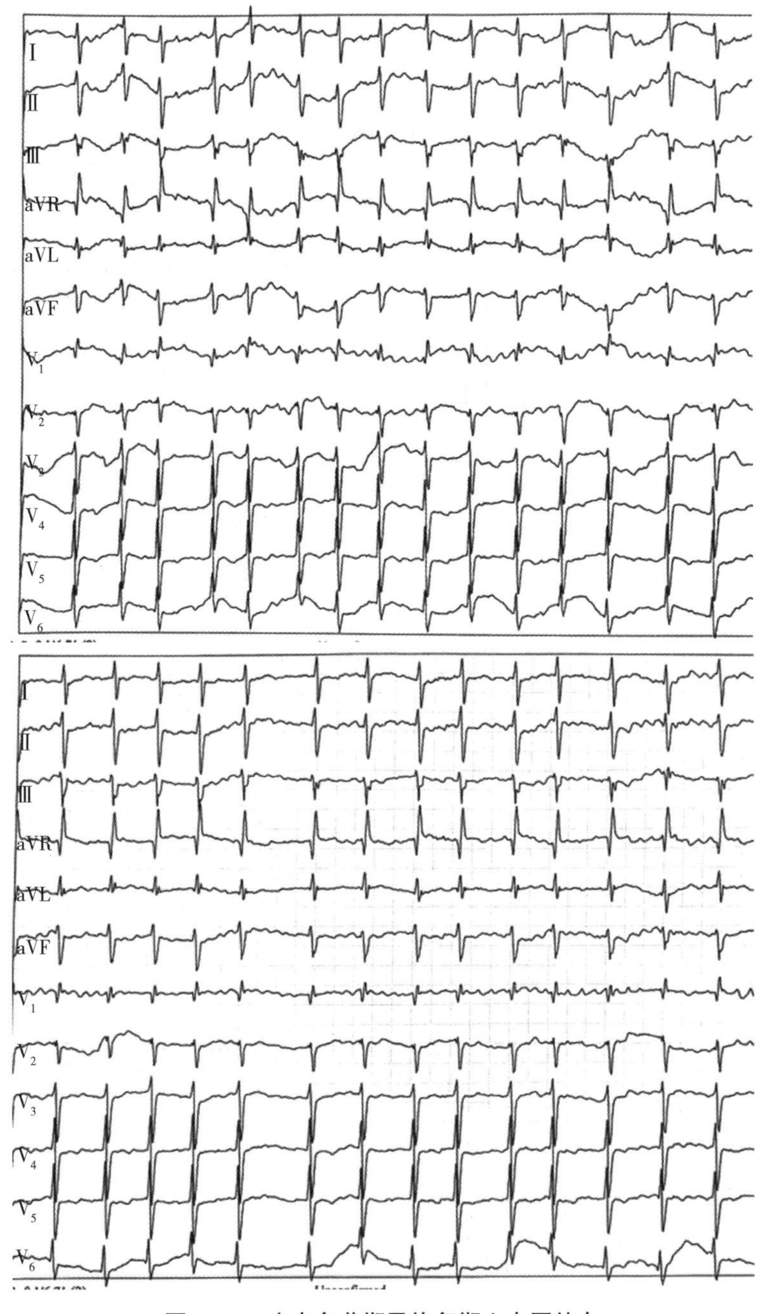

图 7–22 患者负荷期及恢复期心电图特点

三、报告解析

1. 肺功能检测　静态肺功能正常（表 7–7）。

表 7–7　部分呼吸功能数据

测量项目	预计值	实测值	实测值占预计值的百分比（%）
年龄（岁）		57	
性别		男	
身高（cm）		180	
体重（kg）		81	
FVC（L）	4.73	4.79	101.1
FEV_1（L）	3.60	3.74	103.9
FEV_1/FVC	76.95	78.06	101.4
MVV（L/min）	130.33	169.90	130.4

2. 心肺指标分析　通过心肺运动试验报告可见患者运动至最大负荷时 RER 为 1.22，Borg 评分为 17 ～ 18 分，表明本次心肺运动试验已达极量运动（图 7–23）。peakVO_2 降低，心功能评价为 Weber 分级 B 级。运动至最大功率时血压仅为 110/77mmHg。VE/VCO_2 斜率为 28.77。

Summary		Pred	Resting	VT2 Man.	Max Watts	Max %pred	lVT2%pred	Recov 120 sec
Breath averaging 8 Breaths								
Time	min		02:55	09:50	12:02			14:03
Load	W	173	0	76	120	70	44	0
MET			1.1	3.7	5.0			2.2
V'O2	ml/min	2398	318	1037	1405	59	43	621
VO2/kg	ml/(min·kg)	29.6	3.9	12.8	17.3	59	43	7.7
V'CO2	ml/min		299	1017	1720			986
RER			0.94	0.98	1.22			1.59
HR	次/分	163	96	122	162	99	75	117
O2/HR	ml	14.7	3.3	8.5	8.7	59	58	5.3
SpO2	%		98	99	98			99
Psys	mmHg		79	104	110			110
Pdia	mmHg		56	63	77			77
V'E	L/min	104	15	35	54	52	34	39
VTex	L		0.924	1.686	2.215			2.002
VDe	ml		228	355	458			457
VDe/VT	%	19	25	21	21	109	111	23
BF	次/分	42	16	21	24	59	50	20
BR	%	28	89	73	59	209	261	70
EqCO2			40.7	31.5	29.4			36.7
EqO2			38.3	30.9	36.0			58.3
PETO2	mmHg		104.97	100.61	104.37			114.02
PETCO2	mmHg		30.21	36.31	38.21			31.90
dO2/dW	ml/min/Watt		0.00	9.47	9.06			0.00
VE/VCO2-slope	L/L						28.77	
OUES-slope	mL/logL						1430.20	

图 7–23　心肺运动试验数据

在运动的最后 2 分钟内，VO_2 和氧脉搏未随运动强度增加而进一步升高，出现氧脉搏

平台和 $\Delta VO_2/\Delta WR$ 斜率下降（图 7–24），VO_2 持续不变表明动脉 – 静脉血氧含量差和每搏输出量的乘积过早达到最大值，$P_{ET}CO_2$ 在运动过程中升高不明显（Wasserman 9），表明存在 V/Q 失衡。

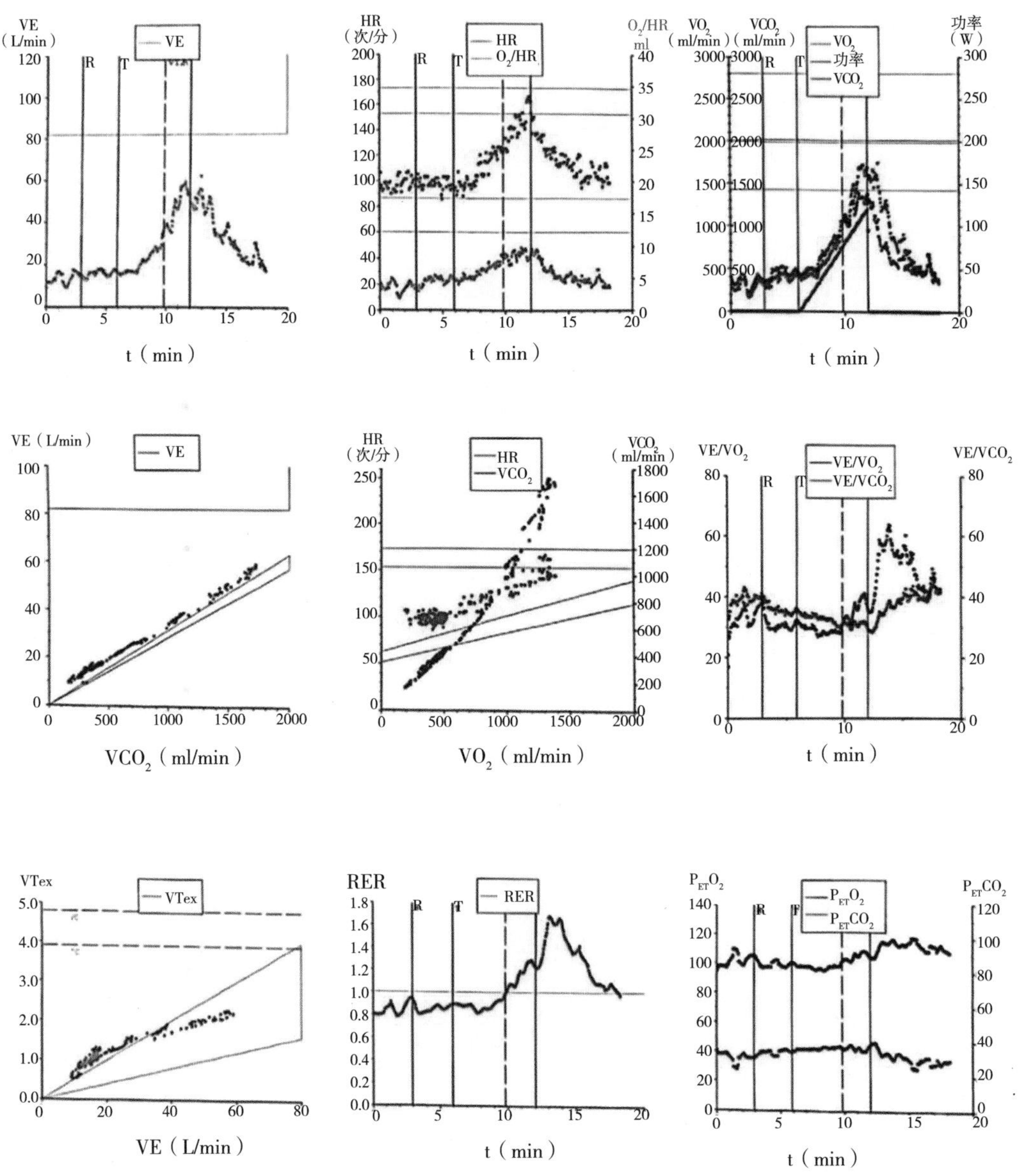

图 7–24　心肺运动试验九宫图

图中的三条垂直实线分别表示静息期、负荷期开始和进入恢复期，虚线表示 AT。在 Wasserman 2 中可见在超过无氧阈后出现氧脉搏平台。Wasserman 3 中可见在超过无氧阈后 $\Delta VO_2/\Delta WR$ 斜率不能维持正常增加，出现斜率下降。Wasserman 9 中可见 $P_{ET}CO_2$ 在运动前期未出现明显升高的趋势

四、结论

1.peakVO_2 为 17.3mmol/（min · kg），心功能评价为 Weber 分级 B 级；peakVO_2 占预

计值得 56%，提示运动耐量中度下降。

2. 峰值氧脉搏为 8.7ml/beat，占预计值的 59%，提示心功能减退。

3. 运动后期出现氧脉搏平台和 $\Delta VO_2/\Delta WR$ 斜率下降，存在氧运输功能障碍（心排血量不能随功率增加而增加）。

4.VE/VCO_2 斜率为 28.77，通气功能分级为 I 级。

5. 患者在运动前期 $P_{ET}CO_2$ 未出现明显升高的趋势，高度提示患者存在 V/Q 失调。

6. 运动至最大功率时血压仅为 110/77mmHg， 收缩压＜ 120mmHg 提示患者 3 年生存率差。

（申晓彧）

病例 8　先天性心脏病伴肺动脉高压

一、临床表现

患者，女，44 岁，主诉“胸闷气短 10 年”。患者于活动时出现，休息时即可缓解。症状逐年加重，于当地医院就诊，诊断为房间隔缺损、二尖瓣关闭不全、肺动脉高压，未行外科手术治疗。辅助检查：心脏超声显示先天性心脏病，部分型心内膜垫缺损（原发孔较大缺损，两心房血液均通，呈功能单心房，二尖瓣前叶裂伴中度反流；三尖瓣隔瓣发育短小，轻度反流），肺动脉瓣轻度反流，左、右心室壁均增厚，肺动脉主干及分支增宽，压力升高。

二、运动表现

患者以负荷期每分钟 12W 的速度递增功率，保持 60 转 / 分的速度进行症状限制性负荷踏车。持续监测心律、心率、血压和血氧饱和度等指标。患者因呼吸困难伴发绀终止运动试验。

三、报告解析

1. 肺功能检测　混合性通气功能障碍（表 7–8）。

表 7–8　部分呼吸功能数据

测量项目	预计值	实测值	实测值占预计值的百分比（%）
年龄（岁）		62	
性别		男	
身高（cm）		170	
体重（kg）		51	

续表

测量项目	预计值	实测值	实测值占预计值的百分比（%）
FVC（L）	3.06	1.48	48
FEV_1（L）	2.52	1.03	41
FEV_1/FVC	82.67	69.47	84
MVV（L/min）	97.34	36.98	38

2. 心肺指标分析　通过心肺运动试验报告可见患者运动至最大负荷时 RER 为 0.85，Borg 评分为 15 ～ 16 分，患者因呼吸困难伴发绀终止运动试验，表明本次心肺运动试验为症状限制性心肺运动试验（图 7–25）。peakVO_2 为 9.17ml/（min • kg），心功能评价为 Weber 分级 D 级。peakVO_2 占预计值的 35%，提示运动耐力重度减退。

		预计	重置	热身期	AT *	% 预计	max. Load	% 预计	恢复期
时间	min	-		05:57	07:30	-	10:12	-	16:00
功率	W	118		0	18	15 %	50	42 %	0
V'O2/kg	ml/(min·kg)	26.26		5.11	6.51	25 %	9.17	35 %	6.18
V'O2	L/min	1.58		0.31	0.39	25 %	0.55	35 %	0.37
V'CO2	L/min	1.73		0.22	0.30	17 %	0.47	27 %	0.31
METS		-		1.5	1.9	-	2.6	-	1.8
RER		-		0.72	0.76	-	0.85	-	0.83
V'E	L/min	36.98		12.89	17.59	48 %	25.71	70 %	16.34
BF	次/分	20		22	26	130 %	29	147 %	20
VT	L	0.43		0.67	0.74	173 %	0.93	217 %	0.93
氧脉搏	ml/beat	9.0		3.6	4.3	48 %	4.9	54 %	4.6
EqO2		-		42.0	45.0	-	46.7	-	44.0
EqCO2		-		58.4	58.8	-	55.1	-	52.8
PETO2	mmHg	-		121	123	-	124	-	124
PETCO2	mmHg	-		27	26	-	25	-	26
SpO2	%	-		93	88	85	-	-	83
HR	次/分	176		88	88	50 %	113	64 %	81
收缩压	mmHg	-		96	105	-	125	-	111
舒张压	mmHg	-		60	65	-	71	-	60
BR	%	28.0		65.1	52.4	187 %	30.5	109 %	55.8

图 7–25　心肺运动试验数据

3. 主要指标的变化（图 7–26）

（1）患者因呼吸困难且出现发绀停止运动，表示患者已进行症状限制性心肺运动试验。

（2）peakVO_2 为 9.17ml/（min • kg），AT 为 6.5ml/（min • kg），心功能明显减退，心功能评价为 Weber 分级 D 级。$\Delta VO_2/\Delta WR$ 为 4.58，VO_2/WR 增长速率明显下降，提示存在心力衰竭。

（3）运动至最大功率时 BR 为 30.5%，提示呼吸困难很大可能是心源性。

（4）氧脉搏上升缓慢，且在运动后期出现氧脉搏平台。峰值氧脉搏仅为 4.9ml/beat，占预计值的 54%，提示心功能受损（图 7-26）。

（5）通气效率 VE/VCO_2 斜率为 48.26，为通气功能分级Ⅳ级。

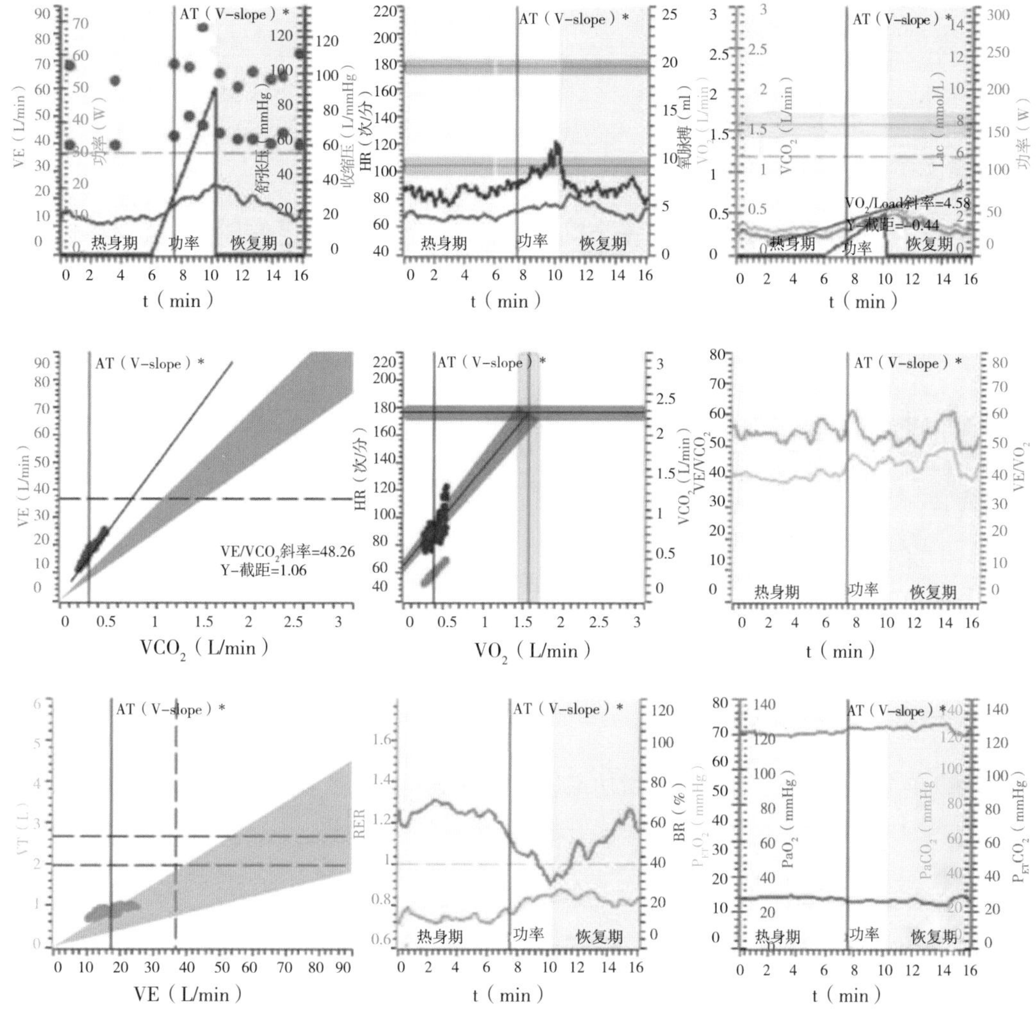

图 7-26　心肺运动试验九宫图

以瑞士席勒运动心肺功能测试系统为例

（6）静息 $P_{ET}CO_2$ 为 27mmHg，运动中未上升。

（7）无振荡通气。

（8）运动中 SpO_2 下降。

四、结论

1. 患者的 peakVO_2 仅占预计值的 35%，提示运动耐力重度下降。

2.VE/VCO_2 斜率为 48.26，静息 $P_{ET}CO_2$ 为 27mmHg，运动中未上升，提示肺动脉高压的通气与灌注血流严重不匹配。

3. 运动过程中出现 $P_{ET}CO_2$ 和氧脉搏较低，且在运动过程中出现低氧血症，但无振荡通气出现，高度提示运动中出现右向左分流。

4. 根据患者的 peakVO_2（Weber 分级 D 级），VE/VCO_2 斜率（通气功能分级Ⅳ级），

运动峰值 $P_{ET}CO_2$ 为 25mmHg，SpO_2 下降，呼吸困难伴发绀，均提示患者预后较差，需考虑更为积极的医学管理和外科手术治疗。

（曹天辉）

病例 9　先天性心脏病：房间隔缺损

一、临床表现

患者，男，62 岁，5 年前体检时发现心脏杂音，因 1 月余前出现咳嗽、气促，伴双下肢凹陷性水肿入院。辅助检查：心电图显示心房扑动（2 ∶ 1 下传）；完全性右束支传导阻滞。胸部 X 线片：双肺多血。双肺门增浓，C/T=0.68，肺动脉膨隆。心脏彩超：大房间隔缺损（继发孔型）；重度三尖瓣反流，反流彩束面积 13.8cm^2；估测肺动脉收缩压 92mmHg。冠状动脉造影未见异常。六分钟步行距离 475m，呼吸评分为 2 级，下肢评分为 11 ～ 12 分。拟行心肺运动试验。

二、运动表现

患者以负荷期每分钟 12W 的递增功率，保持 60 转 / 分的速度进行症状限制性负荷踏车。持续监测心律、心率、血压和血氧饱和度等指标。患者因胸闷、头晕、心室率过快而终止运动试验。

三、报告解析

1. 肺功能检测　极重度混合性通气功能障碍，小气道通气功能异常（表 7–9，图 7–27）。

表 7–9　部分呼吸功能数据

测量项目	预计值	实测值	实测值占预计值的百分比（%）
年龄（岁）		62	
性别		男	
身高（cm）		170	
体重（kg）		51	
FVC（L）	3.84	1.52	40
FEV_1（L）	3.02	0.92	31
FEV_1/FVC	83.57	60.73	73
MVV（L/min）	114.3	36.8	32

		预计	实测1	%(Act
FVC	[L]	3.84	1.52	40
FEV 1	[L]	3.02	0.92	31
FEV 1 % FVC	[%]	83.57	60.73	73
FEV 1 % VC MAX	[%]	76.05	58.92	77
FEV 3	[L]		1.30	
FEV6	[L]		1.47	
FEV3 % FVC	[%]		85.34	
MEF 75	[L/s]	7.01	1.45	21
MEF 50	[L/s]	4.17	0.52	13
MEF 25	[L/s]	1.49	0.19	13
MMEF 75/25	[L/s]	3.33	0.38	11
PEF	[L/s]	7.92	2.98	38
FET	[s]		6.38	
V backextrapolation ex	[L]		0.04	
VC IN	[L]	3.98		
IC	[L]	2.90		
ERV	[L]	1.09		
MVV	[L/min]	114.3		

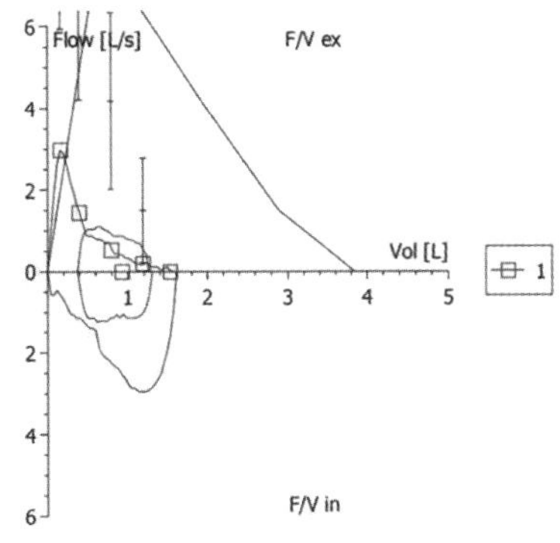

图 7-27 肺功能检测

2. 心肺指标分析 通过心肺运动试验报告可见患者运动至最大负荷时 RER 为 1.22，Borg 评分为 15 ～ 16 分，患者因胸闷、头晕、心室率过快而终止运动试验，表明本次心肺运动试验为症状限制性心肺运动试验（图 7-28，图 7-29）。peakVO_2 明显降低，心功能评价为 Weber 分级 C 级。

Summary		Resting	Ref.	VT2 Manual	VT3	MaxVO2	Max Watts	Pred	Max 1 %pred	Recov 60 sec	Recov 240 sec
Time averaging 10 Seconds											
Time	min	01:50	03:50	05:10		06:00	07:00			08:10	11:20
MET		1.5	2.4	2.6		3.0	3.0			0.0	0.0
RER		0.93	1.00	1.01		1.07	1.22			0.00	0.00
Load	W	0	0	14		22	34	124	27	0	0
HR	次/分	107	107	108		118	181	158	115	218	173
HRR	L/min	51	51	50		40	-			-	-
O_2/HR	ml	2.5	4.1	4.3		4.5	2.9	8.9	33	0.0	0.0
Qtc	L/min	2.4	3.0	3.1		3.3	3.3			0.0	0.0
SVc	ml	23	28	29		28	18			0	0
Psys	mmHg	125	147	161		161	134			134	122
Pdia	mmHg	87	87	83		83	83			83	61
SpO_2	%	0	0	0		46	91			0	0
V'O_2	ml/min	272	435	466		532	531	1723	31	0	0
VO_2/kg	ml/(min·kg)	5.3	8.5	9.1		10.4	10.4	33.8	31	0.0	0.0
V'CO_2	ml/min	253	437	470		570	646			0	0
dO_2/dW	ml/min/Watt	0.00	0.00	13.88		11.82	7.62			0.00	0.00
BF	次/分	21	22	22		23	28	42	66	4	4
V'E	L/min	13	21	22		26	34	37*	93*	0	0
BR	%	65	43	40		29	7	28	25	100	100
EqO_2		39.4	42.8	42.5		44.5	58.8			0.0	0.0
EqCO_2		42.2	42.6	42.2		41.6	48.3			0.0	0.0
PETO_2	mmHg	119.53	121.32	120.39		122.87	128.64			131.71	131.71
PETCO_2	mmHg	27.78	27.30	27.88		26.50	22.50			20.19	20.19
VDc/VT	%	23	21	23		21	19	19	102	0	0
VTex	L	0.637	0.951	1.016		1.134	1.249			0.000	0.000

Marker chart (CurveFitSlope)

VECO_2 s	OUESs
L/L	mL/logL
53.48	0.00

图 7-28 心肺运动试验数据

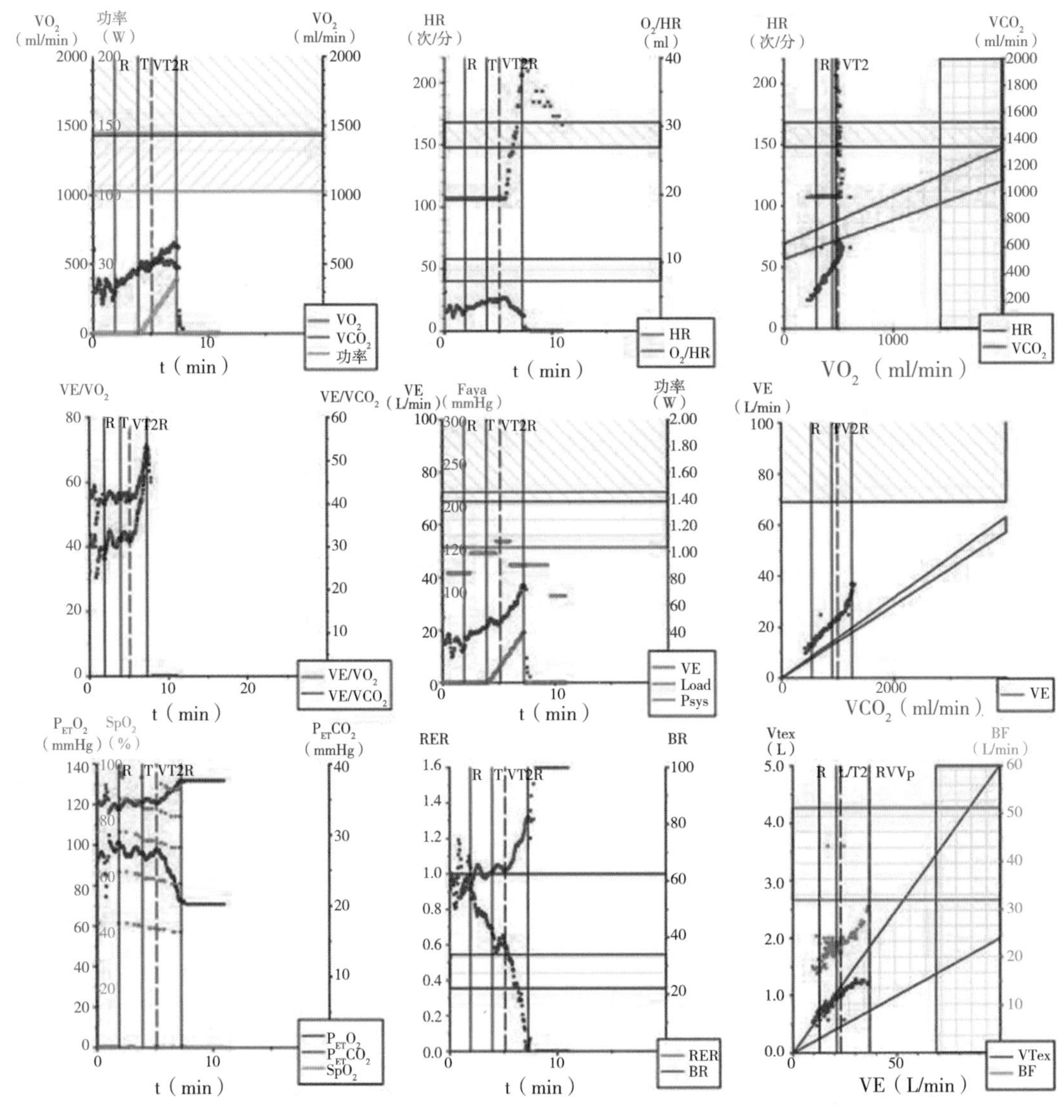

图 7-29　心肺运动试验九宫图（新九宫）

3. 主要指标的变化

（1）静态肺通气：极重度混合性通气功能障碍，小气道通气功能异常。运动期终止时呼吸储备剩余 14%。

（2）RER 为 1.22，提示用力程度满意。

（3）负荷心电图变化：静息期至运动 1 分钟 50 秒均为心房扑动 2 ∶ 1 下传，心率相对固定 107 次 / 分，运动 1 分钟 51 秒开始逐渐变为心房扑动 3 ∶ 2 至 5 ∶ 4 下传，运动高峰期变为心房扑动 1 ∶ 1 下传，心率快速上升至 203 次 / 分，运动终止后心室率逐渐减慢。

（4）血压：静息 125/87mmHg，运动期 1 分钟 30 秒 161/83mmHg，高峰期下降至 134/83mmHg。

（5）峰值摄氧量 531ml/min，10.5ml/（min · kg），占 31% 预计值（正常≥ 84%），

无氧阈峰值摄氧量 466ml/min，9.1ml/（min·kg）。

（6）氧脉搏运动中上升，AT 后下降，峰值 3.6，仅达预计值的 40%。

（7）有氧作工效率 VO_2 / WR 7.62ml/（min·W），运动中上升，AT 后下降。

（8）通气和灌注指标：通气效率 VE/VCO_2 斜率 53，$P_{ET}CO_2$ 静息期 29.22mmHg，运动中不升。

（9）运动中 SpO_2 由 96% 下降至 90%。

四、结论

1. 患者的 peakVO_2 仅占预计值的 31%，提示运动耐力极重度下降；VE/VCO_2 斜率达到 53，提示通气功能分级Ⅳ级，$P_{ET}CO_2$ 静息期 29.22mmHg，运动中不升，提示肺动脉高压的通气与灌注血流严重不匹配。

2. 患者的 VE/VCO_2 斜率 53（通气功能分级Ⅳ级），peakVO_2 10.5ml/（min·kg）（Weber 分级 C 级），运动峰值 $P_{ET}CO_2$ 22.5mmHg，运动期出现心律失常导致运动终止，血压下降和 SpO_2 下降，均提示患者的肺动脉高压预后及危险分层属于高危级别。

3. 测试期间因为心房扑动 2 ∶ 1 下传，逐渐变为心房扑动 3 ∶ 2 至 5 ∶ 4 下传，运动高峰期变为心房扑动 1 ∶ 1 下传，心率由相对固定的 107 次 / 分快速上升至 203 次 / 分，每搏输出量和血压下降是导致氧功率和氧脉搏同步下降的主要因素。

4. 在 AT 后同一时间突然出现了 $P_{ET}O_2$ 急剧增高，$P_{ET}CO_2$ 急剧下降；RER 急剧增高；VE/ VO_2 和 VE/VCO_2 急剧增高；并且 SpO_2 骤然下降，这些现象不排除出现了右向左分流，即由于肺动脉压升高导致的右心静脉血经房间隔进入了左心房，静脉血混入动脉系统，刺激过度通气导致的一系列表现。

（郭　兰）

病例 10　肥厚型心肌病

一、临床表现

患者，男，52 岁，主诉“发作性胸骨后疼痛 1 年，加重 20 天”。入院前 1 年无明显诱因出现胸骨后压榨样疼痛，略感气短，持续数分钟。20 天前上述症状加重，持续 20 分钟后逐渐缓解。既往高血压病史 5 年。血清肌钙蛋白 I 及肌酸激酶同工酶未见异常。冠状动脉造影显示无狭窄。心脏超声显示射血分数 61%，左心房轻度扩大，左心室壁呈非对称性肥厚，肥厚部位位于左心室前壁，考虑肥厚型心肌病可能，主动脉瓣及二尖瓣轻度反流，左心室舒张功能不全，收缩功能正常。

二、运动表现

患者以负荷期每分钟 18W 的递增功率，保持 60 转 / 分的转速进行症状限制性负荷踏车。

持续监测心律、心率、血压和血氧饱和度等指标。患者因出现双下肢疲劳停止运动试验。静息心电图显示Ⅱ、Ⅲ、aVF、V_4～V_6导联ST段下斜型压低，运动中可见偶发室性期前收缩，未见明显ST段进一步压低（图7–30）。

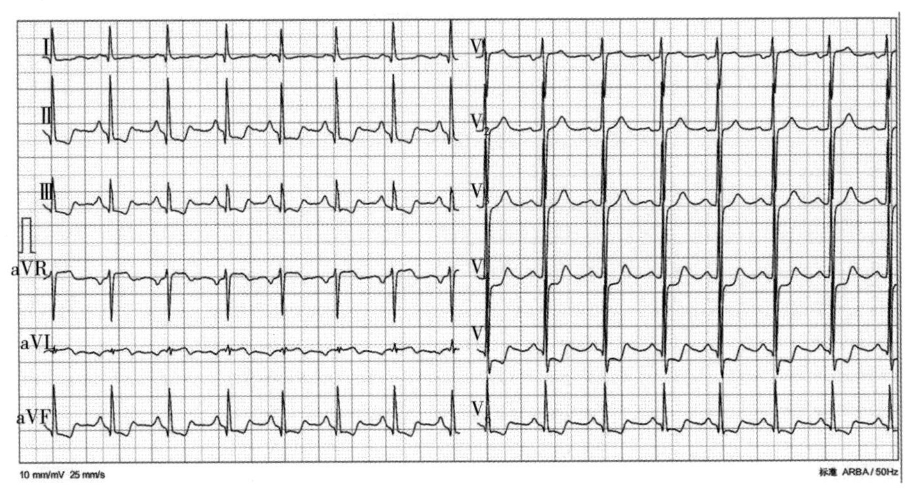

图7–30 静息心电图

三、报告解析

1. 肺功能检测 静态肺功能提示限制性通气功能障碍（表7–10）。

表7–10 部分呼吸功能数据

测量项目	预计值	实测值	实测值占预计值的百分比（%）
年龄（岁）		52	
性别		男	
身高（cm）		172	
体重（kg）		70	
FVC（L）	4.19	3.20	76
FEV_1（L）	3.35	2.54	76
FEV_1/FVC	80.04	79.43	99
MVV（L/min）	124.86	117.46	94

2. 心肺指标分析 通过心肺运动试验报告可见患者运动至最大负荷时RER为1.10，Borg评分为15～16分，因双下肢疲劳停止试验，表示患者运动试验中较为用力，但未达极量运动（图7–31）。peakVO_2为15.6ml/（min·kg），占预计值的50%，提示运动耐力

中度降低。峰值氧脉搏 8.4ml/beat，占预计值的 64%。因服用 β 受体阻滞剂，最大氧脉搏可能高于实测值。收缩压反应减弱，提示心搏量增加受损或迷走神经驱动外周血管舒张。

		预计	重置	热身期	AT *	% 预计	max. Load	% 预计	恢复期
时间	min	-		05:14	10:25	-	12:00	-	17:35
功率	W	165		0	91	55 %	120	73 %	0
V'O₂ /kg	m1/(min·kg)	31.38		3.80	11.16	36 %	15.79	50 %	3.60
V'O₂	L/min	2.20		0.26	0.78	36 %	1.10	50 %	0.25
V'CO₂	L/min	2.42		0.22	0.73	30 %	1.10	46 %	0.22
METS		-		1.1	3.2	-	4.5	-	1.0
RER		-		0.81	0.94	-	1.10	-	0.86
V'E	L/min	117.46		9.67	24.19	21 %	36.93	31 %	12.03
BF	次/分	[1] 20		16	24	118 %	26	132 %	17
VT	L	0.50		0.68	1.21	242 %	1.50	301 %	0.84
氧脉搏	ml/beat	13.1		2.6	6.4	49 %	8.4	64 %	2.3
EqO₂	mmHg	-		36.4	31.0	-	33.4	-	47.8
EqCO₂	mmHg	-		44.8	33.1	-	33.5	-	55.2
PETO₂	mmHg	-		118	115	-	117	-	124
PETCO₂	mmHg	-		32	34	-	33	-	26
SpO₂	%	-		96	94	-	96	-	94
HR	次/分	168		102	123	73 %	133	79 %	110
收缩压	mmHg	-		115	142	-	145	-	100
舒张压	mmHg	-		63	69	-	92	-	70
BR	%	28.0		91.8	79.4	284 %	68.6	245 %	89.8

图 7–31 心肺运动试验数据

在运动后期，氧脉搏增长速率较前稍减慢但仍呈持续增加，未形成平台，提示心脏收缩尚可。VE/VCO_2 斜率为 29.53，属正常范围内。$\Delta VO_2/\Delta WR$ 斜率为 8.68，呈轻度降低（图 7–32）。

四、结论

1. 限制性通气功能障碍。

2.peakVO_2 占预计值的 50%，提示运动耐力中度下降。

3.peakVO_2 15.79ml/（min · kg），AT 时 VO_2 为 11.16ml/（min · kg），提示心功能减退，为 Weber 分级 B 级。

4. 峰值氧脉搏为 8.4ml/beat，占预计值的 64%，提示心功能减退。

5.VE/VCO_2 斜率为 29.35，通气功能分级为 I 级。

6. 静息期 $P_{ET}CO_2$ 为 32mmHg，低于正常，达 AT 时未出现明显升高趋势，高度提示患者存在 V/Q 失调。

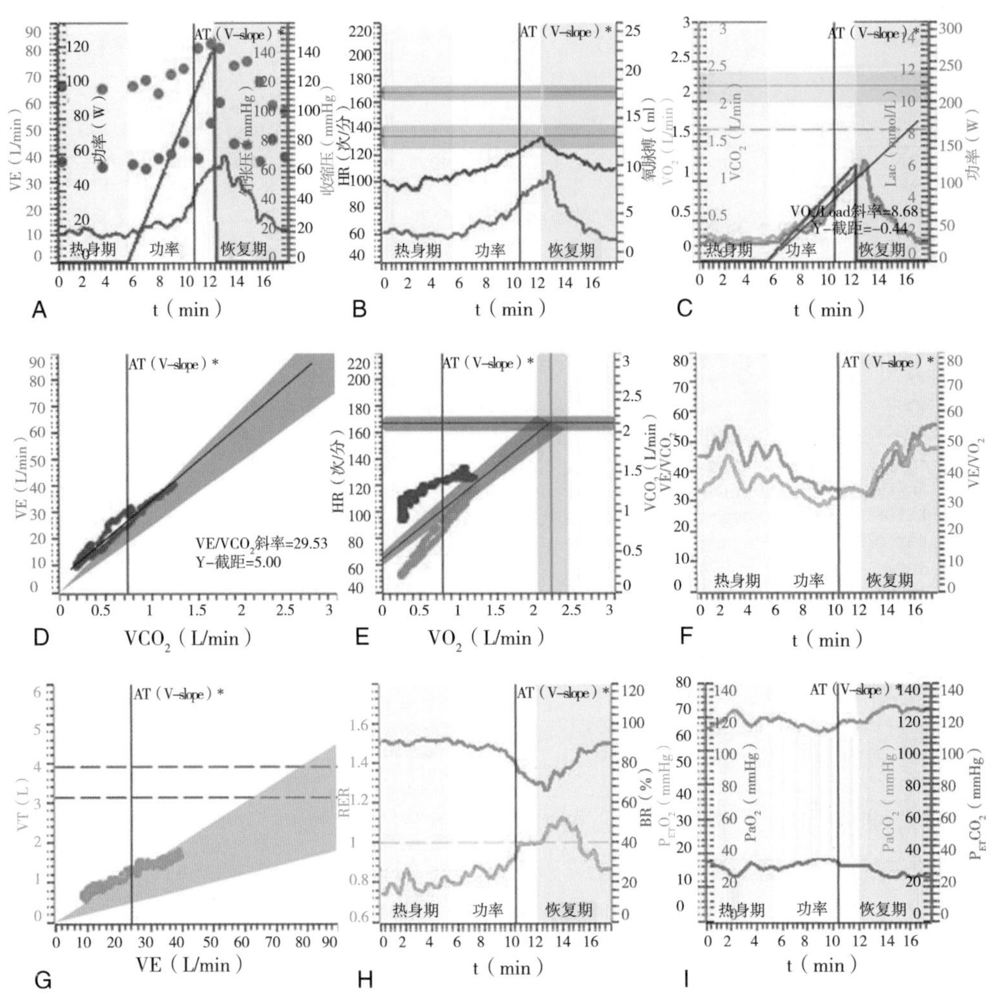

图 7-32　心肺运动试验九宫图

图 A、B、C、F、H、I 中的蓝色区域为热身期，白色区域为负荷期，灰色区域为恢复期（以瑞士席勒运动心肺功能测试系统为例）

（郑　阳）

病例 11　心脏瓣膜疾病

一、临床表现

患者，女，58 岁，患者间断心悸 20 余年，11 年前于笔者所在医院就诊，考虑“风湿性心脏病、二尖瓣狭窄伴关闭不全、主动脉瓣狭窄伴关闭不全、心律失常、心房颤动”，行二尖瓣、主动脉瓣置换术 + 射频消融术，于 2018 年 11 月 26 日再次行二尖瓣及主动脉瓣生物瓣置换术。否认高血压病史、糖尿病病史。拟行心肺运动试验。查体正常，静息心电图显示心房颤动（图 7–33）。

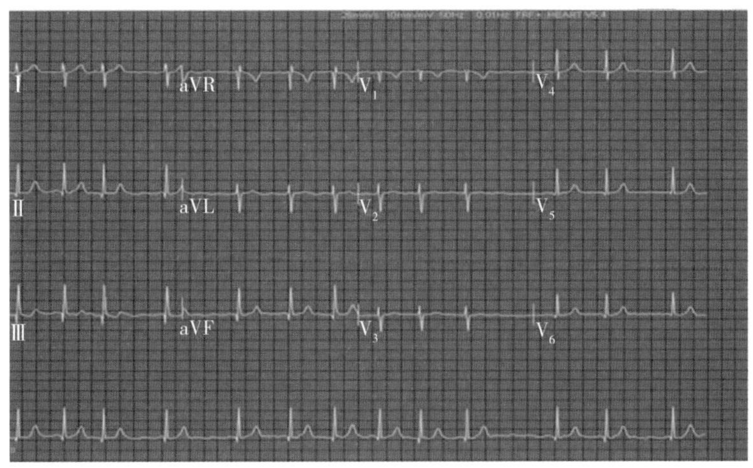

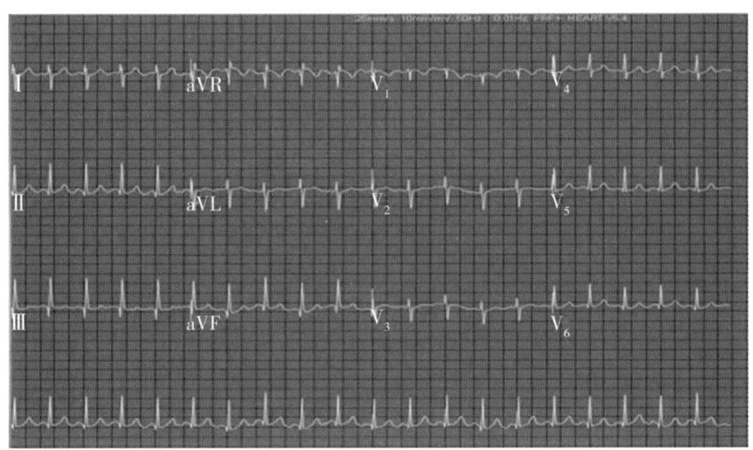

图 7–33 心电图显示负荷期及恢复期均为心房颤动心律

二、运动表现

患者以负荷期每分钟 8W 的递增功率，保持 60 转 / 分的速度进行症状限制性负荷踏车。持续监测心律、心率、血压和血氧饱和度等指标。患者因下肢疲劳停止运动试验，心肺运动试验过程中无其他不适主诉。心肺运动试验过程中可见心房颤动。

三、报告解析

1. 肺功能检测 限制性通气功能障碍（表 7–11）。

表 7-11　部分呼吸功能数据

测量项目	预计值	实测值	实测值占预计值的百分比（%）
年龄（岁）		58	
性别		女	
身高（cm）		164	
体重（kg）		57	
FVC（L）	2.63	1.91	72
FEV_1（L）	2.22	1.81	81
FEV_1/FVC	78	66	85
MVV（L/min）	89	83	94

2. 心肺指标分析　通过心肺运动试验报告可见患者运动至最大负荷时 RER 为 1.38，Borg 评分为 19 ～ 20 分，表明本次心肺运动试验已达极量运动（图 7-34，图 7-35）。peakVO_2 明显降低，心功能评价为 Weber 分级 C 级。

组	Summary		Resting	AT Manual	RCP	MaxVO2	Max Watts	Recov 60 sec
	Breath averaging 8 Breaths							
时间	Time	min	02:12	07:28	08:48	09:18	09:18	10:17
负荷	Load	W	0	37	47	51	51	8
代谢	V'O_2	ml/min	156	494	614	722	722	507
	VO_2/kg	ml/(min·kg)	2.8	8.8	11.0	12.9	12.9	9.1
	RER		0.77	1.02	1.10	1.08	1.08	1.14
	VO_2%m	%	22	68	85	100	100	70
	MET		0.8	2.5	3.1	3.7	3.7	2.6
心血管	HR	次/分	85	121	122	123	123	123
	O_2/HR	ml	1.9	4.4	5.1	6.0	6.0	4.1
	Psys	mmHg	148	167	167	179	179	182
	Pdia	mmHg	74	86	86	88	88	78
通气	V'E	L/min	6	17	22	25	25	17
	VTex	L	0.321	0.802	0.766	0.821	0.821	0.774
	BF	次/分	19	21	28	31	31	23
	BR	%	90	74	66	60	60	72
	EqO_2		19.3	25.4	27.7	27.8	27.8	27.8
	$EqCO_2$		24.9	25.1	25.4	25.8	25.8	24.5
	VDe/VT	%	6	15	15	14	14	15

图 7-34　心肺运动试验数据

四、结论

1. 患者存在限制性通气功能障碍。

2. 患者虽已行外科手术治疗，但患者 peakVO_2 仅为 12.9ml/（min · kg），心功能评价为 Weber 分级 C 级，提示心功能存在明显下降，建议应积极进行医疗干预及心脏康复。

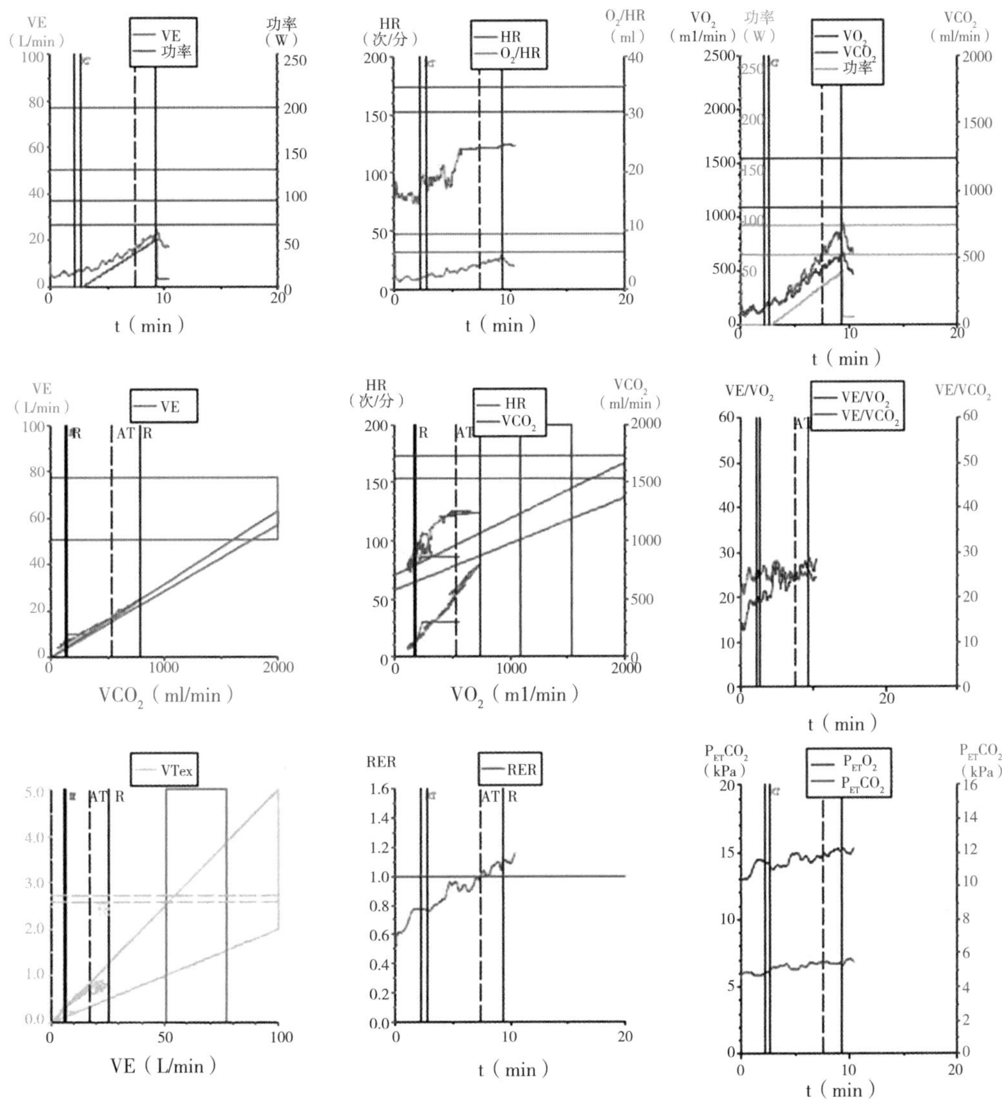

图 7-35　心肺运动试验九宫图

（马　梅）

病例 12　心脏移植术前评估

一、临床表现

患者，男，54 岁，诊断为扩张型心肌病。心脏彩超：射血分数 15%，左心房、左心室明显扩大，二尖瓣环扩张，二尖瓣闭合不严伴重度反流，肺动脉增宽，压力增高。拟行心脏移植手术，现进行心肺功能评估。

二、运动表现

患者以负荷期每分钟 16W 的递增功率，保持 60 转 / 分的转速进行症状限制性负荷踏车。持续监测心律、心率、血压和血氧饱和度等指标。患者因出现呼吸困难停止运动试验（图 7–36）。

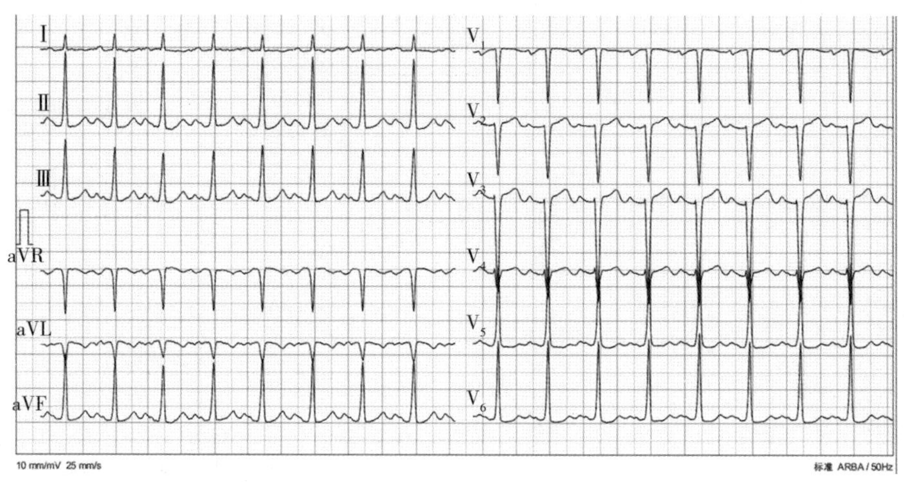

图 7–36　静息心电图

三、报告解析

1. 肺功能检测　限制性通气功能障碍（表 7–12）。

表 7–12　部分呼吸功能数据

测量项目	预计值	实测值	实测值占预计值的百分比（%）
年龄（岁）		55	
性别		男	
身高（cm）		178	
体重（kg）		68	
FVC（L）	4.49	2.83	63
FEV_1（L）	3.55	2.40	68
FEV_1/FVC	79.28	85.01	107
MVV（L/min）	130.39	119.35	92

2. 心肺指标分析　通过心肺运动试验报告可见患者运动至最大负荷时 RER 为 1.10，Borg 评分为 17 ～ 18 分，因呼吸困难停止试验（图 7–37）。

		预计	重置	热身期	AT *	% 预计	max. Load	% 预计	恢复期
时间	min	-		06:02	07:38	-	09:15	-	15:21
功率	W	164		0	25	15 %	51	31 %	0
$V'O_2$	L/min	2.08		0.46	0.46	22 %	0.50	24 %	0.39
$V'O_2$/kg	m1/(min·kg)	30.63		6.70	6.81	22 %	7.29	24 %	5.69
$V'CO_2$	L/min	2.29		0.45	0.48	21 %	0.54	24 %	0.37
$V'CO_2$/kg	m1/(min·kg)	-		6.67	6.99	-	8.00	-	5.42
RER		-		0.99	1.03	-	1.10	-	0.95
METS		-		1.9	1.9	-	2.1	-	1.6
V'E	L/min	119.35		19.55	21.81	18 %	25.44	21 %	18.07
BF	次/分	20		28	31	156 %	34	172 %	26
BR	%	28.0		83.6	81.7	292 %	78.7	281 %	84.8
收缩压	mmHg	-		-	-	-	-	-	-
舒张压	mmHg	-		-	-	-	-	-	-
氧脉搏	ml/beat	12.5		4.3	4.2	34 %	4.4	35 %	3.7
EqO_2		-		42.9	47.1	-	51.3	-	46.7
$EqCO_2$		-		43.1	45.9	-	46.8	-	49.0
$PETO_2$	mmHg	-		123	126	-	128	-	123
$PETCO_2$	mmHg	-		29	27	-	26	-	28
HR	次/分	166		106	109	66 %	112	67 %	105
HRR	次/分	-		60	57	-	54	-	61
SpO_2	%	-		97	98	-	97	-	96
TI/TOT		-		0.29	0.45	-	0.24	-	0.43
VT	L	0.48		0.87	0.78	160 %	0.80	164 %	0.78

图 7–37　心肺运动试验数据

3. 主要指标变化（图 7–38，图 7–39）

（1）最大负荷时 RER 为 1.10，Borg 评分为 17 ～ 18 分，因呼吸困难停止试验，表明患者运动费力程度较高，为症状限制性心肺运动试验，本次试验真实有效，具有可重复性。

步/阶段	时间 [mm:ss]	负荷 [W]	HR [次/分]	血压 [mmHg]	ST II J60 [mm]/[mV/s]	Borg	VES [计数]
热身	06:04	0	106	82 / 63	-0.4 / 0.1	--	3
步骤 1	01:00 (07:04)	15	111	82 / 66	-0.3 / 0.4	--	1
步骤 2	02:00 (08:04)	32	110	81 / 69	-0.4 / -0.1	--	0
步骤 3	03:00 (09:04)	47	114	95 / 68	-0.5 / 0.0	--	1
STmax	09:10	50	112	-- / --	-0.6 / 0.1	--	--
最大负荷	03:15 (09:19)	52	112	-- / --	-0.6 / 0.1	--	0
恢复	01:00 (10:19)	0	112	94 / 66	-0.3 / 0.2	--	2
恢复	02:00 (11:19)	0	110	90 / 64	-0.2 / 0.2	--	0
恢复	03:00 (12:19)	0	107	86 / 66	0.1 / 0.3	--	0
恢复	04:00 (13:19)	0	105	86 / 63	0.2 / 0.5	--	0
恢复	05:00 (14:19)	0	105	86 / 67	-0.0 / 0.2	--	0
恢复	06:00 (15:19)	0	103	89 / 63	0.1 / 0.1	--	0
EoE	06:02 (15:21)	0	105	-- / --	0.1 / 0.3	--	0

图 7–38　心肺运动试验中血压变化

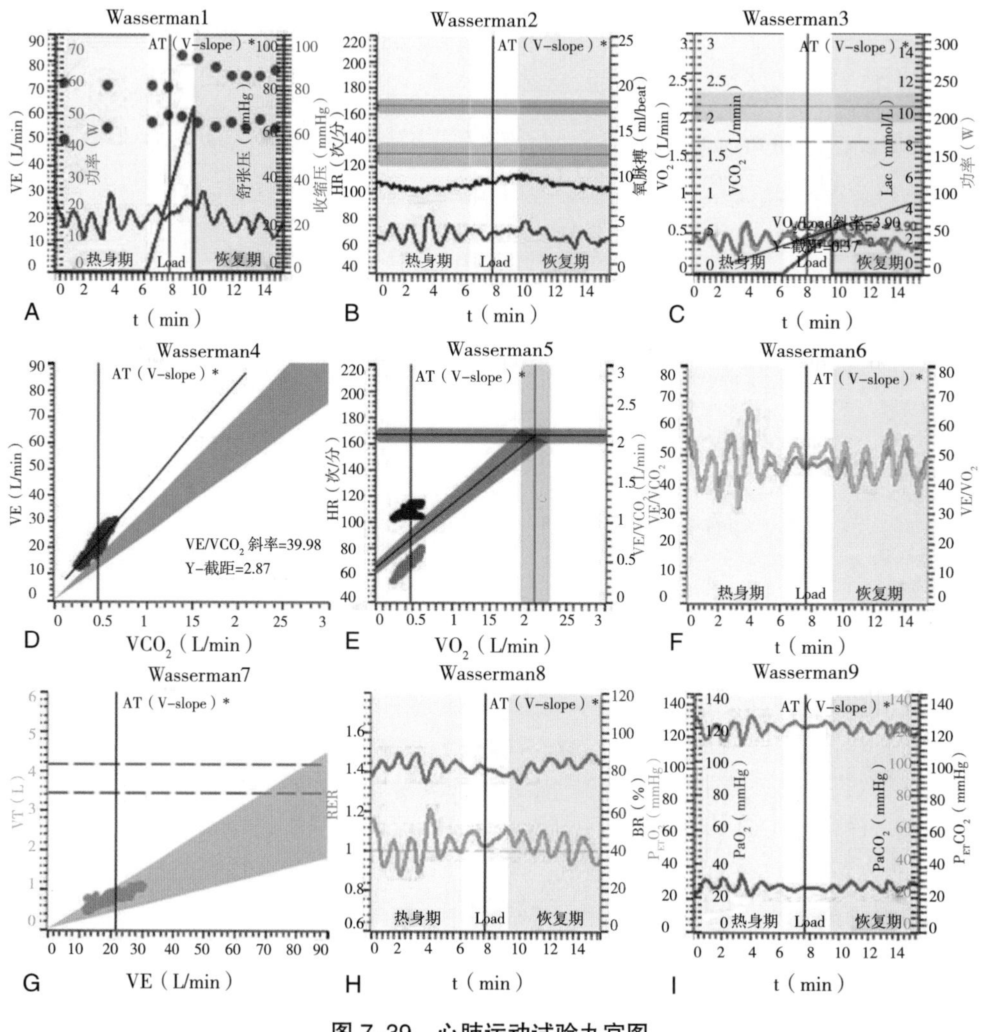

图 7–39　心肺运动试验九宫图

图 A、B、C、F、H、I 中蓝色区域代表静息期及热身期，白色区域为负荷期，灰色区域为恢复期（以瑞士席勒运动心肺功能测试系统为例）

（2）peakVO_2 为 7.29ml/（min · kg），占预计值的 24%，提示运动耐力极重度减退。$\Delta VO_2/\Delta WR$ 斜率为 3.90，远低于正常范围，提示运动过程中氧运输和（或）循环受损。

（3）AT 时 VO_2/kg 为 6.81ml/（min · kg），表明患者轻微活动即进入无氧代谢。

（4）运动过程中氧脉搏未见明显上升，即运动初期出现氧脉搏平台，提示心功能异常。

（5）BR 为 78.8%，提示导致运动受限的呼吸困难主要来自心源性而非肺源性。

（6）VE/VCO_2 斜率为 39.98，表示患者目前肺换气效率差，且其心力衰竭预后不良，静息 $P_{ET}CO_2$ 为 29mmHg，运动中明显下降，提示呼吸系统通气与血流灌注不匹配。但运动中血氧饱和度未见明显降低，表明该患者的肺动脉高压是由左心衰竭导致肺淤血所致。

（7）静息期、热身期及恢复期可见 EOV，提示心力衰竭患者病情严重且预后不良。

（8）该患者基础血压偏低，运动至最大负荷时收缩压未达 120mmHg，提示 3 年内预后极差。

四、结论

1. 患者运动耐力极重度减退。

2.peakVO_2、VE/VCO_2 斜率、EOV、$P_{ET}CO_2$ 及运动中心率血压变化提示该患者需考虑更为积极的医学管理和外科手术治疗。

3.peakVO_2 为 7.29ml/（min・kg），满足心脏移植手术绝对适应证中的 peakVO_2 ＜ 10 ml/（min・kg），出现无氧代谢。

（张永祥）

病例 13　慢性阻塞性肺疾病

一、临床表现

患者，男，70 岁，主诉“反复呼吸困难 2 年余，复发加重 10 天余”。患者发作时伴咳嗽、咳痰，痰量多，黏稠。上 2 楼后气喘明显，运动耐力明显下降。10 年前诊断为“慢性阻塞性肺疾病”，否认高血压病史、糖尿病病史，吸烟史。胸部 CT 显示胸廓呈桶状，右肺上叶体积缩小，肺野透光度增强，双肺纹理增多、紊乱、边缘模糊；右肺上叶及双肺下叶部分支气管扩张，周围见斑片状、条索状及钙化影。心脏彩超和静息心电图正常。现拟行心肺运动试验。

二、运动表现

患者以负荷期每分钟 15W 的递增功率，保持 60 转 / 分的速度进行症状限制性负荷踏车。持续监测心律、心率、血压和血氧饱和度等指标。患者因下肢疲劳停止运动试验，心肺运动试验过程中无其他不适主诉。心电图无明显异常，心肺运动试验过程中可见室性期前收缩（图 7–40）。

三、报告解析

1. 肺功能检测　通气功能重度受限。肺功能检查结果（表 7–13）显示实测 FVC 为 3.69L，其占正常预计值的 102%。实测 FEV_1 为 1.17L，其占正常预计值的 42%，实测 FEV_1/FVC 为 32%，其占正常预计值的 42%。实测 MVV 为 44.8L/min，其占正常预计值的 57%。根据 FEV_1 占预计值的百分比进行功能分级，患者肺功能重度受限。

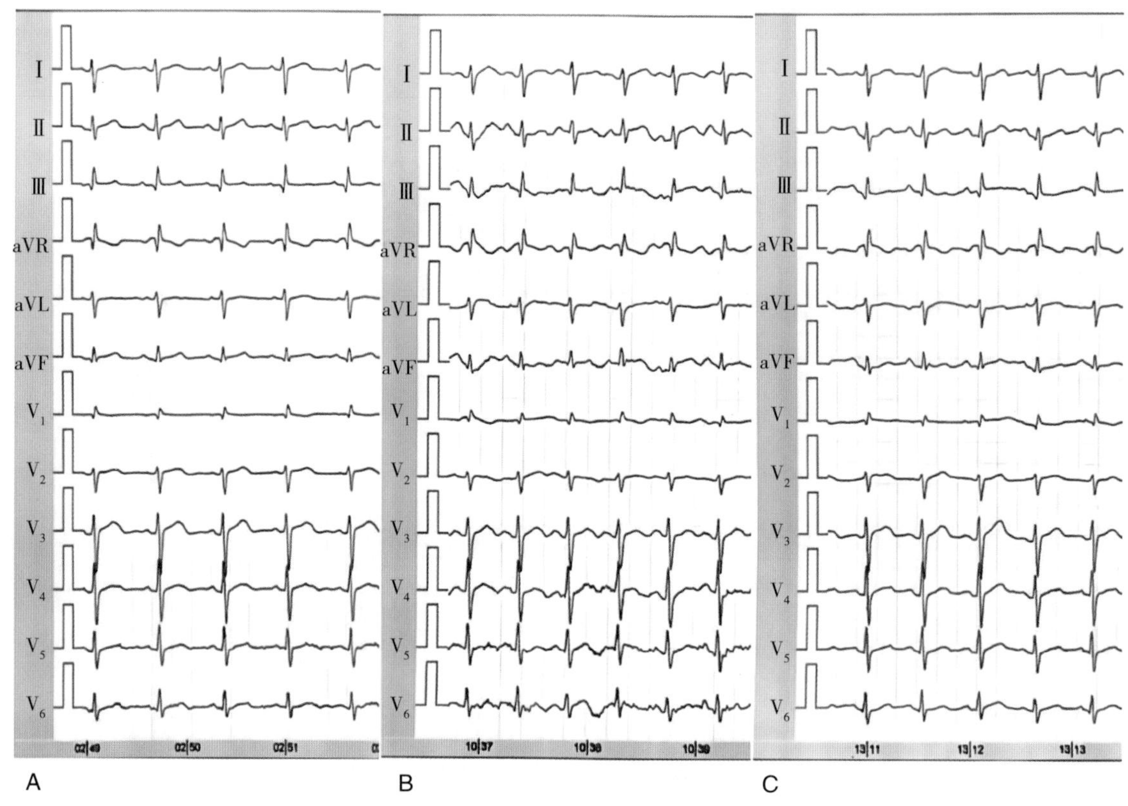

图 7–40　运动心电图

A. 静息期；B. 运动期；C. 恢复期

表 7–13　部分呼吸功能数据

测量项目	预计值	实测值	实测值占预计值的百分比（%）
年龄（岁）		70	
性别		男	
身高（cm）		170	
体重（kg）		74	
FVC（L）	3.62	3.69	102
FEV_1（L）	2.79	1.17	42
FEV_1/FVC	75%	32%	42
MVV（L/min）	78.1	44.8	57

2. 心肺指标分析　通过心肺运动试验报告可见患者运动至最大负荷时 RER 为 0.94，Borg 评分为 18 ～ 19 分，表明本次心肺运动试验已达亚极量运动（图 7–41）。peakVO_2 明显降低，运动耐量重度下降。

组	变量	单位	静息	AT	V'O2peak	恢复期
时间	t	s	0:03:00	0:07:33	0:11:05	0:16:00
负荷	WR	W	0	32	82	2
代谢	$V'O_2$	L/min	0.28	0.68	1.13	0.68
	$V'O_2$%正常值	%	16	37	62	38
	$V'O_2$/kg	ml/(min·kg)	4	9	15	9
	RER		0.81	0.80	0.94	1.03
心血管	HR	次/分	90	102	131	105
	$V'O_2$/HR	ml	3	7	9	6
	BPs	mmHg	153	156	218	144
	BPd	mmHg	86	83	98	63
通气	V'E	L/min	12.7	23.6	38.3	29.2
	VT	L	0.64	0.91	1.27	1.19
	BF	次/分	20	26	30	24
	%BR	%	87	76	61	70
	$V'E/V'O_2$		35.6	31.0	30.1	40.4
	$V'E/V'CO_2$		44.0	38.8	32.1	39.0
	VD/VT(est)		0.19	0.23	0.19	0.22

图 7-41　心肺运动试验数据

静息状态下心率正常，血压轻度升高，运动中血压反应过度，运动未诱发胸痛、胸闷，心率储备已用尽，呼吸储备未用尽。1 分钟心率恢复差为 10 次，出现氧脉搏平台（VO_2/HR 为 9）和 $\Delta VO_2/\Delta WR$ 斜率［9.4ml/（min · W）］下降。峰值 SpO_2 为 92%，静息时的 $P_{ET}CO_2$ 为 27mmHg，存在明显的通气换气功能受限表现（图 7-42）。

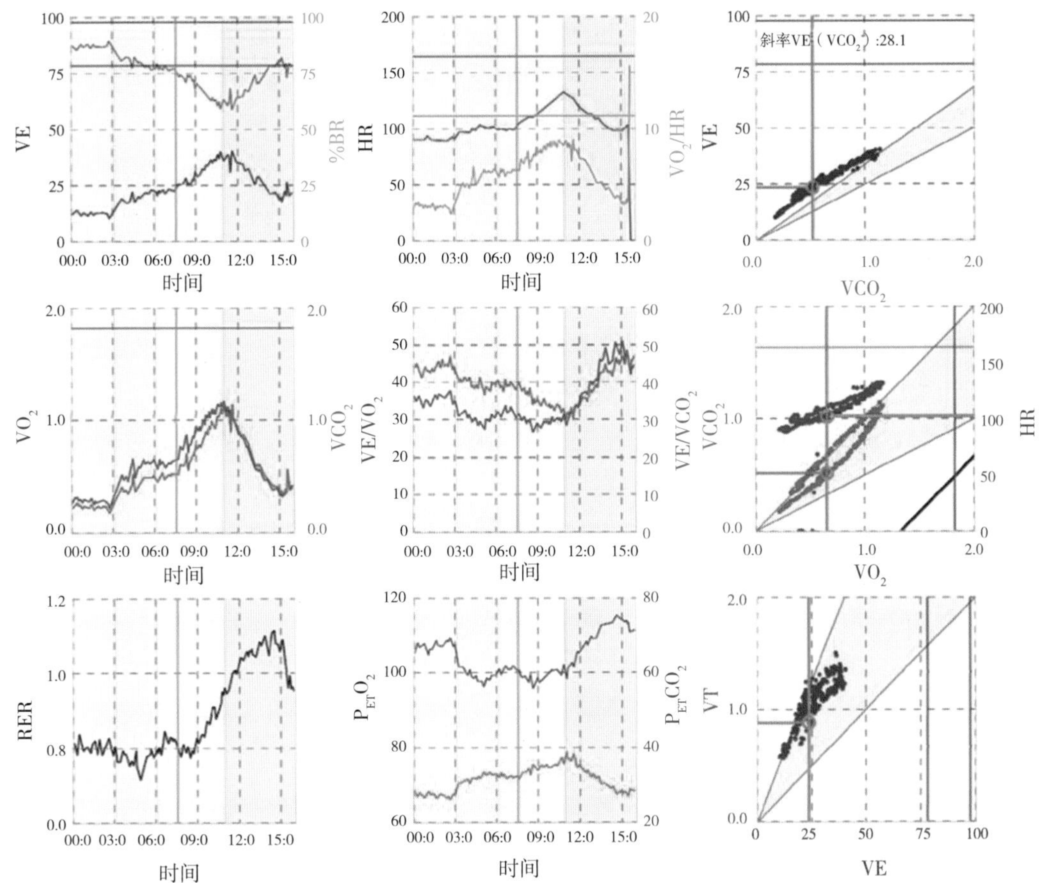

图 7-42　自定义心肺运动试验九宫图

图中的橙色、绿色、紫色区域分别代表静息期、运动期和恢复期，一条垂直绿色实线表示 AT 期

四、结论

患者运动耐量重度下降，存在中重度的通气换气功能障碍，预后较差。

（魏　全）

病例 14　微循环障碍

一、临床表现

患者，女，60 岁，主诉“发作性胸痛 20 年，加重 2 周”。患者于劳累后出现胸骨后压榨性疼痛，伴胸闷、出汗、乏力，症状持续数分钟至 10 分钟。2 周前，自觉疼痛程度较前加重，最长持续 20 分钟，每日发作次数不等。既往糖尿病病史 4 年，否认高血压病史。冠状动脉 CTA 显示前降支近段非钙化斑块，管腔无有意义狭窄。

二、运动表现

患者以负荷期每分钟 12W 的递增速度，保持 60 转 / 分的转速进行症状限制性负荷踏车。持续监测心律、心率、血压和血氧饱和度等指标。患者因出现胸痛症状停止运动试验。心电图显示恢复期时Ⅱ、Ⅲ、aVF、V_2 ～ V_6 导联 ST 段较前压低 0.05 ～ 0.10mV。进入恢复期 7 分钟时症状及心电图改变逐渐恢复（图 7–43）。

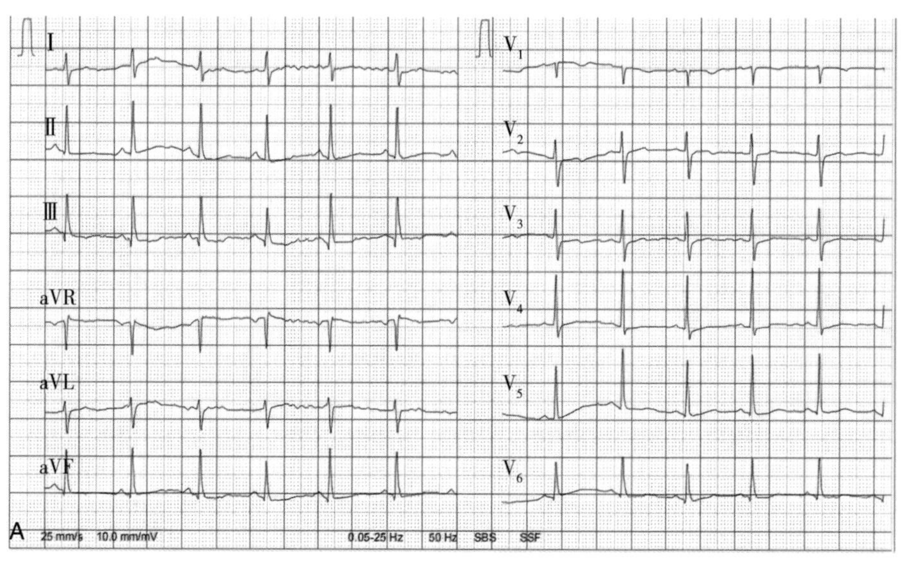

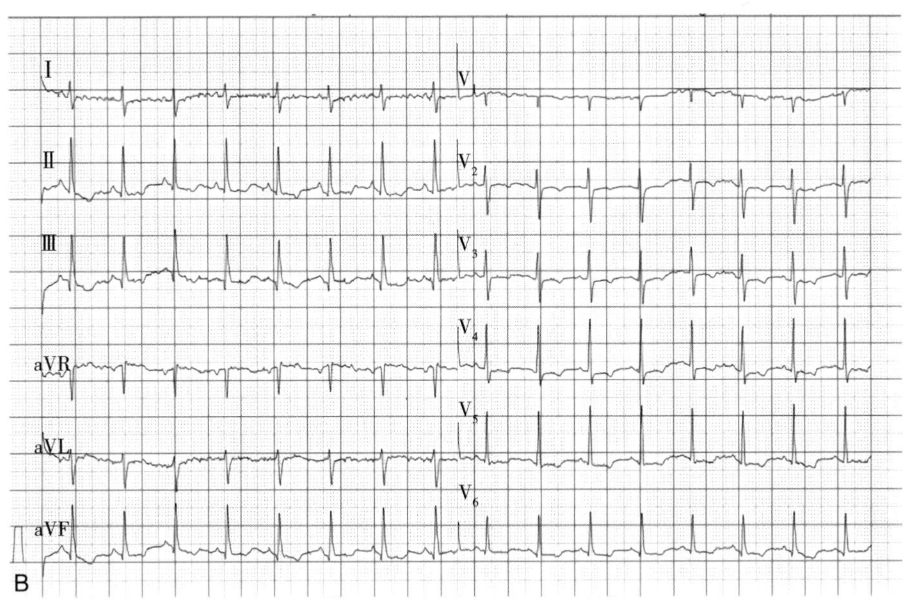

图 7–43　静息心电图及恢复期心电图

A、B. 心电图显示恢复期 Ⅱ 、Ⅲ 、aVF、V_2 ～ V_6 导联 ST 段水平压低 0.05 ～ 0.10mV

三、报告解析

1. 肺功能检测　静态肺功能（表 7–14）。

表 7–14　部分呼吸功能数据

测量项目	预计值	实测值	实测值占预计值的百分比（%）
年龄（岁）		60	
性别		女	
身高（cm）		150	
体重（kg）		47	
FVC（L）	2.27	2.90	128
FEV_1（L）	1.83	2.04	112
FEV_1/FVC	78	70	91
MVV（L/min）	64	77	120

2. 心肺指标分析　通过心肺运动试验报告可见患者运动至最大负荷时 RER 为 1.38，Borg 评分为 17 ～ 18 分，表示患者运动费力程度高（图 7–44）。peakVO_2/kg 为 21.2ml/（min·kg），占预计值的 84%，属正常范围。

	pred.	rest	AT	Max.Load	max/pred.	AT/Ref	recovery
Time .... h:mm:ss	-	0:04:00	0:08:10	0:11:00	-	-	0:13:00
Load ....W	52	-	48	82	158%	92%	-
VO_2 .... L/min	**1.18**	**0.35**	**0.67**	**1.00**	**84%**	**57%**	**0.49**
VO_2/kg ....ml/(kg·min)	25.1	7.5	14.3	21.2	84%	57%	10.5
VCO_2 .... L/min	1.30	0.37	0.69	1.33	103%	53%	0.68
RER	**-**	**1.05**	**1.03**	**1.34**	**-**	**-**	**1.38**
METS	6.9	2.2	4.1	6.1	88%	59%	3.0
Circulation							
HR .... 次/分	**140**	**86**	**116**	**154**	**110%**	**83%**	**117**
O_2 pulse ....ml/beat	**8.1**	**4.1**	**5.8**	**6.5**	**80%**	**71%**	**4.2**
BPsys ....mmHg	-	116	146	160	-	-	149
BPdia .... mmHg	-	90	92	103	-	-	83
Ventilation							
VE ....L/min	36.80	11.50	20.37	42.35	115%	55%	23.27
VT L	1.38	0.49	0.70	1.14	83%	51%	0.80
f-ergo .... 次/分	31	24	29	37	117%	92%	29
BR ....%	**-**	**85**	**73**	**45**	**-**	**-**	**70**
VD/VT	-	-	-	-	-	-	-
Gas exchange							
EQO_2	-	29	28	41	-	-	44
$EQCO_2$	-	28	27	30	-	-	32
$PETO_2$ ....mmHg	-	112.5	110.1	122.3	-	-	123.3
$PETCO_2$ ....mmHg	-	37.4	39.5	36.9	-	-	36.6

dVO_2/dWR = 9.42 ml/min/W

VE/VCO_2 slope = 31.14

图 7–44　心肺运动试验数据

在过无氧阈后，氧脉搏未随运动强度增加而进一步升高，出现氧脉搏平台（图 7–45 Wasserman 2），提示心功能受损。

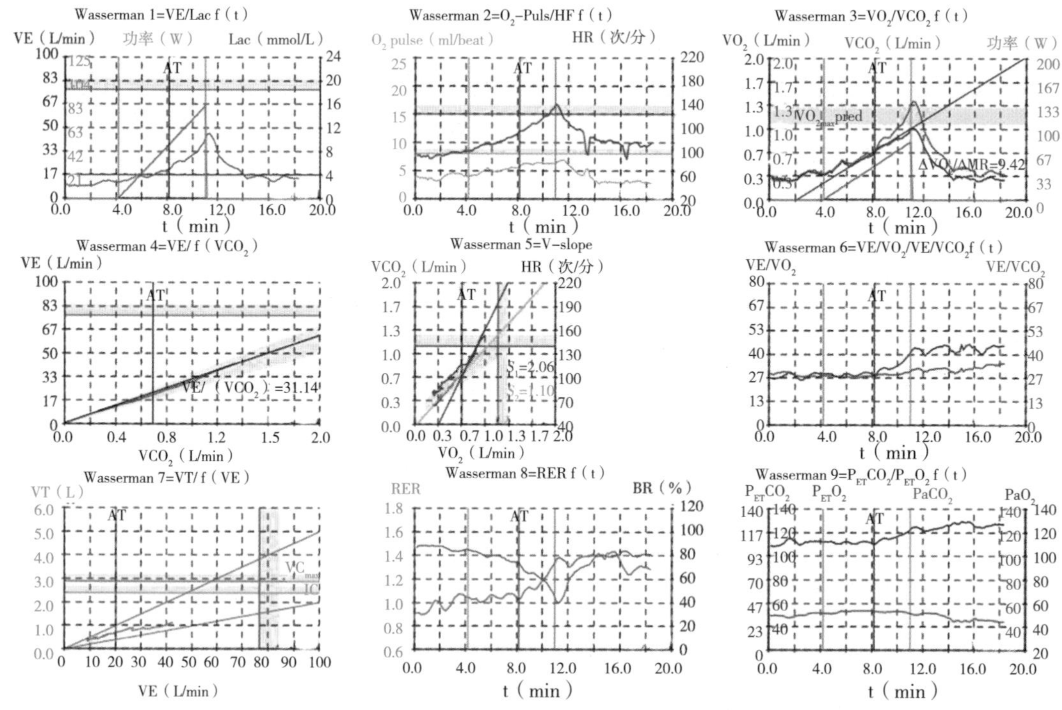

图 7–45　心肺运动试验九宫图

图中的三条垂直实线分别表示负荷期开始、AT 和进入恢复期。在 Wasserman2 中可见在超过无氧阈后出现氧脉搏平台

四、结论

患者存在氧脉搏平台和心电图缺血型 ST 段改变，高度提示患者存在运动诱发的心肌缺血，结合患者冠状动脉 CTA 检查结果，提示患者存在微循环障碍。为证实这一猜想，进行负荷心肌灌注成像（图 7–46），显示左心室间隔壁基底段及前壁近中段心肌血流量减少，考虑临界缺血性改变。

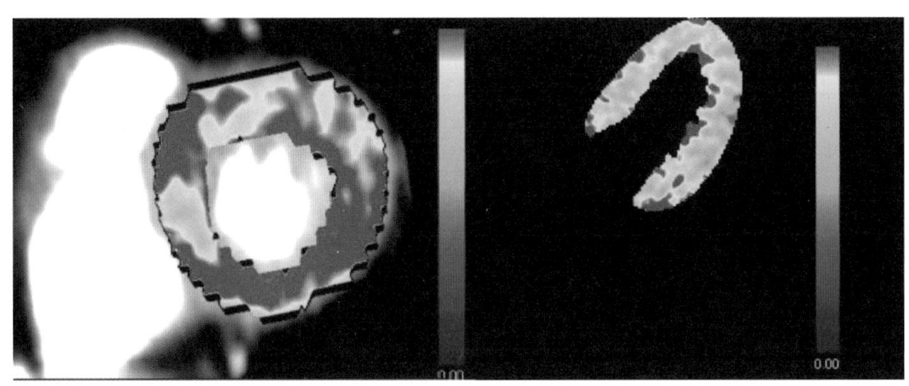

图 7–46　负荷心肌灌注成像

（丁荣晶）

病例 15　脂质代谢异常

一、临床表现

患者，男，46 岁，既往高血压 2 年，血压最高 160/100mmHg，血压控制良好，平素血压 130/88mmHg；无糖尿病等其他慢性病史；平素体健，未用调脂药。体检心电图、心脏超声及冠状动脉 CT 结果均正常。血脂升高：总胆固醇 5.82mmol/L，甘油三酯 3.71mmol/L，高密度脂蛋白胆固醇 0.89mmol/L，低密度脂蛋白胆固醇 3.45mmol/L，脂蛋白 a 149mg/L，载脂蛋白 A1 0.88g/L，载脂蛋白 B 1.21g/L；血常规及其他常规生化检查均正常。

二、运动表现

患者以负荷期每分钟 15W 的递增速度，保持 60 转 / 分的转速进行症状限制性负荷踏车。持续监测心律、心率、血压和血氧饱和度等指标。患者因出现疲劳停止运动试验。运动过程中无缺血、无心律失常及心电图异常改变（图 7–47）。

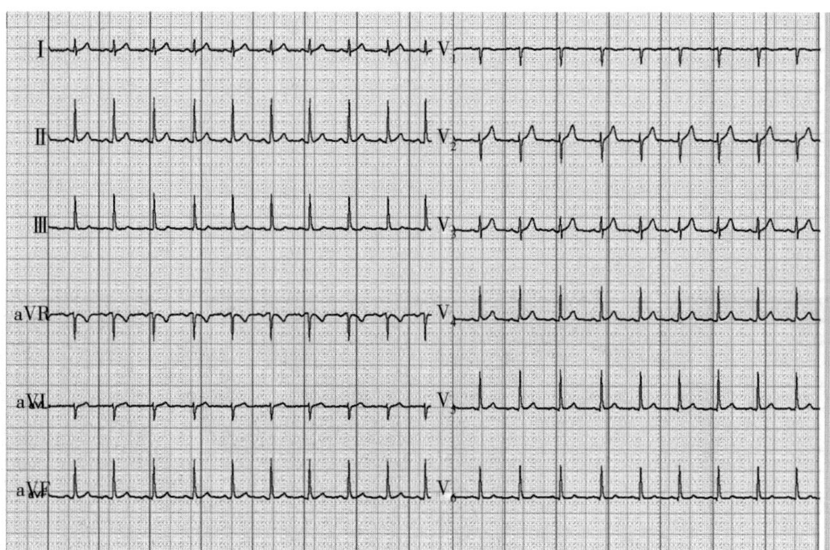

图 7–47　心电图

三、报告解析

1. 肺功能检测　静息肺通气功能正常（表 7–15）。

表 7–15　部分呼吸功能数据

测量项目	预计值	实测值	实测值占预计值的百分比（%）
年龄（岁）		46	
性别		男	
身高（cm）		170	
体重（kg）		78	
FVC（L）	4.49	4.19	93
FEV_1（L）	3.53	2.96	84
FEV_1/FVC	79	71	89
MVV（L/min）	124	108	87

2. 心肺指标分析　通过心肺运动试验报告可见患者运动至最大负荷时 RER 为 1.10，Borg 评分为 17 ～ 18 分，表示患者运动费力程度高（图 7–48）。peakVO_2 为 18.2ml/（min·kg），占预计值的 63%，运动耐力中度减退。

在过无氧阈后，氧脉搏及 VO_2 随运动强度增加进一步升高。$\Delta VO_2/\Delta WR$ 为 11.53ml/（min · W），在正常范围内。VE/VCO_2 斜率为 20.41（图 7–49）。

	预计	静息	无氧阈	最大负荷	最大/预计	AT/Ref	恢复
Time .... h:mm:ss	-	0:02:50	0:08:30	0:12:20	-	-	0:14:20
Load .... W	194	-	82	139	72%	42%	-
VO_2 .... L/min	**2.59**	**0.60**	**1.00**	**1.63**	**63%**	**39%**	**0.78**
VO_2/kg .... ml/(kg·min)	28.8	6.7	11.2	18.2	63%	39%	8.7
VCO_2 ....L/min	2.85	0.55	0.89	1.79	63%	31%	1.16
RER	**-**	**0.91**	**0.89**	**1.10**	**-**	**-**	**1.48**
METS	11.1	1.9	3.2	5.2	47%	29%	2.5
循环信息							
HR .... 次/分	**174**	**86**	**107**	**131**	**75%**	**61%**	**105**
O_2 pulse .... ml/beat	**19.6**	**7.0**	**9.4**	**12.5**	**64%**	**48%**	**7.5**
BPsys .... mmHg	-	122	160	177	-	-	148
BPdia .... mmHg	-	88	92	107	-	-	87
SpO_2 .... %	-	95	95	94	-	-	96
通气信息							
VE ....L/min	98.30	18.40	24.61	41.81	43%	25%	31.50
VT L	2.55	0.84	1.30	1.95	76%	51%	1.55
f-ergo .... 次/分	30	22	19	21	71%	63%	20
BR .... %	**-**	**83**	**77**	**61**	**-**	**-**	**71**
VD/VT	-	0.32	0.24	0.17	-	-	0.20
气体交换							
EQO_2	-	29	24	25	-	-	39
$EQCO_2$	-	32	27	23	-	-	26
$PETO_2$ .... mmHg	-	108.5	101.2	106.0	-	-	122.8
$PETCO_2$ .... mmHg	-	37.5	42.5	47.9	-	-	41.9

VE/VCO_2 slope = 20.41

dVO_2/dWR = 11.53 ml/(min·W)

图 7–48　心肺运动试验数据

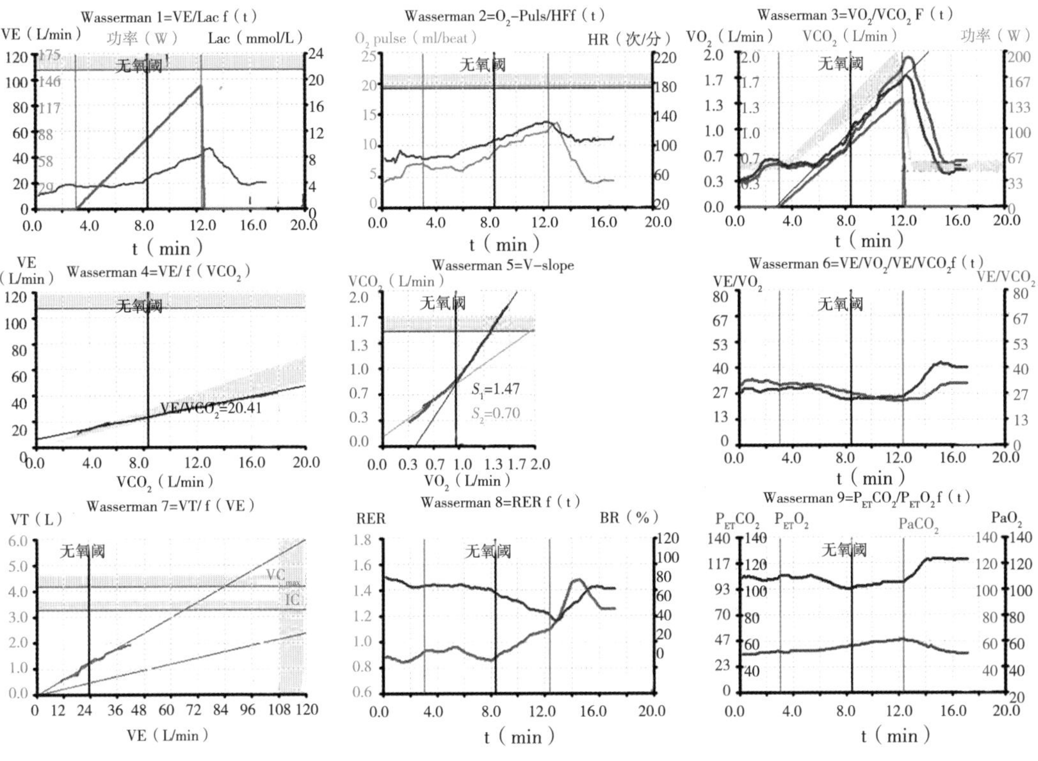

图 7–49　心肺运动试验九宫图

图中的三条垂直实线分别表示负荷期开始、AT 和进入恢复期间接热量消耗分析（图 7–50）显示，总消耗能量在热身期、无氧阈及高峰时分别为 193kcal/h、296kcal/h 和 674kcal/h，其中碳水化合物消耗分别为 126kcal/h、166kcal/h 和 659kcal/h，脂类消耗分别为 52kcal/h、115kcal/h 和忽略不计。脂类消耗峰值接近无氧阈，无氧阈之后随着做功增加消耗降低至可忽略（表 7–16）。

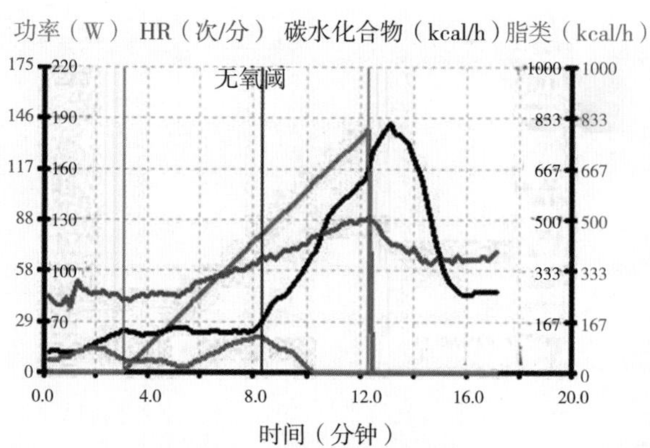

图 7–50　间接热量消耗分析

表 7–16　心肺运动试验相关数据

项目	单位	预计	静息	无氧阈	最大负荷
心率	次 / 分	174	86	108	131
MET		11.1	1.9	3.0	5.2
功率	W	194	–	79	139
VO_2/kg	ml/（min · kg）	28.8	6.7	10.6	18.2
VE/VO_2		–	29	24	25
EE	kcal/h	–	193	296	674
碳水化合物	kcal/h	–	126	166	659
脂类	kcal/h	–	52	115	–

四、结论

结合患者脂质代谢情况，为其制订相应运动处方，运动强度为 AT，以达到脂质消耗的目的。

（李　真）

病例 16 高血压

一、临床表现

患者，男，30 岁，主诉“间断头晕 2 年，加重 1 周”。否认糖尿病病史。吸烟史 10 年，每天吸烟 20 支。查体、胸部 CT、脑 CT 正常，心脏彩超显示左心室肥厚（室间隔厚度 11mm，左心室后壁厚度 11mm），腹部彩超示轻度脂肪肝，泌尿系超声正常，肾动脉彩超肾动脉未见狭窄，肾上腺彩超未发现异常。静息心电图显示Ⅲ导联 T 波倒置。入院后服用硝苯地平缓释片 30mg 和坎地沙坦酯 8mg，每天 1 次，服用 7 天；加用比索洛尔 2.5mg，每天 1 次，3 天；氢氯噻嗪 12.5mg，每天 1 次，2 天。服药治疗第 7 天拟行心肺运动试验。

二、运动表现

患者以负荷期每分钟 12W 的递增功率，保持 60 转 / 分的速度进行症状限制性负荷踏车。持续监测心律、心率、血压和血氧饱和度等指标。患者因血压过高停止运动试验，心肺运动试验过程中无其他不适主诉，心电图无缺血变化。

三、报告解析

1. 肺功能检测　静态肺功能轻度降低（表 7–17）。

表 7–17　部分呼吸功能数据

测量项目	预计值	实测值	实测值占预计值的百分比（%）
年龄（岁）		30	
性别		男	
身高（cm）		181	
体重（kg）		100	
VC（L）	5.3	3.76	71
FEV_1（L）	4.42	3.49	79
FEV_1/VC	82	91	111
MVV（L/min）	155	152	98

2. 心肺指标分析　通过心肺运动试验报告可见患者运动至最大负荷时 RER 为 1.05，Borg 评分为 17 ～ 18 分，因患者服用 β 受体阻滞剂，运动中虽心率上升略缓慢，但按照服用 β 受体阻滞剂行运动测试，心率达到目标心率（220– 年龄）的 62%，最终结合 Borg 评

分和运动后血压（此患者最高血压达 228/116mmHg），选择终止运动测试（图 7-51）。综上，表明本次心肺运动试验已达次极量运动。因服用 β 受体阻滞剂，peakVO_2 未达到预期。

	预计	静息	无氧阈	最大负荷	最大/预计	AT/Ref	恢复
Time .... h:mm:ss	-	0:07:50	0:15:00	0:18:40	-	-	0:20:40
Load .... W	244	27	134	189	77%	55%	-
VO_2 ....L/min	**3.36**	**0.52**	**1.53**	**1.92**	**57%**	**46%**	**0.93**
VO_2/kg .....ml/(kg·min)	33.6	5.2	15.3	19.2	57%	46%	9.3
VCO_2 ....L/min	3.70	0.44	1.53	2.02	55%	41%	1.24
RER	-	**0.84**	**1.00**	**1.05**	-	-	**1.34**
SpO_2 ....%	-	95	95	94	-	-	94
Load/kg .... W/kg	2.70	0.27	1.34	1.89	70%	50%	-
VE/kg ....ml/(kg·min)	1587.3	126.8	384.2	445.1	28%	24%	316.5
VCO_2/kg .ml/(kg·min)	37.0	4.4	15.3	20.2	55%	41%	12.4
METS	13.5	1.5	4.4	5.5	41%	32%	2.6
Eff. ....%	-	13	24	27	-	-	-
循环信息							
HR ....次/分	**171**	**91**	**115**	**132**	**77%**	**67%**	**98**
O_2 pulse ....ml/beat	**23.3**	**5.7**	**13.3**	**14.5**	**62%**	**57%**	**9.4**
BPsys ....mmHg	-	164	205	228	-	-	212
BPdia .... mmHg	-	94	112	116	-	-	111
通气信息							
VE ....L/min	128.57	12.68	38.42	44.51	35%	30%	31.65
VT L	2.94	0.37	1.08	1.53	52%	37%	0.85
f-ergo .... 次/分	32	34	35	29	92%	112%	37
BR ....%	**-**	**92**	**75**	**71**	**-**	**-**	**79**
VD/VT	-	0.21	0.17	0.14	-	-	0.19
气体交换							
EQO_2	-	21	24	22	-	-	32
$EQCO_2$	-	25	24	21	-	-	24
$PETO_2$ ....mmHg	-	108.3	107.9	104.0	-	-	120.7
$PETCO_2$ ....mmHg	-	36.2	42.8	48.2	-	-	41.9
$aADCO_2$ ....mmHg	-	-	-	-	-	-	-
C.O. .... l/min	-	-	-	-	-	-	-

VE/VCO_2 slope = 23.85

dVO_2/dWR = 9.80 ml/min/W

图 7–51　心肺运动试验数据

在运动的最后 4 分钟内，VO_2 和氧脉搏可以随运动强度的增加而进一步升高，未出现氧脉搏平台和△ VO_2/ △ WR 斜率下降（图 7–52 Wasserman2 和 Wasserman 3），表明不存在心肌缺血。

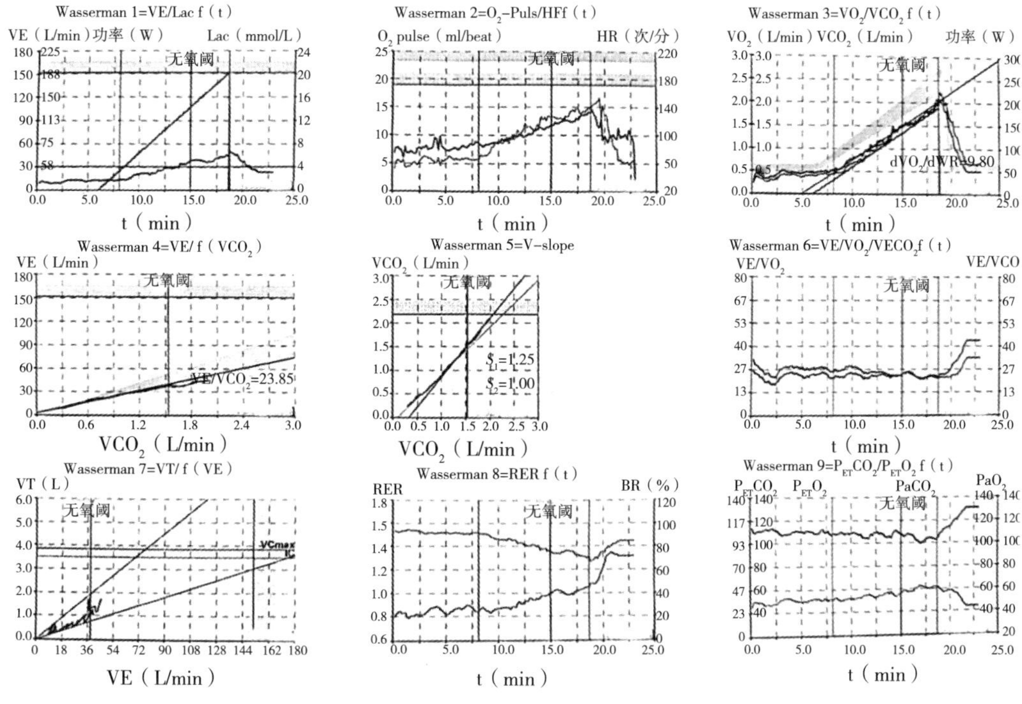

图 7–52　心肺运动试验九宫图

图中的三条垂直实线分别表示负荷期开始、AT 和进入恢复期。在 Wasserman2 中可见在超过无氧阈后未出现氧脉搏平台。Wasserman 3 中可见在超过无氧阈后 $\Delta VO_2/\Delta WR$ 斜率持续上升

四、结论

患者不存在心肌缺血（未出现氧脉搏平台，心排血量可以随功率增加而增加）。另外运动中血压过度升高，无氧阈时血压已达 205/112mmHg，提示需严格控制血压后再进行运动训练。

（李桂华）

参考文献

陈韵岱，2013. 心电图运动试验规范与案例分析 . 北京：人民军医出版社：2–8.

陈韵岱，2017. 平板运动试验——心脏疾病评估与案例分析 . 北京：科学出版社：3–25.

胡大一，2018. 运动医学和运动科学实用心电图 . 北京：北京大学医学出版社：80–91.

卢喜烈，1997. 12 导联心电图同步诊断学 . 北京 : 人民军医出版社 .

卢喜烈，2014. 心电学技术规范化培训纲要 . 北京 : 人民军医出版社 .

张开滋，2000. 临床心律失常 . 长沙：湖南科学技术出版社 .

中国康复医学会心血管专业委员会，2018. 心肺运动试验的原理和解读 – 病理生理及临床应用 . 5 版 . 北京：北京大学医学出版社 .

中华医学会心血管病学分会预防小组 . 中国康复医学会心血管专业委员会，2015. 冠心病患者运动治疗专家共识 . 中华心血管病杂志， 43(7): 575–587.

Chatrath N，Papadakis M, 2022. Physical activity and exercise recommendations for patients with valvular heart disease. Heart, heartjnl–2021–319824. doi:10.1136/heartjnl–2021–319824.

Dumitrescu D，Rosenkranz S, 2017. Graphical Data Display for Clinical Cardiopulmonary Exercise Testing. Ann Am Thorac Soc, 14(Supplement_1):S12–S21. doi:10.1513/AnnalsATS.201612–955FR.

Ganesananthan S，Rajkumar CA，Foley M，et al, 2022. Cardiopulmonary exercise testing and efficacy of percutaneous coronary intervention: a substudy of the ORBITA trial. Eur Heart J, ehac260. doi:10.1093/eurheartj/ehac260.

Guazzi M，Arena R，Halle M，et al, 2016. 2016 Focused Update: Clinical Recommendations for Cardiopulmonary Exercise Testing Data Assessment in Specific Patient Populations. Circulation, 133(24): e694–e711.

Guazzi M，Adams V，Conraads V，et al, 2012. EACPR/AHA Scientific Statement. Clinical recommendations for cardiopulmonary exercise testing data assessment in specific patient populations. Circulation, 126(18):2261–2274.

Khan AM, Paridon SM, Kim YY， 2014. Cardiopulmonary exercise testing in adults with congenital heart disease. Review Expert Rev Cardiovasc Ther, 12(7):863-872.

Lewis GD，Voors AA，Cohen–Solal A，et al, 2022. Effect of Omecamtiv Mecarbil on Exercise Capacity in Chronic Heart Failure With Reduced Ejection Fraction: The METEORIC–HF Randomized Clinical Trial. JAMA, 328(3):259–269. doi:10.1001/jama.2022.11016.

Lopez DM，Divakaran S，Gupta A，et al, 2022. Role of Exercise Treadmill Testing in the Assessment of Coronary Microvascular Disease. JACC Cardiovasc Imaging, 15(2):312–321. doi:10.1016/j.jcmg.2021.07.013.

Older PO，Levett DZH, 2017. Cardiopulmonary Exercise Testing and Surgery. Ann Am Thorac Soc, 14(Supplement_1):S74–S83. doi:10.1513/AnnalsATS.201610–780FR.

Weatherald J，Farina S，Bruno N，et al, 2017. Cardiopulmonary Exercise Testing in Pulmonary Hypertension. Ann Am Thorac Soc, 14(Supplement_1): S84–S92. doi:10.1513/AnnalsATS.201610–788FR.